성인 ADHD의 대처기술 안내서

성인 ADHD의 대처기술 안내서

– 실생활적응능력 향상을 위한 인지행동치료 기법 활용 –

J. Russell Ramsay & Anthony L. Rostain 저
한국성인ADHD 임상연구회

圖書出版 하나醫學社

THE ADULT ADHD TOOL KIT:

Using CBT to Facilitate Coping Inside and Out
by © 2015 J. Russell Ramsay & Anthony L. Rostain

Authorized translation from the English language edition published
by Routledge, a member of Taylor & Francis Group.

KOREAN language edition published by HANA MEDICAL PUBLISHING CO., Copyright © 2019
The Korean edition was published by arrangement with Routledge,
a member of Taylor & Francis Group LLC through Agency-One, Seoul.

목차

서문

벤자민 프랭클린(Benjamin Franklin)은 "자신의 일은 미루어 둘 수 있지만, 시간은 그렇지 않다. 잃어버린 시간은 다시 돌아오지 않는다"라고 말하였습니다. 우리 저자 2명은 정신보건전문가로서, 한 명은 심리학자인 러셀 램지(J. Russell Ramsay—JRR), 또 한 명은 정신건강의학과 의사인 안소니 로스테인(Anthony L. Rostain—ALR)입니다. 우리는 프랭클린이 설립한 펜실베니아 대학의 성인 주의력결핍 과잉행동장애(ADHD, Attention Deficit Hyperactivity Disorder) 치료 및 연구 프로그램에서 성인 ADHD의 평가 및 치료를 전문적으로 수행하고 있습니다. 우리 프로그램을 찾는 많은 환자들은 학업, 일, 개인 업무, 인간관계 등 중요한 여러 사안들을, 계획에 따라 시작하고 잘 마무리하고 싶어 합니다. 그 해결책은, 잘 알려진 광고 문구인 "일단 해 봐!(Just do it!)"처럼 간단하고 명확한 것일 수도 있습니다. 성인 ADHD 환자들이 이 격언을 모르는 것은 아니지만, ADHD를 규정하는 핵심적인 장애는 무언가를 "실행"하게 하는 메카니즘과 직접적으로 연관되어 있습니다.

ADHD에 대한 많은 논의들은 주의력A(Attention)와 과잉행동(Hyperactivity)의 증상 정도에 따른 진단과 결과에 중점을 두어 왔는데,

이로 인해 ADHD의 개념이 편중되고 왜곡된 측면이 많지 않은가 생각됩니다. 그렇습니다! A와 H가 대표적 증상으로 나타나기는 하지만, ADHD 증후군을 충분하게 설명하고 있다고 보기는 어렵습니다. 현재 ADHD는 자기 조절 혹은 자기 통제와 관련된 질환으로 이해되고 있습니다. 따라서 성인 ADHD 환자들은 일상에서 다루어야 하는 여러 일들에 대해, 자신의 의도대로 행동에 옮기는 것을 어려워합니다. 특히 가깝지 않은 미래를 위해 미리 계획하고, 정리하며, 꾸준히 실행해 나아가는데 더욱 어려움을 느낍니다. 그 대신, 할 일들을 미루었기 때문에 초래된, 마감 기한 혹은 위기 상황들이 곧 닥쳐올 것 같은 스트레스를 반복적으로 경험합니다. 마치 작동이 시작된 시한폭탄을 해체하는 것과 같은 응급 상황이 되어서야, 간신히 행동을 시작합니다.

토끼와의 장거리 경주에서 꾸준하게 속도를 유지하던 거북이, 벽돌로 집을 짓던 아기 돼지 이야기, 혹은 자기 절제와 자기 통제의 좋은 점에 대한 종교적 가르침(~를 하지 말지어다) 등과 같이, 앞일을 계획하고 꾸준하게 일을 하라는 미덕과 관련된 어린 시절의 동화나 우화들을 생각해보십시오. 모두가 '미래의 더 큰 보상을 위해, 현재의 즉각적인 이득을 미루어라'라는 교훈과 관련되어 있습니다. 월터 미셸(Walter Mischel)의 유명한 자기 관리 연구는, 아이들을 달콤한 마시멜로가 담긴 그릇 앞에 홀로 앉혀 두는 것으로 시작합니다. 그리고는 아이들에게 지금 마시멜로 한 개를 먹을 수도 있지만, 만약 감독관이 다시 들어올 때까지 먹지 않고 기다린다면, 마시멜로 한 개를 더 얻을 수 있다고 이야기해 줍니다. 더 큰 보상에 대한 약속에도 불구하고, 어떤 아이들은 마시멜로를 먹고 맙니다. 일부 다른 아이들은 유혹을 참아 내고, 그 보상으로 마시멜로를 하나 더 얻게 됩니다. "마시멜로 연구"로 더 잘 알려진 이 연구의 목적은 어린 시절에 보여준 충동조절 능력이, 삶의 모든 부분에서 더 나은 성공을 예측할 수 있는지, 마시멜로를 먹지 않고 기다린 아이들은 40년 후에도 평균보다 더 나은 삶을 사는지 여부를 확인해 보고자 하는 것이었습니다(Mischel 등, 2011).

할머니, 할아버지, 부모님, 선생님, 윗사람들로부터 동화, 우화 등을 통해 수 없이 들어 왔던 것들이기에 교훈의 내용과 해결책은 뻔한 것이라고 생각할지 모릅니다. 하지만 자기 통제라는 것은 그렇게 간단하지 않으며, 생각보다 다면적입니다. 자신들이 하기 원하는 일을 하고, 할 필요가 있을 때 일을 해내는 능력을 갖춘 사람들이 가지고 있는 많은 필수적인 기술들이 있습니다. 실행능력이라고 불리는 이러한 기능은, 정교하게 작용하여 삶의 무수한 요구들 사이에서 방향을 잡아 줍니다. ADHD는 바로 이 실행능력의 결함으로 이해되고 있습니다. ADHD 환자들의 경우, 더 먼 미래의 보상일수록, 현재 필요한 단계들을 실행하는 데에 더욱 많은 어려움을 느끼기 때문에, 그들이 상황과 보상에 대해 정확히 알고 있음에도 불구하고, 제대로 된 미래의 보상을 얻을 가능성이 낮아지는 것입니다. 불행하게도 성인기에 자기 조절을 하지 못해 받는 불이익은, 단지 마시멜로 하나를 잃는 것 보다 훨씬 더 값비쌀 것입니다.

또한, ADHD는 동기의 결여와도 연관되어 있습니다. 동기라는 것이, 어떤 일의 즉각적인 보상이나 결과에 상관없이, 그 일에 몰입할 수 있게 감정을 만들어 내는 능력임을 고려해 볼 때, 연관성이 높음을 알 수 있습니다. ADHD를 가진 성인들은 노후 자금을 준비하는 일부터 (나는 시간이 있으니 나중에 하면 되지!) 주말 점심에 잔디를 깎는 일 (역시 시간이 있으니 나중에 해도 괜찮아!)까지, 다양한 어려움을 경험합니다.

이전에 언급했듯이, 우리는 1999년부터 성인 ADHD를 평가하고 치료하기 위한 전문적인 임상 프로그램을 설립하고 운영해 왔습니다. ADHD에 대해 확립된 치료법 중 한 가지는 약물치료입니다. 주요 증상인 산만함, 충동성, 과잉행동 등을 치료하기 위해 약물을 사용하는 것입니다. 안경을 통해 시력을 찾는 것처럼, 적절한 약물은 ADHD 환자들의 집중력을 더 오래 유지시키고 산만함과 충동을 억제하는 데 효과적이었습니다. 성인 ADHD에서 매우 안전하고 효과적인 치료 방법인 약물치료도, 그 자체만으로는 환자들의 일상 속 행동과 삶의 질을 개선시켜주지는 못했습니다. 약물치료를 하는 동안은 덜 산만해지고 차분해질 수 있겠지만, 저절로 세금 정산을 마무리하거나 월말 보고서 작성을 시작할 수는 없습니다.

우리의 치료프로그램에서 제공하는 다른 치료법은, 인지행동치료(CBT: Cognitive Behavioral Therapy)입니다. 이 치료는 성인 ADHD 환자들이 흔하게 접하는 문제들을 해결하기 위해 채택된 정신치료의 특별한 한 가지 유형이라고 보시면 됩니다. 여기서 '인지'란, 자기 인식뿐만 아니라, 어떤 상황이나 현상에 대해 어떻게 받아들이고 대응할지에 관한 생각, 믿음, 그리고 태도를 말합니다. 부정적인 생각이 ADHD에 걸리도록 직접적인 영향을 미치는 것은 아닙니다. 그렇지만 ADHD를 가지고 성장하고, 살아가며, 삶에 대한 ADHD의 작용을 다루는 과정에서, 부정적인 생각이 만들어지기도 합니다. 달리 말하면, 우리가 어떤 일을 하기 싫다고 해서 그 일을 정리하고 수행하는 데 문제가 생긴다는 뜻은 아닙니다. 그러나 ADHD 때문에 어려움을 반복해서 겪다 보면, 그 일들에 대한 부정적 관점이 자라나며, 부정적 관점과 ADHD의 잔류 증상이 어울려 이중고를 초래해서 일들을 마무리하기가 훨씬 더 어려워집니다. 이것이 불충분한 동기입니다.

인지행동치료에서 행동은 행위를 일컬으며, ADHD에 대응하여 더 적응적인 행동 목록을 발달시키는 치료적 과정을 의미합니다. 다시 한 번 말하지만, 어렸을 때 부모가 자기 통제를 충분히 강조하지 않았거나, 단 음식을 너무 많이 먹어서 ADHD가 생기는 것이 아닙니다. 사실, ADHD를 앓는 사람들은 그들에게 문제를 일으키는 상황을 어떻게 다루어야 할지 꽤 잘 알고 있습니다. ADHD를 심하게 앓고 있는 초등학생에게 "수업 중 선생님께서 한 질문의 답을 네가 알고 있을 때, 어떻게 행동하는 것이 좋을까?"라고 묻는다면, 그는 "손을 들고 선생님이 저를 지목해 줄 때까지 기다려야 해요"라며, 올바르게 대답할 것입니다. 문제의 핵심은 수업시간에 그 학생이 이 규칙을 따르는데 필요한 행동의 실행을 ADHD가 저해한다는 것입니다.

성인 ADHD에 대한 인지행동치료는 다른 "상담" 심리치료들처럼 정기적으로 치료실에서 상담시간을 갖습니다. 필요에 의해서, 이 상담은 ADHD 환자들이 힘들어하는 원인적 상황으로부터 벗어난 다른 환경에서 진행합니다. ADHD를 관리할 때의 흔한 문제들에 대해 필요한 해결 방법은, 명확하고 당연합니다. 즉, 일정표를 작성하고, 조금 일찍 일을 시작하며, 파일들을 정리하며 시간 보내기 등이 그 예입니다. 하지만 이런 해결 방법들을 일상에서 필요한 순간에 제대로 사용할 수 있게 하는 것이 관건입니다.

간단히 말해, 이 도구 상자(지침서)를 만든 우리의 목적은, 성인 ADHD에 대한 대처 도구를 숙련시키는 방법을 공유하고, 이런 적응 도구를 여러분이 매일 매일의 생활에 도움이 되게 사용할 수 있도록 하고자 하는 것입니다.

이 책의 목적은, 성인 ADHD 환자들에게 유용한 대처 방법들의 공급원의 역할을 하게 함으로써, 환자들이 일상에서 발생하는 문제들에 대한 관리능력을 향상시킬 수 있는, 효과적인 대처전략들을 더 일관되게 사용하도록 하는 데 있습니다. 앞서 밝힌 바와 같이 성인 ADHD가 자기 조절을 하지 못하는 상태(즉, 핵심 문제가 자조가 안 된다는 것)임을 생각하면, 성인 ADHD “자조(self-help) 하기” 혹은 “스스로 극복하기”라는 개념으로 만든 책은 앞뒤가 안 맞거나 바보 같은 주장일 수 있습니다. “우리가 기술한 바와 같이 실행기능과 동기의 결여가 ADHD이다”라는 정의를 생각하면, ADHD는 여러분의 “자기 스스로”의 방식으로 변화를 만들 수 있는 능력을 방해할 것입니다. 단순히 할 필요가 있는 것들을 읽어보는 것만으로, 실제 일상에서 더 생산적으로 행동하게 되지는 않을 것이라고 생각합니다. 만약 그런 것이 가능했다면, 이미 ADHD에 훌륭한 식견이 있는 어떤 작가의 책만으로도, 사람들은 충분히 만족했을 것입니다.

오히려, 우리는 이 책이 필요할 때마다 쉽게 꺼내어 쓸 수 있도록, 다양한 대처 도구들을 한 곳에 모아 둔 ‘도구 상자’처럼 활용되기를 기대합니다. 이 책에 담긴 전략들은, 성인 ADHD 환자들의 요구에 따라 채택되었으며, 그 사용을 어렵게 하는 문제들을 인식하고 해결한 것들입니다. 그러므로 우리는 이런 대처기술들이 사용되어야 할 바로 그 시점에 사용될 가능성을 높일 수 있는 수행 전략의 중요성을 강조합니다. 그래서 대처기술들에 충분히 익숙해지면, 아침에 이를 닦고 커피를 마시는 일들과 같이 기분이 좋지 않은 날에도 항상 수행하는 어떤 일들처럼, 습관이 될 것이며, 수행하기에 더 이상 수고스럽지 않을 것입니다. 물론, 만약 여러분이 대처기술의 사용을 잊고 살다가도, 재교육을 위해 도구 상자의 관련 항목으로 쉽게 돌아와 다시 시작할 수 있습니다.

심리학자나 상담가, 혹은 의사가 아닌 다른 정신건강 전문가들이 투약 처방을 해줄 수는 없습니다. 하지만 ‘행동 처방’ 즉, 중요한 ‘행동

전략'들을 메모지에 써줄 수는 있습니다. CBT가 성인 ADHD 환자들에게 효과적인 정신사회치료라고 평가받은 이유 중 하나는, 주간 치료 시간을 제외한, 그 주의 나머지 167시간 동안 대처기술을 사용하는 것에 집중하기 때문입니다. 그 주에 대처전략을 어떻게 적용할지 계획하고, 계획을 잊지 않도록 요약해서 메모하는 데 시간을 쓴다면, 치료실 밖에서 대응 원칙을 시기적절하게 수행할 가능성을 높일 것입니다.

그래서, 성인 ADHD에 대한 기본적인 대처기술을 설명하는 것에 더해, 이 책의 여러 항목에 대처기술의 시행을 위해 단계별로 해야 할 일들을 상기시켜 주는 것들의 목록으로 구성된, 책갈피 지침(간단한 "휴대용"요점)을 두었습니다. 이 핵심 지침들은, 비슷한 상황을 마주했을 때, 자신의 행동을 의식하고 배운 것을 바로 활용 할 수 있도록 도와줄 것입니다. 이 방법들은 요리 레시피와 같습니다. 여러분이 요리를 못한다고 하더라도 기본적인 개별 단계들을 하나씩 밟아 나아가다 보면, 어느덧 기대하는 음식을 완성하게 됩니다. 이 전략의 적용은 성인 ADHD 환자들이 당면 문제에 적절하게 대응하는데, 강력한 자원이 될 것입니다. 그것은 계획을 실행하고, 긍정적인 결과를 얻어, 자신의 능력에 자신감을 가지게 되며, 이전에 압도당했었던 어려운 상황들을 극복해 보는 "성공 경험 느껴보기"인 것입니다. 요리에서처럼, 자신만의 상황에 맞춘 개인 레시피를 만들 수도 있을 것입니다. 그렇지만 적어도 레시피는 여러분이 어디서 시작할지 생각해 볼 수 있는 점검 포인트(만약 잘못된 판단을 했다면 다시 생각해보는 지점)를 제시해 줄 것입니다.

우리 클리닉에서 사용되는 원칙, 기술, 방법들은 다른 성인 ADHD 전문가들의 것들과 매우 비슷합니다. 성인 ADHD 증상 관리에 대한 지식이 있는 독자들이라면 이 책의 방법들이 매우 친숙할 것입니다. 다만 우리는 실시간으로 사용할 수 있도록, 구체적 전략과 결합된 대처기술의 실행을 촉진하는 요인들을 더욱 강조해왔습니다. 이런 요인들이 함께 작용하여 대처 계획을 더욱 익숙하게 몸에 익히면 실제 생활에서 마주칠 여러 문제 상황에서, 당황하지 않고 제대로 적용하여, 어려움에서 빠져나올 수 있게 될 것입니다.

물론 어떠한 책도, 당면할 모든 상황에 대해 기술할 수는 없습니다. 하지만 우리는 성인 ADHD 환자들이 흔히 마주치는 대부분의 문제 영역은 다 포함하려고 했고 다른 상황에서도 일반화해서 쓰일 수 있는 전략을 제시하려고 노력하였습니다. 일상에서 일어나는 일들의 우선순위를 정하는 기초적인 것부터 시작해, 미루기나 부정적 생각에 대한 대처법을 다루고, 삶에서 또 다른 역할을 수행하고 전반적인 삶의 질을 유지하기의 순으로 이 책을 구성하였습니다. 성인 ADHD 환자 그룹은 주로 비슷한 상황의 문제들에 직면하지만, 실제 각 개인이 원하거나 필요로 하는 대응법은 다를 수 있습니다. 그러므로 독자들은 처음부터 끝까지 책을 정독할 수도 있지만, 자신의 상황에 맞는 구체적인 주제를 찾아 건너뛰어 읽는 것도 가능합니다.

앞으로 나올 각 장에 소개된 대처전략들을 사용해 변화를 시작할 방법을 찾아볼 것을 권장하지만, 한편으로는 변화 과정 중에 조급하게 굴지 않았으면 좋겠습니다. 일상생활에서 이 전략들을 적용할 방법을 찾아내어, 여러분이 나아지기를 바랍니다. 그러나 이런 종류의 변화 과정에서 2~3보 전진하다가 1보 후퇴하기 마련입니다. 변화는 어려운 것입니다. 중요한 것은 완벽하지 않더라도 발전을 인식하고 그 진가를 알아보는 것입니다. 예를 들어, 어떤 대학생이 50점 맞은 시험에 다시 응시해서 80점 받은 경우를 가정해 봅시다. 물론 이 학생은 100점을 받기 위해 노력해 왔지만, 그 학생이 50점에서 80점으로 점수를 올리는 과정에 사용된 방법들은 충분히 다른 분야에서도 활용될 수 있습니다. "내가 만일 30점을 높이는 약물을 개발했다면 아마 백만장자가 되었을거야!"라고 생각할 수도 있습니다.' 이러한 긍정적 사고는 큰 의미가 있고, 이를 인식하는 것 역시 매우 중요합니다. 또한, 이것은 목표를 완벽하게 성취하지 못하더라도 삶의 질을 크게 개선할 수 있는 중요한 요소가 됩니다.

우리의 마지막 바람은 습득한 안내서(tool kit) 안의 유용한 방법들을 심하다 싶을 정도로 과하게 자주 많이 이용하는 것입니다. 개별화할 수 있는 성인 ADHD에 대한 근거지지적 치료를 소개하고자 저자들이 노력한 바, 이 도구 상자는 ADHD 성인들이 사용할 수 있고 자신의 것으로 만들 수도 있는 유용한 대처기술의 뼈대를 제공합니다. 도구 상자라는 비유를 사용하여 우리는 이런저런 도구와 그것들의 사용설명서를 제시하였습니다. 여러분은 이 도구들을 새로운 기회를 만드는데 사용할 수 있으며, 더 중요하게는 여러분의 노력의 여정에서 내내 곁에 둘 수 있다는 것입니다.

정신 건강 전문 관계자들을 위한 노트

이 책은 쓸모있는 대처전략을 찾는 성인 ADHD 환자들을 위한 안내서로 쓰였지만, 성인 ADHD 환자들을 치료하는 임상가들에게도 매우 유용한 자료가 될 것입니다. 이 도구 상자는 우리의 치료 매뉴얼인 성인 ADHD의 인지행동치료: 정신사회 및 의학적 통합 접근 [Cognitive Behavioral Therapy for Adult ADHD: An Integrative

Psychosocial and Medical Approach (Ramsay & Rostain, 2015)] 2판의 안내지침서입니다. 성인 ADHD: 정신사회 및 의학적 통합 접근의 인지행동치료에서는 성인 ADHD 환자를 위한 CBT 모델의 이론적 배경, 사례 개념화, 도구 상자에 있는 여러 전략들에 대한 더욱 자세한 검토, 사례와 임상시도에 대한 고찰, 성인 ADHD의 인지행동치료적 접근의 경험적 증거에 대한 고찰에 대해 다루고 있습니다. 이 도구 상자에서는 치료 모임에서 환자의 대처기술을 나누고 적용하는 방법을 제시하지만, 매 치료 모임마다 제시할 주제를 처방하지는 않습니다.

이 책은 치료 매뉴얼 1판을 읽었던 독자들의 피드백을 바탕으로 만들어졌습니다. 가장 많은 요청은, 대응 전략에 대한 더욱 구체적인 예시와 CBT 적용의 핵심적인 실행 부분을 포함해 달라는 것이었습니다. 그래서 우리는 일상생활에서 대처기술의 활용과 실행에 역점을 두어 환자들에게 적용했던 방법들을 요약하였습니다. 즉, 우리는 대처전략에 대해 논하는 것뿐만이 아니라, 대처전략을 어떻게 사용하는지에 대한 더 구체적인 '전술'에 대해서도 논했다는 것입니다.

이 도구 상자는 그 자체로, 수행해야 할 치료법 연습을 환자에게 상기시켜 주는 외적인 도구일 뿐만 아니라, 이런 기술들을 자신만의 것으로 내재화시키는 수단이기도 합니다. 책갈피 지침의 내용을 베껴서 카드로 만들어 치료모임 사이의 치료법 연습을 숙달시키는 도구로 사용하고, 또 휴대해서, 수행이 필요한 그 시점에 대처기술을 적용할 가능성을 높일 수 있습니다. 이 책의 각 장들은 그룹 모임 형식으로의 활용도 생각할 수 있으며, 장별로 매 모임에서 논의할 주제를 제시할 것입니다.

감사의 말

저자들은 이 책을 출판하기까지의 모든 과정에 도움을 준 루트릿지/테일러와 프랜시스 그룹(Routledge/Taylor and Francis Group)에 감사의 말씀을 드립니다. 데이나 블리스(Dana Bliss)는 우리가 썼던 첫 번째 책의 편집자로, ADHD 대처기술 안내서라는 우리의 아이디어를 열정적으로 지지해 주셨습니다. 데이나(Dana)가 루트릿지(Routledge)를 떠난 후 무어(Moore)가 스텝으로 들어왔습니다. 무어 또한 데이나가 했던 것처럼 우리를 지지하였고 남은 과정을 잘 이끌어 주었습니다.

우리는 펜실베니아 대학교(University of Pennsylvania)의 성인 ADHD 치료 및 연구 프로그램(Adult ADHD Treatment and Research Program)에 참여했던 과거와 현재의 모든 팀 멤버에게 감사의 말씀을 드리고 싶습니다. 우리의 프로그램과 같은 것을 운영함에 있어서, 프로그램이 원활하게 돌아가게 하기 위해서는 상당한 정도의 시간관리와 조직화 기술, 그리고 참여하는 모든 구성원들의 헌신이 필요합니다. 우리가 근거를 바탕으로 하는 평가와 다양한 임상 지원뿐 아니라, 다음 세대의 ADHD 치료를 담당할 전문 임상가들을 위한 교육을 제공할 수 있었던 것은, 다양한 재능의 동료들과 수련자들을 만날 수 있는 행운이 있었기에 가능했습니다.

러셀 램지는 아내인 에이미(Amy)와 딸 아비게일(Abigail), 브린(Brynn)에게 그동안 그들이 주었던 모든 관심과 지지에 감사를 표합니다. 어머니와 누이의 열정적인 격려 또한 많은 힘이 되었습니다.

우리가 이 책에서 다룬 원칙들 중 하나는 생산성에 기여하고 향상시킬 수 있는 워크스테이션을 수립하는 것이었습니다. 그러한 의미에서 더욱, 이 책의 많은 부분이 집필된(그리고 미래의 제 프로젝트 장소가 될) 펜실베니아 소우더턴의 메인 스트리트 자바(Main Street Java in Souderton)에 있는 PA팀 전원에게도 특별한 감사의 말을 전합니다.

앤서니 로스테인은 아내 미쉘(Michele)의 관용과 격려, 그리고 좋을 때나 안 좋을 때나 항상 자신의 자리를 지켜준 가족들과 동료들에게 감사합니다. 또한, 펜실베니아 대학교의 가까운 동료들과 더불어 정신과 레지던트들에게도 감사를 드립니다. 그들은 저에게 지적 자극과 솔직한 피드백을 주었고 지난 몇 년 동안 그들을 지도하는 것은 특별한 기쁨이었습니다.

마지막으로 우리는 프로그램을 시작한 1999년 이후, 함께 할 수 있었던 특권을 누리게 해준 ADHD 환자들과 참여자 모두에게 감사의 말씀을 드립니다. 그들의 삶 속에 있는 다양한 역경과 그에 맞서 극복하려는 노력을 보며, 많은 것을 배우고 또 감동받았으며, ADHD에 맞서고 극복하려는 그들의 정신과 용기에서 많은 영감을 받았습니다. 이 책에서 전달하는 모든 조언들은 이러한 임상 작업에서 비롯된 것입니다.

이 책이 나올 수 있던 것은 모두 성인 ADHD 환자들의 공헌이라고 저희는 생각합니다.

역자 서문

"'나에게 무엇이 문제 인가?'라고 고민하기보다
'내 계획에 어떤 문제가 있을까?'에 집중하십시오"

– 18장, 성인 ADHD 영향의 제거 중에서

최고의 건축물을 꼽으라면, 스페인 건축가 가우디의 사그리다 파밀리아 성당 선택을 주저하는 사람은 없을 것입니다. 1882년 이후 지금까지 진행되고 있는 이 건축의 위대함은 어디에 있을까요? 100년이 넘는 작업 진행이, 미루고 헤매는 것이 아니며, 꾸물거려 늦어지거나 부족한 것이 아닌 이유는 무엇일까요?

아마도 무엇을 향해 나아가고 있는지 잘 알고 있는 공동 인식이, 불만과 걱정보다는 훌륭한 결과에 대한 기대로 드러나는 것이 아닐까? 생각해 봅니다.

이렇듯 위대함과 부족함의 구별은 본질에 대한 인식의 차이에 있지 않을까요?

무엇을 위해 지금 이 벽돌을 쌓고 있는지 알고, 현재 충실한 실천으로 보람 있는 삶을 사느냐? 방향도 모르거나, 어떻게 해야 하는지는 아는데, 미루고 걱정만 하며 불안정한 삶을 사느냐?는 어쩌면 종이 한

장 차이일지도 모르겠습니다.

결국 방향과 속도, 실행의 균형이 건강한 삶의 기본 틀 임을 다시 한 번 생각해 보게 됩니다.

최근 진료실을 찾거나, 상담을 원하는 많은 분을 만날 때, 심한 우울증이나 정신 증상보다는 혼란과 정리 안 된 삶의 모습을 더 많이 보게 되면서 (그 혼란과 불균형의 결과로 우울과 불안, 불면을 호소하지만), 기본 3요소의 중요성을 더욱 절감하게 되는 요즈음입니다.

내가 누군지? 무엇을 향해 가고 있는지? 매일 열심히 일하고, 생존을 위해 많은 고민과 계획을 세우지만, 정말 중요한 뭔가를 놓치고 있거나, 인생 본질을 회피하고 있는 것은 아닌지? 점검하고 사색해 보는 것은 정신 건강 전문가의 기본자세일 것입니다. 그러한 우리들 눈에는, 어디로 가고 있는지? 혼란스러워하고, 덜 중요한 일에 집착하며, 때론 생각만 하다가 한없이 미루고 꾸물거리거나, 자극적인 일에 빠져들고는 스스로 위로와 합리화의 포장을 만드는 성인 ADHD 성향 삶의 모습이, 낯설지 않고, 매우 친근하며, 정도의 차이는 있을 지언 정 우리들 자신과 연결되어 더욱 공감되는 모습으로 다가왔습니다.

심지어 정도의 차이만 있을 뿐 (실수 많고 덤벙대느냐? 조용히 성실한 것 같지만 인생의 본질을 외면하느냐?) 우리 모두는 성인 ADHD적 삶을 사는 것이 아닌지? 사유해 보게 되는 계기이기도 하였습니다.

성인 ADHD에 관심을 가지고 연구회로 모이기 시작한 이후, 실제 임상 현장의 진료 방향과 구체 적용의 틀을 함께 형성하고 공유하고자 하는 노력은, 우리의 숙제이자 사명처럼, 항상 마음 중심에 큰 자리를 차지하고 있었습니다. 마음 부담만 가지고 많은 시간을 꾸물거리듯 보내오게 된 이유는, 성인에게 적용하기 어려운 진단 기준, 치료 전략, 보상 기전이나 성격과의 혼재 등, 소아 ADHD 기준과는 또 다른 시각으로 접근해야 하는 특성이, 아직 학문과 임상 적용에 분명하게 정리되지 않았기 때문이기도 하였습니다. 특히 인지치료 효과와 유용성에 대해서는 약물치료에 비해 다른 의견도 많은 편입니다.

하지만 우리 자신과 모임의 ADHD 성향(혼란, 미루기, 합리화 등)을 극복하고 작지만, 구체적인 실천을 결정하는 계기가 찾아 왔습니다. 바로 The Adult ADHD Tool Kit 안내서와의 만남을 통해, 불확실성을 인정하고 첫 행동의 시작으로 방향을 찾아가는 위대한 여정의 소중함을 깨닫고, 실천할 수 있는 용기를 가지게 된 것입니다. 바로 그 핵심 행동 문제에 대한 오랜 경험의 집약서인 것이었습니다.

정신 건강과 행복한 삶이라는 큰 주제에 비해, 일일 생활 계획표를 작성하는 법, 잠자는 시간 지키기, 자기주장을 연습하는 것 등이 사소하고, 심지어 유치한 것으로 여겨질 수 있습니다. 연구회 내 토론에서도, '너무 기본적인 내용이라 도움이 되기는커녕, 반감만 생길 것이다.', '정말 이렇게까지 해야 하나?'라는 반응과, '그래! 결국, 이 실천이 중요하지, 작은 행동 안에 담긴 의미와 힘이 얼마나 큰지 그것을 실제 경험해 보고 나누어 봐야지'라는 양쪽 반응이 격렬하게 오가기도 하였습니다.

하지만 두 저자(J. Russell Ramsay & Anthony L. Rostin)의 성인 ADHD의 대처기술 안내서(The Adult ADHD Tool Kit)를 통해, 펜실베이니아 대학의 성인 ADHD 치료 연구와 프로그램 진행 팀의 경험을 만난 이후, 그 양면성의 고민과 혼란에서 벗어나 더욱 바람직한 방향을 잡을 수 있게 되었습니다. 더구나 연구팀의 성인 ADHD를 향한 따뜻한 공감은 자연스럽게 모두의 마음과 눈을 열어 주었습니다. 이어지는 근거 중심의 이해, 구체적 실행 방향, 균형 유지, 세심한 배려가 곳곳에 배어 있는, 깊은 경험과 전문성에 더욱 이끌리게 되었습니다.

단지 기능 향상과 성취, 생산성만을 추구하는 것이 아니라, **"진정으로 원하는 삶, 궁극적으로 자신의 삶에서 선택의 폭을 넓히고, 합리적인 결정을 하며, 주도적 행복을 누리는 내면의 성취감을 느끼는 것이 더욱 중요함" (20장, 결론)**을 전하고 있습니다. 또한, 노력과 수고의 발달 과정 그 자체가, 자신의 가치를 알아가고 스스로를 완성해 가는 주춧돌임을 강조합니다.

예를 들어 **"중요한 것은 완벽하지 않더라도 발전을 인식하고, 그 진가를 알아보는 것입니다."** (서문), **"각각의 개별 기술들은 개인적 활동이나 가치관과 연결되어 어떤 사람으로 살아가는가의 한 부분을 담당하게 됩니다." (20장, 결론)**와 같은 표현들로 더욱 강조해 주기도 합니다.

이번 저자들과 책을 통한 간접 만남은, 초등학생 지도서 같은 당연한 내용과, 사소한 것까지 점검하는 지침들이 진료와 실제 상담에 적용될 수 있을까? 라는 회의적 자세에서 벗어나는 의미 있는 계기가 되었습니다. 우리의 역할이, 작은 것, 사소한 한 가지에서라도, 그 안에 담긴 의미와 가치, 증상 연관성, 보완적 타협, 반복 패턴을 찾아보고, **깨달음의 성장을 지원**하는 중요한 일임을 더욱 자각할 수 있었습니다.

그 내용을 저자들은 서론 34쪽에서 아래와 같이 표현하고 있습니다.

- 그래서 다른 치료에는 없는 당신들만의 치료 접근은 무엇입니까?

- 우리의 대답은 다음과 같습니다.

"ADHD 성인들이, '하려고 했던 일을 왜 하지 못하는지' 이해하도록 돕는 것을 우리가 잘하는 것 같습니다. ADHD가, 미묘하고 개별화된 방식으로 여러분 노력을 방해하는 방식을 인식할 수 있을 때, 여러분은 특정 대처기술을 적용할 수 있는 더 많은 중

심점을 찾을 수 있습니다" 라고

그렇습니다.

성인 ADHD 인지치료와 안내서들이 많이 있지만 저희가 보는 이 책의 장점과 매력은

- **성인 ADHD를 보는 긍정의 공감 시각**
- **깊고 풍부한 경험을 할 수 있는 지속가능한 프로그램**
- **실제 성인 ADHD 내담자들의 피드백을 통한 실용성과 효율성 향상**
- **적용 가능한 구체적인 행동 및 균형 잡힌 삶의 가치 추구**
- **완벽해지기보다 더 나은 성장을 지향**
- **실천하기 쉽고 유용한 내용으로 정리된 도구 상자(Tool Kit)**

등으로 정리해 볼 수 있겠습니다.

곳곳에서 표현되는 아래의 내용들,

* **생각의 오류들** - 7장, 계획 유지하기
* **충동적 순응(Impulsive compliance)** -9장, 정보 관리
* **목적을 가지고 독서하는 대안과 선제적 방식 SQ4R 기법** - 9장, 정보 관리
* **문제 해결이 아닌 문제 관리** - 12장, 문제 관리
* **감정 회피, 충동적 반응 줄이기**

"인간의 정서는 우리가 중요하게 여기는 것을 알도록 도와주는 중요한 역할을 한다" –12장, 문제 관리

* **모 아니면 도라는 시각** –12장, 문제 관리
* **불확실성에 직면하기** –12장, 문제 관리
* **가짜 효율성**
  (얼핏 보기에는 생산적으로 보이지만 덜 중요한 것에 열심, 재미는 없지만, 스트레스가 적은 역할의 선택 등) –13장, ADHD 학생의 대학 생활 관리
* **대화와 반응의 조직화** –15장, 대인관계
* **미루기, 꾸물거림 (Procrastination)은 성인 ADHD의 암**
* **감정 해소가 아닌 감정 관리** –15장, 대인관계
* **평소 용의자 목록** –17장, 디지털 기기와의 관계

과 같은 적절한 표현과 정리들은, 성인 ADHD 문제로 함께 울고 웃으며 현장을 경험한 사람들이 아니면 나올 수 없는 생생한 표현들이라 생각됩니다. 한 단어, 한 문장, 그 의미와 깊이도 깨달음에 따라 정도의 차이가 클 것입니다.

제 개인에게도 '충동적 순응'이나 '가짜 효율성'에 관한 내용은, 자주 반복되는 문제 중 하나이며, 스스로 삶에 매 순간 적용해보는 망치 같은 도구입니다. 오늘도 가장 중요한 일을 외면하고, 힘들지만 두 번째 중요한 일에 열심을 내며 타협하지는 않았는지?, 갈등과 복잡함을 회피하기 위해 감정에 의한 충동적 동의를 하지는 않았는지? 점검하고 있습니다.

또한, 어떤 건강관리 역할에서든 가장 중요하다고 판단되는 내용은, 잠, 식사, 운동과 같은 기본 관리 사항입니다. 진료실에서도 간과

하기 쉬운 내용이지만, 성인 ADHD 진료에서는 무엇보다도 '16장, 건강, 행복과 성인 ADHD' 부분을 가장 중요한 시작 중심점으로 삼아 적용하시기를 제안합니다.

성인 ADHD에 대한 고민과 갈증을 시원하게 풀어준 한 모금 생수처럼, "The Adult ADHD Tool Kit"과의 만남은, 감사와 기쁨의 시간이었습니다. 이번 번역 작업에 누구보다도 우리 자신들에게 매우 유익하고 의미 있는 과정이었음을 고백하지 않을 수 없습니다. 21세기를 살아가는 현대인으로, 체계적 사고와 실행을 잘 감당해 나가야 하는 전문인으로서, 구조를 개선하고 단계적 행동을 실천하는 과정은, 우리 스스로의 자부심, 수고와 노력의 소중함, 의미와 가치를 실제로 전달하는 능력의 중요함을 경험하는, 매우 소중한 성장 과정이었습니다.

"성인 ADHD는, 무엇을 해야 하는지 알지만 단지 그것을 실행하지 못하는 것이다"라는 이 책의 주제를 다시 한 번 확인하고 **"'나에게 무엇이 문제인가?'라고 고민하기보다 '내 계획에 어떤 문제가 있을까?'에 집중하자"**라는 구호를 상기하면서 오늘, 내 구체적 생활에 한 가지 방향 변화를 실행하는 시작이 있기를 바래봅니다.

위대한 삶의 시작은, 지금 당장 오늘 할 일(벽돌을 쌓고, 나사를 조이는 일처럼)을 위해, 도구 상자(Tool Kit)에서 기본 도구를 챙기는 것부터 시작합니다. 목수가 망치와 톱을 챙기듯, 든든한 실행의 동반 도구를 챙기고 능숙하게 활용하는 만족의 시간이 늘어나길 바랍니다.

성인 ADHD 대상군이나, 치료자 혹은 상담과 지원 전문가 모두에게 유용한 지침서가 되고, 누군가 삶의 성장에 작은 보탬으로 적용되기를 기대합니다. 한 가지 더 바람이 있다면, 이 책과 만남을 통해, 성인 ADHD에 대해 더 넓고 따뜻한 시야를 가지게 되는 계기가 되고, 함께 참여하는 삶의 동반자가 많아지기를 바라는 마음도 가져 봅니다.

오랜 열정과 수고로 귀한 책을 정리해 주신 두 저자와 펜실베이니아 연구팀. 이 좋은 책을 공동 번역하도록 소개하고 적극적으로 참여하신 안경진 원장님과 이주훈 회장님, 허윤석 총무님, 한국성인ADHD 임상연구회 이정석, 서태연, 박민숙, 최번숙, 안현웅, 김소희, 김정호, 박철우, 이승민, 홍만제 선생님들과 여러 회원 분들, 국내 출판을 가능하게 지원해 주신 하나의학사에 깊은 감사의 마음을 드립니다.

한 개인의식의 건강과 성숙 과정은 거대한 성당 완성 이상으로 위대한 여정임을 확신합니다. 하루를 완성하고, 책상을 정리하는 작은 벽돌들이 성실히 쌓여서, 멋진 성당이 완성되는 그 날까지, 위대한 수고와 기쁨의 여정이 계속되기를 마음 깊이 소망합니다.

2019년 5월

대표 역자

1장

서론

"나는 해야 할 일을 알고 있었지만, 단지 그것을 하지 않았을 뿐이다. 내 나름의 방식으로 변화해보려고 노력했었고, 자조 안내서(self-help books)도 읽어보았지만, 아무것도 나아진 것은 없었다. *아무것도 효과가 없었는데 이 도구 상자가 ADHD를 다루는 데 어떻게 도움을 줄 것인가?"*

이 안내서가 나에게 도움 될 것이라고 왜 기대해야 하는가?

이것은 타당한 질문입니다. 그렇지만, 성인기 ADHD와 관련된 많은 주제들을 고려한다면, 이 단순한 질문에 대한 대답은 다양해집니다.

첫째, 이 책에서 우리가 논의할 대처기술들은, 기존의 인기 있는, 성인 ADHD에 대한 적응과 관련된 충고를 해주는 책들과 내용이 똑같지는 않더라도 대부분은 비슷합니다. ADHD는 해야 할 일을 알지 못해서 생기는 문제이기보다는, 계획했던 일을 확실하게 할 수 없는 수행의 문제입니다.

둘째, ADHD는 기술 수행의 문제이기 때문에, 다른 책들과 프로그램에 소개되어 있는 대처전략들이나 접근법과 비슷하다는 것은 그다지 나쁜 일이 아닙니다; 사실, 이러한 전략들을 일깨우는 여러 다양한 방법이 있다는 것은, 일상생활에서 이러한 습관의 중요성을 지속적으로 새롭게 상기시켜 주는 것이기에, 도움이 됩니다. 대처기술들을 검토하면서 약간 다른 형태의 아이디어들을 조합하는 것은, 어느 정도의 참신함을 제공하고 오래된 아이디어를 다른 방식으로 생각하게 해줍니다. 학습 과정에서와 같이, 아이디어와 배울 내용을 다양하게 설명하면, 이런 개념들이 숙지되어 일상생활에서 그것들이 필요할 때, 곧바로 작동하게 할 것입니다. 다이어트와 운동에 관한 책들은 매년 베스트셀러인데, 그 이유는 이전의 책들이 유용한 정보를 제공하지 않아서가 아니라, 이러한 행동들을 변화시키기가 어렵기 때문입니다.

셋째, 우리는 펜실베니아 대학에서 ADHD 치료프로그램을 운영하면서, 치료를 원하는 많은 환자들에게 비슷한 질문들을 받아왔습니다. 질문은 대개 이 장의 처음에 제기된 질문의 형식을 취하고 있으며 다음과 같이 끝납니다; "그래서 다른 치료에는 없는 당신들만의 치료적 접근은 무엇입니까?"

우리의 대답은 다음과 같았습니다.; "ADHD 성인들이 하려고 했던 일을 왜 하지 못하는지 이해하도록 돕는 것을 우리가 잘하는 것 같습니다." ADHD가 미묘하고 개별화된 방식으로 여러분들의 노력을 방해하는 방식을 인식할 수 있을 때, 여러분은 특정 대처기술을 적용 할 수 있는 더 많은 중심점을 찾을 수 있습니다.

예를 들어, 많은 성인 ADHD 환자들이 미루기를 줄이고자 합니다.

그들은 "미루지 않는 것"을 목표로 정하고 그들이 알고 있는 모든 것–마감일까지 매일 약간의 프로젝트 작업을 하고, 뒤이어 해야 할 계획을 세우는 일 등–을 하려고 시도합니다. 그러나 대부분의 ADHD 성인들은 "미루지 말자"라는 목표에도 불구하고, 또 일을 미루면 후회할 것을 앎에도, 결국 과거의 양상으로 되돌아갑니다. 그들은 작업을 완료하기 위해 마감 기한의 압박을 이용함으로써 그럭저럭 해낼지도 모르지만, 결국에는 그 과정에서 좌절하고 너무나 많은 할 일에 어쩔 줄을 모릅니다.

미룬다는 것을 아는 것만으로는 충분하지 않습니다. 여러분은 ADHD가 일상생활에서 미루기에 어떻게 영향을 주는가를 이해해야만 합니다. 우리는 '미루기' 프로파일의 구성요소를 알 필요가 있습니다. 이들은 여러분이 일을 어떻게 미루는가를 "알게 하고" 일을 마무리하는 데에 방해가 되는 특정 방해요인들에 대해 맞춤 기술을 사용할 수 있도록 돕습니다. "또 미루어버렸군"이라는 익숙하고 성급한 결론을 내리기보다는, 여러분이 '과제에 대해서 어떻게 생각하고, 느끼고, 관리하거나 회피'하는지에 대한, ADHD의 파급효과들 간의 상호작용에 대해서 더 잘 이해하게 될 것입니다. 그래서, 여러분의 미루기 습관을 바꾸기 위해 도움이 되는 구체적 전술들을 채택할 수 있습니다(같은 행동의 되풀이보다는 다른 결과를 기대).

마지막으로 넷째, 효과적인 것으로 알려진 대처기술들을 제시할 뿐만 아니라, 우리는 이러한 기술들의 실행을 강조합니다. 이 책에서 각각의 장은 대처전략들을 마무리 짓는 데에 방해되는 것들에 대한 논의와 대처전략의 활용을 증진시키는 방법, 그리고 이러한 기술들을 수행하기 위한 몇 가지 단계별 "책갈피 지침"을 포함하고 있습니다. 여러분은 무엇을 해야 할지 알고 있습니다만, 방해하는 것들을 이해하고, 요리 레시피 같은 해야 할 일들에 대한 지시 사항이 기재된 출력물을 가지고 있다면(예전의 방식으로부터) 벗어나(새로운 방식을) 착수할 가능성이 매우 높아질 것입니다. 이러한 알림 출력물을 일상에서 휴대한다는 것은, 대처전략들을 휴대해서 필요할 때마다 이용할 수 있게 하는 것입니다.

우리의 접근방식은 변화에 대한 헌신의 관점에서 여러분에게 많은 것을 요구합니다. 대처전략과 책갈피 지침(take away reminder)은 유용한 도구이지만 물리학에서의 불변의 법칙 같은 것은 아닙니다. 그것들은 유용하게 쓰일 때만 의미가 있습니다. 여러분은 자신의 변화 능력에 대한 의심을 기꺼이 마주하고 의심을 멈춰야 합니다. 이러한 의심은 과거의 좌절이나 자신을 변화할 수 없는 존재로 보는 관점에 근거를 두고 있을 것입니다. 만약 여러분의 경험이, 우리가 이제까지 보아 온 수많은 ADHD 환자의 경험과 비슷한 것이라면, 이미 수많은 시간과 노력과 돈을, 실망 내지는 불완전한 결과를 보여준 기술들에 투자했을 가능성이 큽니다. 우리가 보아왔던 성인 ADHD에 대한 잘못된 믿음 중 하나는, ADHD로 진단받는 것을 어려운 일에 직면하는 것의 "핑곗거리" 내지는 "도망치기"로 여긴다는 것입니다. 우리의 경험은 정확히 정반대입니다-우리가 지금까지 만나온 대부분의 ADHD를 가진 성인들은, ADHD의 영향을 감당해내기 위해 오랫동안 열심히 노력해 왔지만 그러한 노력에 대한 합당한 결과를 얻지 못하였고 좌절해 왔습니다. 이 책에 설명된 접근 방법이 여러분이 투자한 시간과 노력보다도 더 많은 것을 얻는 데 도움이 되기를 바랍니다.

이러한 노력의 출발점은 ADHD란 무엇인가에 대한 공통적인 이해에 도달하는 것입니다. 이것은 우리가 실제로 잘 관리하려고 하는 것이 무엇인지를 이해하기 위해서입니다. 우리는 ADHD의 진단과 역사에 대한 배경을 짧게 설명하는 것으로 시작하려고 합니다. 이 고찰은 ADHD를 이해하기 위한 현대적이고 과학적인 모델로 결론지을 것인데, 이것은 사람들이 일상에서 경험하는 무질서, 시간관리 문제, 충동성, 미루기, 동기 부족 등에 대한 것입니다. 마지막으로, ADHD에 대한 이러한 모델을 이 안내서에서 다루고 있는 대처전략 및 실행으로 확장하고, 이 책의 이론적 근거를 제시하며, 그 활용을 위한 컨텍스트를 설정할 것입니다.

성인 ADHD의 배경

ADHD가 단지 서구 사회의 정신없이 바쁘게 돌아가는 21세기 생활방식에서 파생되었을 뿐이라는 주장도 있지만, 인간의 뇌가 존재해온 기간만큼 ADHD도 오래 존재해왔을 가능성이 있습니다. 임상에서 ADHD와 관련된 현상이 처음 보고된 날짜는 1902년 조지스틸(George Still)이 과잉행동과 산만한 어린이에 대한 강의(1902/2006)에서 18세기 후반 내과의사 알렉산더 크라이튼(Alexander Crichton)의 저서(1798/2008)로 거슬러 올라가며, 최근에는 1775년 멜키오르 애덤 와이카드(Melchior Adam Weikard)의 관찰기록이 최초의 기록이라고 결론을 내리고 있습니다(Barkley & Peters, 2012). 가장 중요한 핵심은 ADHD가 최근에 발견된 증후군이 아니며, 어느 시기, 어떤 곳에서나 ADHD를 앓는 사람들에게 지속적인 문제들을 야기해왔다는 것에 있습니다.

그럼에도 불구하고, 20세기 의무교육의 출현은 아이들을 집단으로 교실에 몰아넣는 상황을 만들었습니다. 한 선생님에게 여러 시간 동안 수업을 받는 아이들로 가득 찬 교실은, 발달상으로 상당한 자제력을 요구하는 환경입니다. 게다가, 이러한 상황은 다른 환경에서는 드러나지 않을 수도 있는 행동적, 학업적 문제들을 드러나게 했습니다(Hinshaw & Scheffler, 2014).

현재 이 증후군은 ADHD로 알려져 있는데, 정신질환의 진단 및 통계 편람 제2판(Diagnostic and Statistical Manual; DSM-II(미국정신의학회(APA), 1968))에 "아동기(또는 청소년기)의 과잉행동 반응"이라고 최초로 기술되기 이전에는 오랫동안 여러가지 이름으로 불리고 있었습니다. DSM-II에는 "이 행동은 대개 청소년기에 감소한다"라는 언급을 포함하여 22개의 단어로 이 증후군이 기술되어 있습니다. 이 진단명은 DSM-III(APA, 1980)와 DSM-III-R(APA, 1987)에서 (과잉행동을 동반 또는 동반하지 않는) 주의력-결핍 장애로 바뀌었습니다. 많은 사람들은 계속해서 이 장애를 주의력결핍 장애(ADD)로 부르고 있는데, DSM-IV(APA, 1994)에서 주의력결핍/과잉행동 장애로 진단명이 바뀌었습니다. ADHD는 DSM-5(APA, 2013)부터 신경발달 장애의 범주로 분류되어 있으며, 임상 양상에 따라 더 세분화되었습니다: 부주의 우세형, 과잉행동/충동성 우세형, 혼합형.

정신자극제는 우연히 발견되었는데, 아이들의 주의력과 자제력을 개선하는 유용한 치료가 되었습니다. 교사와 부모의 훈련을 통해 아이들의 환경에 적용하여 기능을 더 향상시키기 위한 다양한 형태의 사회적, 교육적 치료에 대한 연구들도 있었습니다.

1960년대 이후, 여러 연구에서 ADHD를 가진 아이들이 계속해서 청소년기와 성인기까지 어려움을 보인다는 사실을 밝혀냈지만, 성인 ADHD의 개념은 몇몇 유명한 책들이 출간된 1990년대까지 거의 알려지지 않았습니다. 종적 · 횡적 연구 결과들은 ADHD로 진단받은 아이들의 50% 혹은 2/3 가까이에서 ADHD가 계속 지속된다는 결과들을 보여줍니다. 엄격한 진단적 기준을 사용한 경우에는 더 낮은 지속률이 보고되기도 합니다. 미국에서는 성인 인구의 4.4%가 ADHD로 추정되며, 국제 표본에서도 유병률은 3.4%로 추정되고 있습니다(Fayyad et al., 2007; Kessler et al., 2006).

지난 20여 년간 ADHD의 원인을 이해하기 위한 많은 유전적 및 영상학적 연구들이 있었습니다. 이를 들면, ADHD는 눈 색깔과 같은 단순한 유전적 특성과는 달리, 다른 경로와 형태를 가진 복합적인 유전적 기반을 가진 것으로 알려져 있습니다. 신경 영상 기술의 출현을 통해 ADHD의 발현과 관련된 다양한 뇌 영역의 구조와 작용에 대해서도 밝혀졌습니다. 여러 뇌의 체계들이 ADHD와 관련되어 있으며, 이 체계들이 단독으로 혹은 같이 ADHD에 대한 다양한 발달상의 궤적 및 임상양상 뿐만 아니라 우리의 개념을 확장시키고 있습니다.

ADHD에 대한 다양한 연구들의 접점은 실행기능에 대한 것이었습니다. 비록 정확히 정의하기는 어렵지만, 실행기능은 우리의 환경으로부터의 여러 요구들을 적절하고 효율적으로 해결하기 위해 다양한 뇌 기능을 관리하고 조율하는 고의 인지기능으로 기술되어 왔습니다. "지휘자" 또는 "관리자"의 은유가 행동에 대한 실행기능의 역할을 설명하기 위해서 사용되곤 합니다.

ADHD는 현재 실행기능이 손상된 일종의 발달 장애로 여겨지고 있습니다. 러셀 바클리(Russell Barkley) 박사가 정의한 실행기능은 다음과 같습니다.

> 일반적으로 개인의 장기적 안녕을 최대화하기 위하여 사회적 및 문화적 수단

에 의거하여, 목표를 선택하고, 목표를 달성하기 위해 다른 것과의 맥락 속에서 행동을 선택하고, 실행하며, 장기간에 걸쳐 행동을 유지하기 위한 자기-주도적 행동의 사용

(Barkley, 2012, p. 176)

다르게 말하면 ADHD를 가진 사람은, 단기적으로 충분한 보상이 없는 일뿐만 아니라, 장기적으로 바라는 결과를 이룰 수 있도록, 과제와 노력을 조직화하고 마무리하는 것에 문제가 있다는 것입니다. 새로 ADHD로 진단된 남성에게 이 정의를 설명하자, 그는 무릎을 '탁' 치면서 외쳤습니다. "바로 이거야! 내 직장 상사가 나에게 10분 내로 뭔가를 요구하면, 나는 5분 내로 그것을 가져다주었는데, 그가 나에게 10일 이내로 뭔가를 요구하면, 나는 한 달이 걸렸어."

지금까지 일반적으로 실행기능은 단일 요인으로 간주되었지만, 케슬러(Kessler, 2010)에 따르면, 다음과 같이, 일상생활과 관련된 몇 가지 별개의 하부 요소들로 구성되어 있습니다.

시간관리
조직화/문제 해결
자기 동기화
충동 조절(억제)
감정 조절

비록 실행기능에 포함되어 있지만, 동기화는 ADHD에 대한 현재의 관점에서 독특한 위치를 점유하고 있습니다. 도파민은 여러 상황에서 우리가 보상과 즐거움을 느끼게 해주는 뇌의 신경전달 물질입니다.

ADHD를 가진 사람들은 뇌의 보상체계에서 이용 가능한 도파민이 부족합니다(Volkow et al., 2011). 그래서, ADHD를 가진 사람들은 본질적으로 즐거운 것이 아니라면, 또는 마감일의 압박과 같이 행동을 해야 할 강력한 인센티브가 없다면, 일을 시작할 욕구를 불러일으키기 어렵습니다. 또한 보상을 미루는 것을 싫어합니다(예를 들면, 만족을 뒤로 미루는 것). 장기적인 목표가 중요하다는 것을 논리적으로는 알고 있음에도 불구하고, 보상이 지연되면 그 목표를 관철하기 위한 동기를 유지하기 어렵습니다. 가사를 돌보고, 직업을 유지하고, 재정을 관리하는 것 등 성인들이 일상생활에서 해야 하는 많은 일은 중요하지만 반드시 재미있지는 않습니다. 운동이나 자주 만나기는 싫은 친구와 연락을 유지하는 일과 같이 개인적으로 만족감을 주는 일들조차 단기적으로는 불편합니다.

이러한 실행기능/동기화 모델은 ADHD를 이해하고 평가하는 것뿐만 아니라 치료목표를 디자인하는데 유용한 틀을 제공합니다. ADHD의 기저를 이루고 있는 뇌 과정의 역동적 상호작용을 이해하려면 더 많은 연구가 필요하지만, 행동변화를 촉진시키는 데 필요한 것들이 무엇인지 우리는 현재 잘 알고 있습니다.

성인 ADHD의 대처기술 안내서의 개발

1999년 3월에 펜실베니아 대학에서 성인 ADHD 치료 및 연구 프로그램을 시작했을 때만 해도, 연구에 기반한 성인 ADHD 치료라고 할 만한 것이 별로 없었습니다. FDA에서 승인된 약물들이 많이 있다는 점을 감안하면, 약물치료는 믿을만한 출발점이 있습니다. 약물들은 주로 정신자극제 계통이었고 아동기와 청소년에게 효과적이었으며, 성인에 대해서도 효과가 있는지에 관한 연구들도 있었습니다. 그러나 2003년이 되어서야 FDA는 성인 ADHD에 명확하게 효과가 있는 약물 한 가지를 승인하였습니다.

약물치료가 대부분의 성인 ADHD에서 필수적이고 도움이 될지라도, 약물치료 단독만으로 충분한 치료를 제공하지 못한다는 것은 분명합니다. 즉, 많은 환자들은 여전히 그들의 삶 속에서 여러가지 삶의 질 또는 그 기능상의 문제들과 힘겨운 싸움을 하고 있습니다. 약물치료로 증상이 호전되었음에도 불구하고, 실행기능/동기화 결핍과 관련된 삶의 문제와 장애들은 오랫동안 지속됩니다. 그래서 ADHD 성인들이 직면하는 공통의 문제들을 해결해 줄, 일종의 변형된 정신치료인, 심리사회적 치료가 부가적으로 필요합니다.

인지행동치료(CBT)는, 성인 ADHD를 위한 최선의 심리사회적 치료로 부각되어 왔습니다. 약물치료와 인지행동치료의 효과는 많은 연구에서 확인되었습니다. CBT는 펜실베니아 대학의 정신과 의사인 아론 벡(Aaron T. Beck) 박사(1976)가 개발하였으며, 잘 연구된 정신치료 기법의 하나로, 다양한 감정적, 행동적 문제들을 다룹니다. 아주 간략하게 말하자면, CBT는 사고와 행동의 상호작용과 그 작용들이 감정반응에 미치는 영향을 중요시합니다. 이 치료는 개인이 왜곡된 생각을 인지하고 변화시키며, 적응적인 행동유형을 개발하도록 고안된 대처전략을 강조합니다.

부정적인 생각은, ADHD가 발생한 이유와 아무 관련이 없을 뿐 아니라, ADHD 성인들이 다양한 일상 활동에서 흔히 경험하는 좌절의 결과로서 발생합니다. 이처럼 ADHD 성인들은 직장에서의 프로젝트,

숙제, 재정관리, 그리고 성인으로서의 삶에서 책임져야 하는 거의 모든 일에 대해서 비관적이거나 부정적인 태도를 가질 수 있습니다. 이런 태도는 정서적 좌절과 관련되어 있으며, 또 ADHD의 특징인 다양한 실행기능/동기화 문제들의 결과이기도 합니다.

ADHD를 가지고 있지 않은 성인들이 쉽게 끝낼 수 있을 만한 일과 관련된 스트레스에 의해서도 ADHD의 영향은 확대되고 또 커집니다. 결과적으로 ADHD로 인해 삶이 꼬이고, 좌절, 부정적 사고, 정서적 고통/불편감, 그리고 회피행동 양상이 발생하며, 전부는 아니지만 대부분 환자들은, 이 장의 처음에 소개한 표현처럼 자포자기합니다.– "나는 무엇을 해야 하는지 정확히 알지만, 그것을 할 수가 없어".

우리는 환자들의 이러한 양상을 관찰한 것에 근거하여, ADHD 성인의 요구를 다룰 수 있도록 디자인된 CBT 모델을 개발한 것입니다. 우리는 치료 매뉴얼(Ramsay & Rostain, 2008)뿐만 아니라, 우리의 접근법에 기반한 결과 연구 및 사례 연구들을 출간하였습니다. 매뉴얼 2판(Ramsay & Rostain, 2015)을 개정하고 업데이트하려고 할 때, 우리는 1판의 독자들이 해준 가장 많았던 피드백을 떠올렸습니다. 그것은 ADHD에 대처하기 위해 "어떻게 해야 하는지"에 대한 훨씬 더 구체적인 지침에 대한 간절한 바람이었습니다. 그리하여, 이 도구 상자(책)는 환자용 안내지침서이자 치료 매뉴얼 2판의 자매편이 된 것입니다.

우리는 과제에 대한 계획과 우선순위 정하기에서 시작해서, 필수적인 다른 대처기술들로 넘어가는 순서로 대처전략들을 제시합니다. 다음 장에서는 이러한 전략들을 다양한 실제 상황에서 어떻게 적용할지에 중점을 둘 것입니다. 그리하여 우리는 실행기능, 태도와 자존감, 행동 전략들을 관리하고, 감정과 동기화를 다루는 것과 관련된 다양한 내적 대처전략들에 더해, 이러한 전략들을 학교에서, 직장에서, 대인관계 및 다양한 맥락에서 실행하는 것에 대해 논의합니다.

대처전략 그 자체는 아마 여러분에게 깜짝 놀랄 만한 것은 아닐 것입니다. 우리의 대처전략들은 전 세계의 다른 성인 ADHD프로그램에서 우리의 동료들이 독자적으로 혹은 동시적으로 개발하고 연구해 온 전략들과 유사합니다. 다른 임상 프로그램을 우리는 최대한 존경하고 존중하며, 이 프로그램들(및 그들의 간행물)은 부록에 수록되어 있습니다. 그렇지만, 우리의 동료들도 모두 동의하는 것처럼, 여러분의 삶에서 긍정적 변화를 일어나게 하는 핵심은 이 기술들을 실행하는 것입니다.

정보를 외적으로 구체화하는 것은 ADHD를 관리하는 데 도움이 되는 대처기술입니다. 계획이나 기술들을 마음속에만 두는 것보다 밖에서 볼 수 있게 써 놓는 것은 그것들을 실행할 수 있는 가능성을 높입니다. 이 책에 수록된 전략들을 수행하는 법을 알고 있더라도, 상기시키는 알림을 가지고 있는 것이 중요합니다. 그래서, 이 책의 각 장에는 마무리에 대해 흔한 장애요인들에 대한 논의와 이러한 기술들의 실행을 증가시키기 위한 맞춤 제안들을 포함하고 있습니다. 이 기술들에 대한 가장 설득력 있는 강화와 이것들이 습관화될 가능성을 높일 수 있는 것은 "이것이 효과가 있네, 내가 할 기분이 아니어도 이걸 할 수 있네!"라는 실제에서의 직감적 경험입니다. 이것을 위하여, 우리는 여러가지 책갈피 지침(휴대용 알림), 은유, 영화 대사, 등 여러가지 방법으로 대처전략을 숙지하게 해서, 필요할 때 여러분이 활용할 가능성을 높이고자 합니다. 우리는 여러분의 생활에서 유사시에 이러한 기술을 사용하도록 "기억하고 또 기억하기"를 바랍니다.

이런 알림 중 하나를 사용함에 있어 우리의 목표는 영화 '남편과 아내'에서 우디 앨런이 연기한 남자가 난처한 상황에 처했을 때 "지금 당장 119에 전화해서 도움을 받을 수 있다면 3만 불짜리 정신 분석을 받은 것과 같은 느낌일 거야"라고 묘사한 경험을 여러분이 갖도록 하는 것입니다. 우리는 여러분의 삶에서 필요할 때마다 이런 대처기술들을 사용한다는 것을 "기억하고 또 기억하기"를 바랍니다.

여러분이 이 책을 깊숙이 파고들기 전에, 우리는 변화과정에 대해 현실적인 기대를 정하고자 합니다. 그것은, 변화는 어렵다는 것입니다. 어떤 행동이 맞지 않다고 논리적으로 알고 있을 때조차도, 일시적이고 아주 작은 것이라도 거기에서 얻을 수 있는 유익한 것들이 있습니다. 예를 들어, 숙제를 미룬다면, 잠재적인 좌절감을 마주하지 않고 일시적인 안도감을 느낄 수 있습니다. 비록 여러분의 페이스북에 새로운 포스팅이 없을지라도, 친구들의 프로필을 찾아보는 것이 그 순간에는 정원을 가꾸는 일보다 더 나은 것처럼 보입니다. 성취하고 싶지만, 처음에 일시적으로 약간의 불편함을 감수해야 하는 장기 목표를 향한 작은 단계를 시작하지 못하는 다른 예는 수도 없이 많습니다. 그러나 이것이 ADHD의 본질입니다–가까운 시일 내에 충분한 보상이 없다면 장기적인 목표를 향한 첫걸음을 마무리하지 못하는 어려움 말입니다.

이 책은 도움이 될 거라는 약속을 지키게 하는 또 다른 도구입니다. 게다가 우리는 이러한 대처전략들이 사용될 때 확실하게 작동할 것이라고, 성인 ADHD에 대한 CBT로부터 긍정적 결과들을 얻을 수 있다는 20여 개의 임상 연구들에 근거하여, 분명하게 말할 수 있습니다. 그러나 우리는 환자들에게 CBT를 시작할 때, 치료에 대한 구체적이고 현실적인 목표를 설정하는 것으로 시작합니다. 너무 많이, 너무 빨리하려고 하다 보면 진전이 없어 당황하고 실망하게 됩니다; 반대로 너무 적게 하고 변화해야 한다는 압박이 없으면 마찬가지로 "아무것도 변하지 않았어"라고 실망하게 됩니다.

우리는 환자들에게 "작게 시작하라"고 격려합니다. 시작점을 찾고 특정 상황에서 구체적인 행동을 목표로 하십시오(예: "이번 주에는 매일 메일을 확인하고 정리해야지"). 또한, 이러한 목표와 관련되어 증가시켜야 할 긍정적인 행동을 찾아 내고(예를 들면, "나는 처리해야 할 청구서와 기타 물품들을 가져와서 내 책상 위에 있는 상자에 그것들을 넣어 놔야지"), 감소시켜야 할 방해 행동을 찾아내세요(예를 들면, "나는 메일을 확인하기 전까지는 TV 앞에 절대 앉지 않겠어"). 이 과정은 영화 가라데 키드에서 미야기(Miyagi)씨가 가라데를 다니엘 라루소(Daniel Larusso)에게 가르치는 방법과 유사합니다. 다니엘이 알지 못하는 사이, 그에게 시킨 쓸모없는 집안 일처럼 보이는, 차를 왁스 칠하고, 바닥을 모래로 덮고, 울타리와 집을 페인트칠하는 일들은, 다니엘이 필수적인 무술 기술들을 훈련하도록 고안된 것이었습니다.

행동 변화는 종종 일종의 "이보 전진을 위한 일보 후퇴" 시나리오를 따르며, 후퇴를 정상적인 것으로 여기는 것이 중요합니다. 이러한 경험은 대처전략의 사용을 강화하고 자신의 회복에 대한 믿음을 발전시키는 기회를 제공합니다.

이 도구 상자가 여러분이 ADHD의 영향을 더 잘 다루도록 도움이 되는 정보들을 얻기 위해 찾아가는 곳이 되어, 여러분의 노력을 완수할 수 있게 하는 것이 우리의 바람입니다. 그 목적을 달성하기 위하여, 여기의 페이지들을 읽고, 사용하며 주석을 달고, 모서리가 닳도록 우리가 쓴 책이 도구 상자처럼 필요할 때마다 언제든지 이용되었으면 합니다. 이러한 의미에서, 여러분이 이 안내서 사용을 시작하는 데 도움을 줄 수 있는 첫 번째 책갈피 지침을 제시합니다.

책갈피 지침 1.1.

성인 ADHD의 대처기술 안내서 이용하기

1. 이 책을 펼치십시오.
2. 이 책을 치우기 전에 유용한 정보를 찾기 위해 취할 수 있는 현실적인 단계를 정의하십시오(예; 목차를 조사하여 나와 관련된 주제를 찾기).
3. 한 장을 훑어보기 위해 시간을 기반으로 할 것인지(예; "나는 적어도 2분 동안 그것을 꼼꼼히 읽을거야") 또는 과제에 기반할 것인지(예; "나는 최소한 단원 제목과 책갈피 지침을 읽을거야")를 정하시오.
4. 목차로 돌아가서 주제를 찾으십시오. 일단 여러분이 페이지를 넘겼다면, 여러분은 미루기를 했다고는 할 수 없을 것입니다.
5. 축하합니다. 여러분은 지금 시작하였습니다!

2장

무엇을 해야 하는가?

실행 목록

1장에서, 우리는 ADHD를 실행기능/동기화의 결핍과 관련된 문제로 보는 현재의 관점을 살펴보았습니다. 즉, 실행기능은 여러분이 개인적으로 의미가 있는 목표를 성취하기 위해 시간에 따라 과제를 확인하고 완수하도록 하는 자기조절을 말합니다. ADHD를 가진 사람들 대다수의 문제는 목표가 없거나 욕망이 부족한 것이 아니라, 이러한 목표를 달성하기 위해 시간에 따른 단계별 절차를 성실히 마무리하는 것이 어렵다는 것입니다. 특히 충분하고 빠른 보상이 없는 경우에 더욱 그러합니다. 예를 들어, 우리 모두는 더 좋은 몸매를 가지고 싶어 하지만, 원하는 결과를 이룰 때까지 매일 식이요법과 운동을 완수해나가는 것은 어려운 일입니다.

ADHD를 가진 성인들의 문제는 장기적이거나 큰 목표를 단계별 계획으로 작게 나누고, 일관성 있게 이러한 계획들을 수행하는 것이 더 어렵다는 사실입니다. 이것을 달성하기 위해서는, 하루 종일 실행할 계획을 명확하고 구체적으로 세우는 것이 매우 중요합니다. 이러한 계획은 하루의 짜임새와 흐름을 만들도록 도와줍니다. 직장, 학교 또는 정기적으로 해야 할 일 등이 짜여 있지 않은 날(예; 주말) 혹은 시간에, 계획은 특히 의미가 있습니다. 여러분은 자영업자, 논문작업을 하는 대학원생, 또는 가정주부와 같이, 자신의 일정을 대충 짜도 되는 입장일 수도 있습니다. 3장에서는 일정을 조직하고 배치하는 도구로서 일일 계획표를 어떻게 이용할지에 초점을 맞추고 있습니다. 지금 여러분의 임무는 특정한 날에 실행할 구체적인 과제를 결정하는 것입니다. 구체적인 과제와 특정한 시간을 같이 짜면 하루의 뼈대가 형성될 것입니다.

하루의 뼈대를 세우는 것과 별도로, 과제 선택과 우선순위 정하기는 시간, 노력, 그리고 에너지의 투자 등 자기 자신을 어떻게 사용할 것인가를 반영합니다. 가사(재활용품 꺼내기), 필요한 심부름과 작업들(식품 장보기, 청구서 지불하기), 레크리에이션 및 대인관계와 관련된 평범한 일상적인 일들과 다른 중요한 개인사적인 노력들(운동, 일, 학업)을 자세히 살펴볼 일련의 과제들이 있을 것입니다.

이번 장의 목적은 여러분이 해야 할 다양한 일들을 인지하고 자세히 살펴보며, 우선순위를 정하는 데에 도움을 줄 도구로서 실행 목록(to-do list)의 역할에 대해 논의하는 것입니다. 실행 목록을 관리하고 유용하게 만들기 위해서는 중간에 많은 단계들이 있습니다. 우리는 종합 실행 목록과 일일 실행 목록을 구분할 것입니다. 그 과정의 첫 번째 단계는 계획을 세울 계획을 짜고 그렇게 할 시간을 내는 것입니다.

계획을 위한 시간 계획 세우는 시간을 계획하기

우리가 여기에서 "계획을 위한 시간 계획"의 개념을 여기에서 소개하더라도, 이 개념은 이 안내서 전반에서 시간관리와 기타 대처기술에 대한 사안으로 반복되어 나올 것입니다. 계획하기는 계획 초반에 적은 시간과 노력을 투자하고, 하루, 한 주, 한 달 후에는 예상보다 훨씬 더 많은 배당금을 받는 투자라고 할 수 있습니다.

성인 ADHD에 대처함에 있어서 피할 수 없는 현실은, 적응하기 위해서 시간과 노력이 필요하다는 것입니다. ADHD 성인의 대다수가 가진 가장 잘못된 생각들 중 하나는 "하루를 관리하기 위해서 다른 사람들이 이런 모든 단계들을 거치는 것은 아니다"라고 하는 것입니다. 이러한 관점은 "나는 다른 사람과 다르다"는 오래된 느낌을 촉발하거나, 실행 목록에 있는 것들을 수행하기 위해 시간과 노력을 들이지 않아도 된다는 합리화의 역할을 합니다. 시간과 노력을 들이는 것을 "부자연스러운" 또는 "이상한" 것으로 여기고, 그렇게 하지 말라고 자신에게 확신시킵니다. 그런 다음 자기 자신을 다음과 같이 안심시킵니다: "차차 알게 되겠지. 나는 할 일이 많지만, 일단 시작하면 다 끝낼 수 있어"

불행하게도, 계획하기 단계를 건너뛰게 되면 대개 하루의 끝에서 다음과 같은 감정을 가지게 됩니다. "나는 하루 종일 바빴었는데 정작 중요한 것은 하나도 끝내지 못했어." 사실 ADHD가 없는 성인들의 대다수는 자신의 하루를 계획하는 데 시간을 사용하며 몇 가지 유형의 실행 목록표를 사용합니다. ADHD가 없는 사람들은 실행 목록을 작성하거나 다시 검토하지 않고도 일을 시작할 수 있고 별다른 노력 없이도 계획을 마무리할 수도 있습니다. 이런 사람들은 아마도 노력을 적게 하면서도 유지 가능한 일련의 습관들을 개발해 사용하고 있을 것입니다. 실상 모든 사람들은 적어도 약간의 시간과 노력을 그들의 일상을 조율하는 데 소비하고 있습니다.

해야 할 일의 관점에서, 우리는 "정확히" 10분, 600초 동안 아래에 설명한 일종의 과제 계획하기와 같은 작업에 전념할 것을 권합니다. 실행 목록을 작성하는 데에 필요한 재료는 단지 전자문서파일이나 스프레드시트, 스마트폰의 메모장 또는(아마도 가장 좋은 방법으로) 종이와 펜뿐입니다. 단순할수록 더 좋습니다.

계획 세우기를 위한 계획은 구체적이고 명확할수록 더 좋습니다; 즉, 우리는 여러분이 실행 목록 작업을 할 수 있는 특정 장소를 정하고, 이 작업에 최소한 10분 동안 전념할 수 있는 현실적인 시각을 정하라고 조언합니다. 때때로 ADHD를 가진 성인들은 다른 생각 때문에 주의가 산만해지거나 처음부터 하나에 집중하는 데 어려움이 있다고 이야기합니다. 그래서 계획세우기가 습관화될 때까지 "정확히" 10분,

책갈피 지침 2.1.

계획을 위한 시간 계획

1. 계획세우기에 10분(600초)을 할애하십시오.
2. 주의가 산만해지지 않는 장소를 찾으십시오.
3. 여러분의 하루 중 정확하게 10분(600초)을 계획세우기에 쓰십시오.
4. 일일 계획표에 계획들을 적으십시오.
5. 해야 할 일을 구체적인 행동용어로 규정하세요.

최소한 600초의 시간을 정하라고 제안하는 것입니다. 이 시간은 훈련을 시작하고 마치는데 충분하며 해야 할 일을 "기억하고 기억하는" 데에 충분한 시간입니다.

지금까지는 계획세우기를 할 수 있는 상황을 만드는 데 초점을 맞추는 단계였습니다. 매일 같은 장소에서, 같은 시간에 10분을 계획세우기에 쓰는 이 단계가 습관화된다면 가장 도움이 될 것입니다. 업무상 출장과 같은 일로 이런 습관을 일시적으로 할 수 없을 때에도, 이러한 습관의 원칙은 그 상황에 적용할 수 있습니다.

특정한 날에 수행해야 하는 과제 목록을 만들고 우선순위를 정하기 위해서는, 하기 싫은 일과 해야 하는 일에 대해 폭넓게 알아야 합니다. 그래서 다음 장에서는 포괄 실행 목록의 역할에 대해서 논의하겠습니다.

포괄 실행 목록

포괄 실행 목록이라는 것은 정확하게 그 이름이 시사하는 바와 같습니다: 여러가지 과제들, 책무들, 그리고 약속들 모두를 아우르는 목록. 그것은 또한 해야 하는 모든 일들의 "잡동사니 목록"으로 여겨질 수도 있습니다. ADHD를 가진 많은 성인들이 흔히 보고하는 주의 산만과 스트레스의 근원은 여러가지 해야 할 일들을 온종일 잊지 않으려고 애쓰는 것입니다. 뜻하지 않았던 많은 일들이 적절하지 않은 시간에 "머릿속에 별안간 떠오르는데", 때로는 잊었던 일이 너무 늦게 떠오르기도 할 뿐 아니라(오~ 나의 누이 생일이 어제였는데, 그것을 잊고 있었네!), 아직은 급하지 않은, 흐릿한 일들이 두서없이 구체화되어 임박한 문제로 떠오르기도 합니다(예: "밸런타인데이가 올해는 토요일이군. 저녁 예약을 바로 하는 것이 좋겠어").

포괄 실행 목록은 여러분이 해야 하는 모든 일들을 기억에 담아두지 않고 외현화하고 개인화한 기록입니다. 포괄 실행 목록에는 두 가지 목적이 있는데, 첫 번째는 이러한 과제들에 대해 충분히 생각하고 처리하는 과정을 가져보는 것이고, 두 번째는 과제에 대한 영구적인 기록을 가짐으로써 머릿속에 그 목록을 계속해서 기억하고 유지할 필요가 없도록 하는 것입니다.

여러분은 포괄 실행 목록이 여러분의 사정에 비추어 얼마나 "포괄적이길" 원하는지 정해야 합니다. 대부분의 경우, 포괄적인 실행 목록은, 다음 1주에서 6주까지에 걸쳐 있을 것입니다. 다음 1주와 관련된 일들이 일일 실행 목록에서 가장 중요하겠지요. 그러나 다음 일주일 내외에 조치를 해야 할 당면한 일들이-휴가 계획, 출장, 여권 갱신, 또는 기한까지 미루지 말아야 하는 직장이나 학교 프로젝트들과 같은-있을 수도 있습니다. 점점 더 많은 수리가 필요한 현재의 차를 대체할 중고차를 알아보거나, 유언장을 만드는 것, 집수리 준비 등 시간제한은 없지만 언젠가는 해야만 하는 일 또는 현재는 급하지 않지만 결국에는 중요해질 여러 일들도 포함될 수 있습니다.

포괄 실행 목록을 제시할 때의 공통된 반응은 "내가 매일 해야만 하는 모든 일들을 마주하고 생각하는 것은 감당하기가 버겁다"라는 것입니다. 우리도 그것이 매우 힘든 일이라는 것에 동의하는데, 이것이 바로 여러분의 머리에서 꺼내어 종이(또는 전자파일)에 적는 이유입니다. 그런 다음 나중에 참조할 수 있도록 안전하게 보관하는 것입니다. 여러분은 하루 중에 갑자기 중요한 일이-그것이 우유가 떨어졌다는 생각이든, 월말까지 차량검사를 받아야 한다는 생각이든—머릿속에 떠올라서 여러분이 그 순간에 하려고 했던 일로부터 주의가 산만해지는 경험을 했을 것입니다. 포괄 실행 목록은 이렇게 계획에 없는 일들이나 아이디어들을 적어두고 저장할 수 있는 장소를 제공합니다.

포괄 실행 목록을 주기적으로 점검함으로써 우선순위를 정하고 기억할 수 있으며, 이전의 점검 이후에 생겨난 새로운 과제와 책무를 목록에 포함시킬 수 있습니다. 매일 새로운 포괄 실행 목록을 작성할 필요는 없습니다만, 정기적인 점검은 향후 6주 내외의 기간에서 여러분에게 중요한 단기적, 중장기적, 장기적 과제가 무엇인지에 초점을 맞추는 연습입니다. 수시로 자신들의 목록을 점검하거나 개정하고, 주기적으로 새로운 포괄 실행 목록을 재구성하는 연습을 통해, 앞으로 수 주 동안 해야 할 일들을 어떻게 처리할지 살펴보는 데 시간을 사용하는 게 유익하다는 것을 알게 될 것입니다(솔직히, 때로는 목록이 잘못 배치되어 재구성할 필요가 있지만, 이것이 연습을 포기할 변명이 될 수는 없습니다).

포괄 실행 목록을 이해하는 또 다른 방법은 포괄 실행 목록이 여러분의 모든 음악, 영상 및 여러 가지 어플들을 보관하고 있는 아이튠즈 계정과 비슷하다는 것입니다. 아이튠즈 계정은 여러분의 모든 미디어 자료가 보관된 도서관입니다. 이 계정을 통해 가장 급하고 중요한 아이템을 휴대기기에 내려받을(다운로드 할) 수 있습니다. 일일 실행 목록은 오늘 완료해야 할 특정 과제들을 내려받는 것(의 다운로드)에 해당하며, 다음 장에서 이에 관하여 논의할 것입니다.

책갈피 지침 2.2.

포괄 실행 목록

1. 포괄 실행 목록을 작성하기 위하여 컴퓨터파일을 열거나 노트를 펼치십시오
2. 방해받지 않는 장소를 찾으십시오
3. 여러분의 모든 책무들, 계획들, 심부름, 약속, 레크리에이션 등에 관하여 적으십시오.
4. 노트나 컴퓨터파일을 나중에 검색하고 참조하기 쉬운 장소에 보관하십시오.
5. 포괄 실행 목록은 기억에 의존하지 않고도 일이나 책무를 상기시켜줍니다. 할 수 있는 일들을 상기할 수 있게 이것을 주기적으로 펼쳐보십시오. 그러나 이것은 일일 실행 목록은 아닙니다.

일일 실행 목록

일일 실행 목록은 그 이름이 의미하듯이, 잊히거나 미뤄질 위험이 있는 개인적 업무들을 상기시켜주는 일자별 목록입니다. 출근하는 것에 대한 알림은 필요하지 않을 수 있지만, 특정 사업과 관련하여 전화해야 하는 일이나 근무 시간 중에 보고서 쓸 시간을 할애하는 것 등은 일일 실행 목록에 넣어야 합니다. '실행과제'는 식료품점에서 물건사기, 진료시간 예약하기, 운동하기, 또는 특정 가사(예: 식기세척기에서 식기 꺼내기)와 같이, 전형적인 하루 일과 중에 실행하려면 목표지향적 노

력을 해야 하는 일들입니다. 일일 실행 목록은 또한 다른 역할(예: 학부모수업, 어린이 야구 코치 등)에서 수행해야 하는 특정 책무들을 확인하는데 사용될 수 있습니다.

포괄 실행 목록이 아직 실행되지 않은 모든 책무들에 대한 기록인 반면, 일일 실행 목록은 쉽게 접근할 수 있는, 일회용 당일 과제들의 목록입니다. 이것이 바로 일일 실행 목록을 주머니에 넣거나 쉽게 닿을 수 있는(컴퓨터 모니터나 눈에 잘 띄는 장소) 곳에 놓을 수 있는 작은 색인카드나 종잇조각에 적어야 하는 이유입니다. 색인카드 정도의 작은 크기라면 작업목록을 적당한 수준으로 유지할 수 있게 해주는데, 부담스럽지 않게 2~3가지 과제(최대 5가지 이하)로 시작하기를 권합니다. 스마트폰과 다른 전자기기들은 이러한 목적으로 사용될 수 있는 쉽고 편리한 메모장을 제공합니다. 구식의 종이서류 버전은 아직도 머릿속의 정보에 접근하고 갱신하는데 더 빠르고 쉬운 방법입니다. 목록을 손으로 써 내려가는 바로 그 행동은 과제들의 인코딩(부호화, 저장, 상기의 3개 기억 단계 중 첫 단계)을 향상시키고, 행동으로 마무리를 하도록 여러분을 준비시켜 줍니다. 어떤 경우에도, 여러분이 사용하고 유지하기에 가장 쉬운 형식으로 결정하는 것이 중요합니다.

일일 실행 목록을 작성하는 또 다른 원칙은 마무리할 수 있는 가능성을 높이기 위해 구체적이고 행동적인 용어로 과제를 규정하는 것입니다. 예를 들어, 여러분이 목록에 "부엌 치우기"라는 항목을 적습니다. 이것은 비록 개인적으로 정한 일임에도 불구하고, 그렇게 표현하면 일에 너무 압도되는 느낌을 받게 됩니다. 왜냐하면 거기에는 수많은 작은 일들이 포함되어 있기 때문입니다(예: 식기세척기에서 식기를 꺼내고 넣는 일, 조리대를 닦는 일, 전자레인지의 내부를 청소하는 일, 찬장을 정리하는 일 등등). 일을 어디서부터 시작해야 할지 결정해야 할 때부터 난관에 봉착하게 되고, 스트레스가 커져가는 것을 느끼며, 결국에는 그 일을 회피하는 것으로 끝이 나는데, 대개 "이메일을 확인하고 나면, 부엌 일을 할 수 있는 기분이 들거야"라는 식의, 당장은 위로가 되지만 결국에는 자멸적인 합리화를 하게 됩니다.

이후의 장에서 다시 다루게 될 것이지만 핵심적인 대처기술 중 하나는 "큰 작업을 그것의 작은 구성 요소들로 나누기" 입니다. 이 기술이 ADHD를 가진 사람들에게 놀라운 수준의 정보는 아니지만, 일일 실행 목록은 이 기술을 구체적인 방법으로 수행할 기회를 제공합니다. 위에서 예로 든 "부엌 치우기"는, "식기세척기에서 식기를 꺼내고 식기를 닦아서 그것의 원래 있던 자리에 놓기"와 같이, 좀 더 구체적이고 행동적으로 규정하거나, 그것이 무엇이든 간에 여러분이 그 순간에 처리할 수 있는 일을, 맨 처음에 해야 할 일로 정하는 것입니다(예: "접시를 꺼내야지"). 그 일을 완수하고 더 이상 일을 하지 않기로 결정했다고 해도 괜찮습니다. 여러분은 그 다음날, 부엌과 관련된 다른 과제를 일일 실행 목록에 올려도 됩니다. 한편, ADHD 성인들의 대다수는 "내가 일단 시작만 하면, 대개 일을 계속해서 한다"는 경험을 가지고 있습니다. 결과적으로, 처음에 구체적이고 행동적으로 규정된 과제는 여러분을 활성화시키도록 고안된 것으로, 마치 얕은 쪽에서부터 수영장을 걸어 들어가듯 첫 번째 단계를 수월하게 시작하도록 합니다. 이 첫번째 조치는 여러분이 일을 시작하게 해서, 결국 예상보다 더 많은 일을 하도록 할 것입니다. 왜냐하면 과제가 예전에 여러분이 생각했던 것만큼 나쁜 것이 아니었기 때문입니다. 원칙은 간단한 듯하지만, 원칙을 효과적이게 하는 것은 원칙을 실행하는 것입니다.

계획 세우는 시간을 확보하는 것과 마찬가지로, 마무리할 기회를 높이기 위해 취해야 하는 또 다른 조치는 일일 실행 목록에 과제를 수행할 구체적인 시간을 정하는 것입니다. 실제로는, 일을 시작하고 마치는 시간을 포함하여 과제를 하기 위해 자기 자신과 약속합니다. 아마도 여러분은 직장에서 회의 참석, 수업 참여, 또는 여러가지 활동에 아이들을 데려다주기와 같은 여러 약속들과 책무들을 처리하는 와중에도 실행 목록에 있는 과제들을 완수하려고 노력하고 있을 것입니다. 그래서, 바쁜 일상의 흐름에서 세탁기를 돌리고 약속을 잡기 위해 전화를 할 시간을 내야만 합니다. 그러나 하루의 시작 무렵에는 일을 할 시간을 잡기가 쉬운 듯하다가, 정신없이 바쁜 일상 속에서 결국에는 일을 하지 못한 채로 하루가 지나고 맙니다.

작업에 대해 개별 시간 단위를 할당하는 것은 그 일을 관리하기 용이하게 하는 또 다른 방법입니다(예: "오후 7시에 세탁기에 세탁물을 넣는다. 오후 7시 30분에는 건조기에 넣는다. 그러면 나에게는 긴장을 풀고 쉴 시간이 충분할 거야"). 다시 이야기하지만, 작업을 구체적이고 행동적으로 규정하는 것이 도움이 됩니다. "빨래를 해야지"라는 것보다, "나는 단지 빨래바구니 하나를 지하실로 가져가기만 하면 돼. 그다음 기계에 옷들을 넣고 돌리면 돼. 그 일을 하는 것은 2분도 채 안 걸려"라고 말하는 것이 덜 부담스럽게 들린다는 것을 상기하십시오.

하루에 자유롭게 쓸 수 있는 시간은 제한적이기 때문에, 일일 실행 목록에 넣을 항목의 우선순위를 정하는 것이 중요합니다. 이미 직장, 학교, 부모 역할, 그리고 다른 역할들에 시간을 사용하고 있어 여러분의 하루 일정은 빡빡합니다. 일일목록은 하루의 비어있는 시간 중 중요한 시간에 우선순위가 높은 작업을 할당하도록 도와줍니다. 또 한편으로 상대적으로 가볍고 느슨한 날에도 일일 실행 목록을 사용하면 여가 활동을 포함하여 원하는 일들을 확실히 완수할 수 있습니다(〈표 2.1〉 참고).

〈표 2.1〉 일일 실행 목록의 예

9:00~9:05 a.m.–고객에게 전화걸기–제공한 견적이 내가 할 수 있는 최저 가격임을 알리기

1:00~1:30 p.m.–유망한 신규 고객에게 전화하기. 금요일에 편집한 목록의 맨 위부터 시작하기. 전화를 걸고 미리 준비한 대본을 활용하기

4:50~5:00 p.m.–인력개발부서에 전화걸기. 학자금 지원 요청 건에 대해 물어보기

6:00~6:30 p.m.–기차역에서 집으로 가는 길에 식료품점에 들르기–우유 사는 것을 기억하기

7:45~9:00 p.m.–체육관으로 가기. 30분간 러닝머신을 이용하는 것으로 시작하기

과제를 선택하고 등급을 매기며 우선순위를 정하는 방법에는 융통성이 많이 있습니다. 고도–, 중등도–, 경도의–우선순위 과제를 식별하기 위해 3단계 계층구조를 사용할 수 있으며, 어떤 사람들은 여러 단계의 우선순위를 식별하기 위해 색깔표시체계를 사용하기도 합니다(녹색, 노란색, 빨간색). 사분할(면) 접근법에서는 긴급성과 중요도 영역에서 과제의 등급(높음, 낮음)에 따라 평가되는데, 이 방법은 과제의 상대적인 우선순위를 평가하는 외적 양식을 제공합니다(Covey, Merrill, & Merrill, 1994). 사분면 모델의 목적은 중요도는 높지만 긴급성은 낮은 작업들에 대한 대부분의 노력을 쏟자는 것인데(예: 2 사분면), 이것은 성인 ADHD를 위한 인지행동치료를 하는 매리 소랜토(Mary Solanto) 그룹(2011)에서 사용된 지시문입니다. 일일 실행 목록을 계획함으로써 여러분은 가장 중요한 것들을 추려내기 위하여 여러 작업들의 상대적인 우선순위를 알아낼 시간을 가질 수 있습니다.

ADHD를 가진 많은 성인들은 목록을 만들고 과제의 우선순위를 정하지만 그것들을 확실하게 수행하지는 못한다고 말합니다. 더불어, 생활에서 이러한 과제들과 대립되는 여러 책무들간의 균형을 맞추는 것은 쉽지 않은 일입니다. 다시 말하면, 이러한 문제들은 "나는 내가 뭘 해야 할지 알고 있었지만, 그냥 하지 않았어" 또는 "전에도 실행 목록을 시도했었지만, 나한테는 효과가 없었어"라는 주제의 한 변형입니다. 이러한 불평들은 ADHD를 실행 결핍으로 보는 관점과 일치합니다.

일일 실행 목록을 만들었다고 끝나는 것이 아닙니다. 일일 실행 목록은, 하루 중에 효율적으로 다루어야 하는 일들 중 일부를 선별한 과제들의 휴대용 알림장입니다. 그런 다음 작업을 행동적이고 다룰 수 있게 만드는 것이 실행에 중점을 둔 접근법입니다. 다음 장에서는 일일 실행 목록의 목표를 달성하기 위해 특정 과제의 실행을 보조해 주는 좀 더 세부적인 전략들을 소개합니다.

"계획을 가지고 방에 들어가라"

일일 실행 목록을 작성하고 그것을 하루 종일 수시로 검토하는 것은 여러분이 이러한 우선순위를 잊지 않게 하기 위한 것입니다. 매번 검토하고 상기함으로써, 여러분은 하지 말아야 할 무언가를 찾아내고, 중요한 과제가 빈약한 기억력과 주의 산만함의 희생물이 되게 하는 대신, 그것을 실행할 준비를 할 수 있습니다.

'계획을 가지고 방에 들어가라'는 알림말은 무언가를 수행하려는 순간에 우선순위를 제일 먼저 상기하게 하는 데 쓸모있는 신조가 됩니다.

ADHD의 도전과제 중 하나는 하려고 계획한 일보다 덜 중요하지만, 더 재미있는 일을 하고 싶어 하는 충동을 억제하는 것입니다.

'계획을 가지고 방에 들어가라'는 말은 방이나 가게에 들어가거나, 컴퓨터 파일을 열거나, 혹은 즉각적인 계획의 일부로 어떤 행동을 할 때 그 이유를 떠올리게 합니다. 프로젝트를 위해 필요한 뭔가를 찾거나

책갈피 지침 2.3.

일일 실행 목록

1. 색인카드, 편지봉투 뒷면, 또는 일회용 종이조각을 찾으십시오.
2. 일일 실행 목록을 정하는데 10분(600초)를 할애하십시오.
3. 일일 실행 목록은, 일상적인 일정에 들어있지는 않지만 여러분이 하고 싶어하는 일들로 구성되며, 완수하기 위해서는 시간과 노력의 투자가 필요합니다.
4. 목록을 2~5개 항목으로 제한하십시오. 확실하지 않을 때에는, 더 많은 쪽보다는 지나치다 싶을 정도로 더 적은 쪽을 선택하십시오. 원한다면 이것들을 완료한 후에 몇 가지 더 추가할 수 있습니다.
5. 과제를 구체적이고 행동적인 용어로 즉, 여러분이 "할" 수 있는 행동으로 규정하십시오.
6. 각각의 과제를 수행할 수 있는 현실적인 시간대를 정하십시오.
7. 하루 중에 각각의 과제들을 실행할 수 있는 시간들을 찾아내기 위해서 일일 계획표를 활용하십시오.
8. 각각의 과제를 계획된 시간에 실행한 후, 목록에서 삭제하십시오.

어떤 일에서 다른 일로 과제가 전환될 때가 주의 산만해지기 쉬운 시간입니다. 계획을 가지고 행동하는 것은, 작업 프로젝트를 위해 필요한 컴퓨터파일을 열 때 인터넷 아이콘을 클릭하고 싶은 유혹과 같은, 위험한 상황을 피할 수 있게 해줍니다(예: 나는 오후 1시까지 보고서를 작성하려고 해. 그 이후에 '놀' 수 있어). 이런 대처 알림은 여러분이 생산적이길 원하는 시간대에 집이나 사무실에서 목적 없이 옆길로 새서 헤맬 때 다시 과제로 복귀하도록 도와줍니다("나는 출력할 종이를 가지러 아래층으로 내려간다. 나는 그것을 가지고 다시 내 일을 끝마치기 위해 위층으로 올라올 거야").

이런 맥락에서 주의를 분산시키고 과제를 하지 못하게 하는 흔한 유발요인들을 예상하고 이런 요인들을 다룰 수 있는 예방 계획을 세우는 것은 중요합니다. 예를 들어, 제자리에 앉아 일을 하려고 결심했지만, 같이 일하는 동료가 우리에게 커피를 마시자고 하거나 일을 방해하는 이메일을 받는 것들을 예상해야 합니다. 이런 방해요인들을 관리하기 위하여 "만약 그런다면" 계획을 제시함으로써 일을 더 오래 하게 할 가능성을 높일 수 있다는 것을 시사하는 연구가 있습니다(Gawrilow, 2011). 예: "만약 누군가가 나한테 커피를 마시러 가자고 한다면 나는 그에게 고맙긴 하지만, 프로젝트 때문에 일을 계속해야만 한다고 말할 것이다" 또는 "만약 내가 흥미로운 이메일을 본다면 일을 끝내고 나서 그것을 읽을 수 있다는 것을 떠올려야지." 이렇게 실행 계획을 명백하게 하는 것이 효과적인 마무리의 가능성을 높입니다.

'ADHD는 시간에 따른 행동의 조직화에 어려움이 있는 것이 특징이다'라는 정의로 되돌아온다면, 하루, 한주, 한 달의 기간 동안 다양한 과제들과 책무들을 조화롭게 해 나가도록 여러분을 도와주는 도구가 필요하다는 이유를 설명할 수 있습니다. 일일 계획표는 실행 목록에서 파악된 과제를 처리하고 일상생활의 다른 요구들과의 관계 속에서 과제들을 맞추어 가는 도구이자 과정입니다. 개별적인 대처기술은 다음 장에서 논의될 것이지만, 일일 계획표는 성인 ADHD의 대처전략들의 "실행 목록" 영역에서는 마지막 단계라 할 수 있습니다.

책갈피 지침 2.4.

"계획을 가지고 방에 들어가라"

1. 방(또는 사무실, 책상 등)으로 들어가는 이유를 구체화하십시오. 의도는 무엇이며, 이 의도는 왜 중요합니까?
2. 과제를 시작하고 의도대로 행동을 지속하기 위해서 방안에서 취할 행동을 분명히 정하십시오.
3. "업무 외" 일들은 어떻게 하겠습니까? 의도를 방해하는 것은 무엇입니까? 작업을 하는 동안 맞닥뜨릴 수 있는 방해물이나 주의를 분산시키는 것을 예상하십시오.
4. 방해물을 어떻게 다루겠습니까? "만약 그렇다면" 계획을 사용하여 방해물/주의 분산물을 처리할 전략을 고안하십시오("X를 마주치게 된다면, 그러면 나는 Y를 함으로써 그것을 처리해야지").
5. 단계별 계획에 따라 의도한 행동을 실행하기 위해서 "계획을 가지고 행동하기"를 계속하십시오.

3장

하루를 어떻게 보냅니까?

일일 계획표

이 책 전반에 걸쳐 반복할 것이지만, ADHD는 이해의 결핍이 아닌 실행의 결핍과 관련된 질환이어서, ADHD를 가진 성인들은 의도를 행동으로 바꾸기가 어렵습니다. 이전 장에서는 다양한 계획들을 확인하고, 조직화하며 우선순위를 정하여 관리 가능한 과제로 변환하고, 휴대용 일일 실행 목록을 사용하여 이러한 과제들을 계획에 따라 실행하는 문제에 중점을 두었습니다. 이번 장에서는 목표 달성을 위한 행동에 할당된 하루, 한 주 또는 한 달의 기간에서 가용 시간을 찾아낼 뿐만 아니라 모든 책무와 약속을 배치하는 도구로서의 일일 계획표에 초점을 맞출 것입니다.

일일 계획표 그 자체는 간단한 도구입니다. 기본적으로 모든 계획표는 비어있는 열과 행으로 구성되어 있습니다. 열은 날짜를 나타내며, 행은 하루 중 시간을 나타냅니다. 이 간단한 형식을 통해 여러분이 수행해야 할 모든 것들을 살펴보고, 하루의 "흐름"을 파악할 수 있습니다. 이러한 행과 열은 시간의 컨테이너 역할을 하여 시간을 어떻게 활용할 것인지 전략을 수립 할 수 있게 해줍니다.

우리는 일일 계획표가 일상의 동반자가 되길 권장합니다. 정보를 외현화하는데 중점을 둔 다른 대처전략과 마찬가지로, 일일 계획표는 여러분의 뇌에 대한 플래시 드라이브 또는 클라우드 체계와 유사한데, 이런 저장 장치는 신경 회로가 제공하는 것보다 더 많은 메모리 용량을 제공합니다. 일일 실행 목록을 작성하고 일일 계획표에 입력하는 과정은 다가오는 날들에 대한 인지 예행연습이라고 할 수 있습니다. 또한, 비록 일일 계획표의 가장 큰 이점이 하루 내내 일정을 조회할 수 있다는 점과 해야 할 일들을 기억할 필요가 없다는 점이지만, 이 과정은 앞날에 해야 할 일들을 기억하는 데 도움이 됩니다.

일일 계획표를 사용함에 있어 여러분이 가장 도움이 되는 체계를 신중하게 선택하는 데 도움이 되는 몇 가지 관점이 있습니다. 마찬가지로, 일일 계획표를 최대한 활용하기 위한 몇 가지 제안이 있는데 이것들은 이 다음에 다룰 것입니다. 그렇지만, 일일 계획표를 사용하는 첫 번째 단계는 자신에게 맞는 일일 계획표를 선택하는 것입니다.

일일 계획표 선택하기

일일 계획표를 선택하는 것은 가까운 사무용품 가게에 가거나, 단순히 스마트폰에서 캘린더 앱을 터치하는 것처럼 쉬운 일일 수도 있습니다. 그러나, ADHD에 대처하는 대부분의 경우와 마찬가지로, 잠깐 멈추고, 오랜 기간 동안 사용할 수 있는, 여러분에게 가장 적합한 계획표를 신중하게 선택하는 것이 중요합니다.

일일 계획표에 대한 첫 번째 선택은 "종이 혹은 디지털" 매체를 선택하는 것입니다. 여러분은 스프링으로 철해 놓은 일력 수첩과 같은 전통적인 일일 계획표를 선호합니까? 아니면 컴퓨터와 동기화 할 수 있는 전자기기의 캘린더 앱을 선호합니까? 두 가지 선택 모두 가능하지만, 핵심은 휴대하기 쉽고 사용하기 편리한 형식이어야 하며 기본적인 목적 즉, 여러분의 일상계획을 적거나 확인할 수 있는 수단이어야 한다는 것입니다.

언뜻 보기에는, 디지털 버전이 더 유용할 것 같습니다. 스마트폰, 태블릿 컴퓨터 또는 기타 전자기기는 필수적인 "일상생활의 도구"로써 이미 지갑, 열쇠 등과 함께 생활필수품이 되었고, 이러한 작은 기기들은 편리하고 휴대하기 쉬우며, 중요한 일을 알려주는 알람 기능도 가지고 있기 때문입니다.

그러나 우리가 수년간 성인 ADHD를 연구하면서 관찰한 바로는 이러한 모든 이점에도 불구하고 디지털 계획표가 ADHD를 위한 대처전략 도구로서는 활용도가 떨어진다는 점입니다. 사람들은 일반적으로 스마트폰이나 컴퓨터 태블릿 계획표를 하루 동안 충분히 활용하지 않으며, "내 휴대 전화에 계획표가 있지만, 확인하지는 못했습니다"라고 하면서 후회하는 모습을 자주 봅니다. 알람 기능은 해야 할 일을 알려줄 수 있지만, 완벽하지는 않습니다. 여러분이 회의실부터 60분 거리에 있는 쇼핑몰에 있다면, 예정된 회의시간에서 30분 전에 울리는 알람은 도움이 되지 않습니다. 또한 스마트폰의 다양한 알람들은 자동차 알람과 유사해졌습니다. 즉, 알람이 울리지만 사람들은 이미 익숙해져서 그 알람에 신경 쓰지 않습니다. 항상 전자기기와 접속하고 동기화에 익숙한 사람들은 디지털달력을 잘 활용하고 있지만, 이것은 여전히 소수의 성인 ADHD 환자들에게만 유용한 것으로 보입니다.

전통적인 종이계획표는 디지털계획표보다 더 쉽게 접근할 수 있고, 사용하기 쉬운 편입니다. 즉시 손에 들고 펼쳐볼 수 있는 것 외에도, 하루 중에 "다음 일정"을 알기 위해 계획표를 확인하기 쉽고, 자주 볼 수 있게 책상 위에 펼쳐놓을 수 있습니다. 여러분은 여러 개의 작은 화면을 통해 스크롤하는 것보다 한눈에 하루, 한주, 한 달의 일정을 볼 수 있습니다. 우리가 초반에 언급했듯이, 계획표에 일정을 기록하는 것은 그 정보를 기억하는 데 도움을 줍니다. 마찬가지로 다가오는 과제의 기록을 보면서 실행을 위한 "준비"를 하는 데 도움이 됩니다. 또한, 일일 계획표는 필요할 때 참고할 수 있는 일지와 같은 것으로 쓰일 수 있으며, 이를 통해 과거 스케줄 기록들을 확인할 수 있습니다(자동차 엔진 오일을 최근에 교체한게 언제지? 등).

종이로 된 일일 계획표의 단점은 잊어버리거나 잘못 두거나, 잃어버릴 수 있다는 점이지만, 이는 전자 계획표도 마찬가지입니다. 크기 및 휴대성이 중요한 고려 사항이며 계획표는 약속 사항들을 기록하기에 충분한 공간을 가지고 있어야 합니다. 어떤 사람들은 하루를 한 칸으로 표시한 월력이 편할 수 있고, 어떤 사람들은 하루를 15분 단위로 구분해놓은 일일 계획표가 편할 수도 있습니다.

생활 스타일에 맞는 것을 선택하는 것은 궁극적으로 여러분의 선택이지만, 우리는 종이로 된 일일 계획표를 사용하는 것을 추천합니다. 그 선택은 상황에 따라 바꿀 수 있어, 어떤 한 유형으로 시작하여 나중에 다른 유형으로 바꿀 수 있습니다. 일단 계획표를 결정하면, 그 유용성을 결정하는 것은 일일 계획표를 실행하는 것입니다. 이어서, 일일 계획표의 적용에 대한 개요를 설명하는 4장 이전에, 계획표 사용에 대한 몇 가지 일반적인 원칙을 소개하려 합니다.

책갈피 지침 3.1.

일일 계획표 고르기와 일반적인 지침

1. 종이계획표를 쓸 것인지 전자계획표를 쓸 것인지 정하십시오. 만약 못 정하겠거든 우선 종이 계획표로 시작하십시오.
2. 여러분의 생활 여건에 맞추어 계획표의 크기 및 양식을 정하십시오.
3. 일일 계획표를 충분히 사용하도록 계획하십시오. 일일 계획표는 계획된 약속, 직장 및 학교에서의 할 일, 개인 여가 활동 및 자기관리 작업을 위한 공간입니다.
4. 가급적 일정을 적게 잡으십시오. 과제들과 모임들 간에 충분한 여유 시간을 두도록 하십시오.
5. 가능한 한 과제를 구체적이고 행동적 용어로 정하십시오.
6. "기준을 낮추기"-가급적이면 언제나 과제들과 활동들의 시작 시간 및 종료 시간을 정하십시오.
7. 여러분의 일일 계획표는 열쇠, 지갑, 휴대폰 등과 같은 "일상생활의 도구"라는 사실을 명심하십시오.

활용하거나, 못하거나

앞에서 어떤 유형의 일일 계획표를 선택할 것인지에 대해 알아보았습니다. 어떤 유형이든 계획표가 있는 것이 없는 것보다 낫다는 점을 명심해야 합니다. 일상생활에서 일일 계획표를 어떻게 사용하느냐에 따라 그 혜택이 달라질 것입니다. 헬스클럽 회원권을 구입하고, 원하는 결과를 얻으려면 회원권을 사용하여 헬스클럽에 가야 하는 것과 마찬가지이지요.

일일 계획표를 꾸준히 사용하는 ADHD 성인들조차도 여전히 그 활용도가 낮습니다. 직업과 관련된 약속이나 학교 시험 날짜뿐만 아니라 매일매일의 개인적 활동, 사회적 활동, 여가 활동 및 기타 자유 시간과 활동 등에도 일일 계획표를 활용해야 합니다.

계획표는 여러분이 하루를 계획하고 구성 할 수 있는 발판을 제공합니다. 아무 계획 없이 즉흥적으로 하기보다는, 일상적인 식사 시간, 자는 시간, 그 밖에 자기 관리 시간 등과 같은 기본적인 일들에 필요한 시간을 포함하여 과제시간을 계획하는 것이 필수적입니다. 실제로, 이런 종류의 활동을 다 포함해서 일정을 짜는 것은 그 작업에 필요한 시간과 노력이 얼마나 되는지 파악하는 데 도움이 됩니다.

자기 관리 활동

위에서 언급 한 바와 같이 운동, 독서, 취미 및 휴식 시간과 같이 건강과 행복을 위한 자기 관리 시간을 다른 일정보다 우선순위로 고려하는 것이 중요합니다. 이러한 일들은 쉬운 일이고, 이런 일들에 이미 너무 많은 시간을 쓰고 있어서 여러분은 무언가 더 생산적인 일에 집중해야 한다고 생각할 수도 있습니다. 그렇습니다. 여러분은 즉각적인 보상이 따르지 않으면 중요한 일들을 미루는 경향이 있습니다. 그렇지만, ADHD는 개인적인 관심들을 계획하고 마무리하는 것도 어렵게 만듭니다. 즐거운 활동을 포기하는 것이 아니라, 그러한 활동이 자신의 하루에 어떻게 영향을 주는지에 대해 더 주의 깊게 생각하고, 즐겁지 않은 계획에 투자한 시간에 대한 보상으로 즐거운 활동을 적극적으로 활용하길 바랍니다.

계획표의 구성에서 고려해야 할 점은 에너지와 노력을 관리하는 것입니다. 하루 일정 중에 식사나 운동 시간 등의 휴식 시간을 계획하는 것은 필수적입니다. ADHD로 인한 주의 산만함과 빈약한 자기 점검기능의 부작용 때문에, 배가 고프거나, 피곤하거나 또는 신체 상태에 영향을 주는 여러가지 신호들을 알아채지 못할 수도 있습니다. 자기 관리를 위한 시간을 확보함으로써 여러분이 자신의 행복을 돌볼 여유를 가질 수 있습니다.

자기 관리를 우선시하지 못하게 방해하는 것 중의 하나는 생각–'할 일이 많아서, 운동할 시간이 없어'(또는, '아침에 시간을 잘못 관리했기 때문에 운동할 시간이 없어'라는 부정적 생각)입니다. '여가 시간을 포함한 자기 관리'라는 과제는 '직업'이나 '학업과 관련된 과제, 또는 다른 중요한 책무'들을 잘 마무리하게 하는 데 아주 중요하다고 생각합니다. '시간 낭비'라기보다는 오히려 전반적인 행복과 효율성을 증진시키기 위해서는 자기 관리가 필수적입니다. 물론 상황에 따라 다른 우선순위(예: "내일 밤 발표를 준비하려면, 인터넷 하며 쉬는 시간을 포기해야 해")를 위해 자기 관리 시간을 포기해야 하는 경우가 있습니다. 그러나 대부분의 경우, 자기 관리 활동을 지속하고, 수면, 운동 및 건강식이 제공하는 이점을 적극적으로 활용하는 것이 좋습니다.

가급적 적은 일정 짜기-과도한 계획에서의 오류

일일 계획표는 충분히 이용할 것을 권장하는 것과 동시에 우리는 여러분이 가급적 적은 일정을 짜는 것을 권유합니다. '작게 시작하는' 마음으로, 자신이 없을 때는 많은 일정보다는 적게 일정을 짜고, 적어도 계획표에 익숙해질 때까지는 과제들과 약속들 사이에 많은 여유 시간을 갖는 편이 좋습니다. ADHD는 실행기능이 결핍되어 있기 때문에 과제 수행에 얼마나 시간이 걸릴지, 한 과제에서 다른 과제로의 전환할 때 얼마나 시간이 얼마나 필요할지, 일의 수행 속도는 현실적으로 어느 정도여야 할지 측정하고, 점검하는 것은 어렵습니다. 따라서, 작게 시작하여 점진적으로 일정을 늘려가는 것이 좋습니다.

적어도 일일 계획표를 쓰기 시작한 초기에는 '적은 것이 더 낫다'는 마음가짐이 필요합니다. 일일 실행 목록의 항목 수를 제한하는 개념과 비슷합니다. 일정에 압도당하는 일이 없도록 하십시오. 계획표와 하루의 속도와 흐름에 익숙해질 수 있는 시간을 가지십시오. 계획표를 꾸준히 사용하도록 습관을 들이고, 과제 수행의 올바른 순서와 과제의 마무리를 위한 적당한 수행 속도를 알아내는 데에는 시간과 노력이 필요합니다. 시간과 과제들만 관리하는 것이 아니라 노력과 에너지도 관리해야 한다는 사실을 기억하시기 바랍니다.

시작 시간과 종료 시간을 정하기

많은 계획과 모임들에는-대학 수업, 직장에서의 만남, 교회 예배, TV

프로그램, 시간을 정해 놓고 하는 운동(예: 요가 수업, 러닝머신에서 30분) 등–각각의(합리적으로 예측 가능한) 시작 시간과 종료 시간이 있습니다. 이러한 종류의 활동들은 시간과 연계되어 있어서 일일 계획표상의 다른 할 일들 주변으로 배치하고 조정할 때 편리합니다.

그러나 대부분의 계획들은 이와 같이 정해진 시간 약속이 없는 경우가 많습니다. 집안 일을 하거나 숙제를 할 계획이 있을지도 모르지만, 여러분이 이 일들을 마무리 짓지 못했다고 해도 아무도 알 수 없을 것입니다. '나중에 이 일을 할 수 있어.'라고 합리화하기 쉽지요. 사실, 나중에 그 일을 한다면 문제가 되지 않습니다. 하지만, ADHD가 있는 대부분의 성인들은 마감 시간까지 일을 미루는 경향이 있습니다. 프로젝트 마감일과 같이 마지막 시한 혹은 세탁된 옷이 하나도 없거나 너무나 심하게 방이 어질러진 것과 같이 도저히 견디기 힘든 상황을 맞닥뜨릴 때까지 일을 미룹니다.

명확한 종료 시간이 없는 일들은 계획하기가 더 어렵습니다. 대도시 주변에서 운전할 때 목적지 출구와 교차로까지 걸리는 예상 도착시간을 알려주는 고속도로의 전자 표지판을 보았을 것입니다. 설사 길이 밀릴 때일지라도 도착시간을 알 수 없는 경우보다 정확한 도착시간을 알 수 있을 때, 운전자는 예상 시간을 조절하고, 기대치를 그에 맞게 조정하여. 좌절 수준을 낮출 수 있습니다(Vanderbilt, 2008). 일일 계획표에 일정을 기입할 때도 마찬가지입니다. 과제를 잘 마무리하도록 기대치를 조절하기 위한 방법으로 종료 시간 뿐만 아니라 시작 시간을 알아두면 도움이 됩니다.

ADHD가 있는 많은 성인들은 '마지막 순간이 오면 최선을 다할 것'이라고 얘기하지만, ADHD에 대한 도움을 구하는 사람들은 일반적으로 이러한 벼랑 끝 전술(brinksmanship)의 습관에서 야기되는 중대한 문제에 직면하게 됩니다. 밤샘 공부를 하거나, 마무리 못한 직장 업무나 집안 일을 벼락치기로 마칠 수 있다고 하더라도, 이러한 전략은 여러분의 육체적, 정서적 안녕에 영향을 미칩니다. 작업의 종료 시간을 설정하면 이 위기에 빠질 위험을 방지 할 수 있습니다.

일일 계획표의 형식을 사용하면서, 시작과 끝이 정해지지 않는 과제에 대해 여러분이 사용할 수 있는 대처전략은 현실적인 시작 및 종료 시간을 미리 정하는 것입니다. 대학 연구논문 작성, 업무 프레젠테이션 준비, 집 청소 및 정리와 같은 일정은 여러분을 주눅 들게 만들고, 이러한 중요한 작업 중 하나를 마무리 짓지 못하고, 몇 시간을 허비 할 수 있습니다. 이런 일들은 일일 계획표에서 시간을 충분히 확보해야 하므로, 앉은 자리에서 한 번에 완수할 가능성은 희박합니다. 실제로, 아무런 일정이 없을 때일지라도, '방 청소 및 정리' 또는 '20페이지 짜리 논문 작성'에 한꺼번에 8시간을 통째로 배정해서 마무리하려는 사람은 없을 것입니다. 여러분이 좋아하는 일에도 그렇게 많은 시간을 할애하지 않을 뿐만 아니라, 자질구레한 일이나 과제에는 더더욱 그렇습니다.

무엇보다도 프로젝트의 시작과 종료 시간을 정한다는 생각은 작업 수행에 대한, 특히 본질적으로 즐겁지 않거나 '동기 부여가 되지 않는 일' 에 대해 현실적이고 달성 가능한 기대치를 설정하는 방편입니다. 위에 든 예에서, 방을 정리할 때, 보통 8시간 동안 매어있을 수는 없지만, 30분 동안은 가능합니다. 여러분은 허드렛일을 생각 없이 그저 하겠지만, 감당할 수 있고 생산적으로 일을 할 수 있도록 과제에 쓸 시간을 늘리는 방식을 정함으로써 집중과 기대를 적게 할 수 있습니다. 이 대처전략은 '작업 나누기'와 관련된 또 다른 구체적 조치로 더 많은 작업을 할 수 있게 합니다. 과제에 대한 동기 수준을 높이려고 하기보다는, '기준을 낮춤'으로써 더 합리적인 기대치를 설정할 수 있습니다.

시작 및 종료 시간 설정의 두 번째 이점은 후속 조치에 필요한 일들에 대한 일정을 쉽게 잡을 수 있다는 것입니다. 이러한 일들은 여러분이 일일 실행 목록에 포함하려는 항목일 수 있습니다. 이 접근법은 한꺼번에 완수할 수 없는 대규모 일정을 수행할 때 특히 유용합니다. 특정 시간 동안 작업할 프로젝트의 구체적인 일부를 정하면, 일에 압도당해서, 미루지 않고 그 일을 진행할 수 있습니다.

마지막으로, 과제의 시작과 종료 시간을 사용함으로써 재량에 따라 쓸 시간이 많은 휴가 기간이나 주말과 같은 날들을 잘 관리할 수 있습니다. 이 말은 여러분이 하루 종일 '일을 해야' 하며, 매시간 일정을 잡아야 한다는 것이 아닙니다. 과제의 시작과 종료 시간을 정함으로써 여가와 휴식시간을 포함하여 휴일에 어울리는 일정들을 정할 수 있으며, 이런 일정들은 하루를 우왕좌왕하며 지내지 않게 중심을 잡아주어 휴일이 끝나갈 때 하루를 낭비했다는 느낌을 갖지 않게 합니다.

여러분은 '이전에 실행 목록과 일정표를 사용했지만, 그것들을 잘 지키지 않았어'라고 생각할 수도 있습니다. 일일 계획표는 생활의 도구이며, 이득을 얻기 위해서는 반드시 그것을 사용해야 합니다. 잘 계획된 일정표를 짰더라도, 단지 하루 동안의 청사진을 나타낼 뿐, 그 실행을 보장하지는 않습니다. 계획은 실행이 아닙니다. 다음 장에서는 시간과 과제 관리를 향상시키고 계획의 실천을 촉진시키기 위해 일일 계획표의 사용법에 대해 더 상세히 알아볼 것입니다.

4장

할 일을 정하고 우선순위에 따라 수행하기

시간과 과제 관리

일단 포괄적인 실행 목록, 일일 계획표의 우선순위 및 체계에 대한 개념을 갖게 되면, 여러분은 시간, 작업, 노력 및 에너지를 관리 할 수 있는 기본 도구를 갖게 됩니다. 체스를 배우는 것과 마찬가지로, 게임의 규칙과 각 말들을 움직이는 방식을 이해하는 것이 필수적이지만, 게임을 하고 상대방과 겨루는 데에는 별도의 기술이 있습니다. 이와 비슷하게, 여러분은 현란한 실행 목록과 잘 짜인 계획을 세우지만, 실천하지는 못했을 것입니다. ADHD를 얼마나 잘 조절할 수 있느냐는 시간관리 게임을 잘하는 것과 같습니다. 지금까지 논의된 여러 기술들과 도구들을 통합하여 계획을 잘 실행하도록 하기 위해서, 이 장에서는 시간관리 방법과 전략을 중점적으로 다룰 것입니다.

일일 계획표 검토하기-일찍, 그리고 자주

이 책의 초반에 언급한 원칙 중 하나는 일상생활에서 대처전략을 일상적인 습관으로 전환해야 한다는 것입니다. 기본적인 습관 중 하나는 일일 계획표를 정기적으로 사용하고 검토하는 것입니다. 일일 계획표는 일일 실행 목록 작성과 함께 사용하는 것이 이상적입니다.

당일의 계획을 세우고, 검토하고 확인하기 위해 특정 시간을 정할 것을 추천합니다. 하루의 시작이나 끝에 10분 정도 정리하는 시간을 가지는 것이 계획을 세우고, 일일 계획표에 기록하는 습관을 만드는 데 도움이 된다고 대다수의 사람들은 알고 있습니다. 전업주부는 전날 밤에 계획을 세울 수 있습니다. 회사원은 책상에 앉아 그 날의 일정을 계획함으로써 업무를 시작할 수 있습니다: 영업 사원이나 계약 업무 담당자와 같이 일정이 유동적인 사람들은 수시로 벌어지는 상황들에 맞추기 위해 하루 종일 계획을 수정해야 할 수도 있습니다. 시간 사용계획은 아무런 일정이 없는 시간을 어떻게 사용할지 결정하는 데 좋은 방법입니다. 예를 들어, 주말이나, 2시간의 공강시간을 어떻게 사용할지, 그냥 쉴 것인지 아니면 평소에 하기 쉽지 않은 심부름을 할 것인지 생각해보는 것이 좋습니다.

최소 10분, 정확히 600초를 일일 계획표를 짜는 데 사용하길 권합니다. 여기서 정확하게 10분이라고 말하는 건, 정확하지 않은 시간, 짧은 시간을 의미하는 10분("10분만 줘, 이것 좀 끝내고 너의 사무실에 갈게")이 아니라, 계획수립을 완료할 수 있는 최소한의 시간을 의미합니다. 그 정도의 시간은 짧은 시간이지만, 하루를 계획한다는 필수단계에는 충분한 시간입니다. 이 10분의 투자를 통해 계획을 세우면, 피할 수도 있는 문제들을 처리하느라 낭비할 시간과 노력을 절약할 수 있다는 것을 알게 될 것입니다.

일일 계획표는 하루 중 언제나 쉽게 참조할 수 있어서 여러분이 반복해서 계획을 찾아보고 계획대로 유지할 수 있도록 만들어야 합니다. 무엇을 끝냈는지, 계획을 수정할 것은 없는지 알아내고 나머지 시간 혹은 주간에 어떤 일정들이 있는지 상기하기 위해서 일일 계획표를 수시로 봐야 합니다. 이 습관을 통해 여러분은 시간과 과제를 파악해서 관리 가능한 수준으로 늘릴 수 있고, 하루 중 몇 개의 기준점을 확인해서 어떤 과제에서 다른 과제로 넘어갈 때, 자기에게 맞는 일의 리듬을 유지할 수 있습니다(예: "이 프로젝트를 마친 후에 점심을 먹을 거야").

일일 계획표가 "일상생활의 도구"(예를 들어 열쇠, 휴대폰, 지갑 등) 중의 하나로 자리를 잡아감에 따라, 우리는 사교모임, 시험, 회의, 약속 등과 같은 예정된 일들의 일정을 짤 때, 일일 계획표를 사용하게 될 것입니다. 하루 계획을 잘 짜는 것에 더해, 활동들에 대해 시간을 어떻게 쓸지 생각하고 계획하는 것은, 계획대로 행동이 뒤따를 가능성을 높이기 위해 필수적입니다.

하루 동안 해야 할 일을 모두 적어보기

일일 계획표를 시작하는 가장 좋은 방법은 뻔하고 일상적인 것일지라도 그날의 모든 일정을 다 적는 것입니다. 일일 계획표는 24시간이라는 쓸 수 있는 잔고가 있는 은행 계좌와 비슷합니다. 계획표에 기록된 과제들은 예산에서 공제되는 공공요금, 세금 등과 같은 표준 경비를 나타냅니다. 따라서 24시간에서 얼마나 공제되는지 알기 위해 수업 시간, 직장에서의 회의시간, 유치원에서 자녀들을 데려오는 시간, 요가 수업 등 모든 것이 계획표에 입력되어야 합니다.

하루 동안의 흐름에서 어떤 역할들을 했었는지 충분히 생각해보는 것은 여러분이 했던 일들을 모두 인식하는 또 다른 방법인데, 이것을 ADHD 환자들은 과소평가합니다. 학교 선생님과의 만남, 교회나 성당에서의 심부름, 우체국에서 우편물 가져오기, 학교에서의 복습시간 참석, 직장의 예정된 모임 등 모든 해야 할 일들이 계획표에 있어야 합니다. 운동, "텔레비전 보는 시간" 또는 친구와의 모임들도 반드시 일일 계획에 포함시키도록 하십시오. 이동에 소요되는 시간과 기본적 자기 관리를 위한 시간 즉, 세면, 식사, 가사일 및 수면 등에 필요한 시간도 빠뜨리지 말아야 합니다. 일일 계획표는 시간을 시각화해주며, 막연한 "느낌"에 의존하기보다는, 여러분의 모든 약속과 해야 할 일들이 어떻게 짜여 있는지 볼 수 있게 해주는 대처도구입니다.

일일 계획표에는 종교 행사, 주말 운동 수업, 봉사 활동 등 그 주의 특정한 날에 해야 할 일이 포함될 것입니다. 물론 일일 계획표는 일 년에 한두 번 가는 치과 또는 병원 진료, 회계사와의 만남, 학부모-교사 면담과 같이 빈번하지 않은, 산발적인 약속을 상기시켜주는 유용한 도구이기도 합니다.

일일 실행 목록의 과제 규정하기

하루의 중요한 일과를 정한 후에는, 우선 과제들의 휴대용 기록인 일일

책갈피 지침 4.1.

일일 계획표를 검토하기

1. 하루를 시작하는 시간에(또는 전날) 일일 계획표를 한번 살펴보십시오.
2. 하루에도 수시로 일일 계획표를 살펴보고, 검토하고, "수정" 해서 다가오는 일정과 계획을 상기하도록 하십시오.
3. 만약 여러분이 계획을 자주 변경해야 할 형편이라면, 상황에 맞춰 일일 계획표를 조절할 시간을 정해 놓을 필요가 있습니다.
4. 미래에 해야 할 새로운 일이 생길 때마다 모두 일일기록표에 기록하십시오.
5. 완수한 일들이 무엇인지 파악하는 것뿐만 아니라 일일 작업 목록에서 없애야 할 일들이 무엇인지 파악할 때도 일일기록표를 사용할 수 있습니다.
6. 앞의 과정을 반복하십시오.

실행 목록과 일정을 조율하는 것이 중요합니다. 일일 실행 목록의 항목 중, 특별한 심부름 혹은 직장이나 학교에서의 중요한 프로젝트 준비와 같은 것들은 일일 계획표에 포함시킬 수 있습니다. 예를 들어, 매주 월요일 오후 2시에 수업이 정기적으로 있다면, 이것은 책무 중의 하나로서 일일 계획표에 올릴 수 있지만, 일일 실행 목록에는 올릴 필요가 없습니다. 하지만 다음 주의 그 수업시간에 발표하기로 되어 있다면, 그 수업시간 전에 최종 준비를 하기 위해 일일 계획표의 시간을 비워둘 수

책갈피 지침 4. 2.

일일 계획표를 활용하기

1. 일일 계획표를 가지고, 조용한 장소로 가십시오.
2. 하루의 계획에 최소 10분(600초)을 투자하십시오.
3. 계획표에 이미 기록해 놓은 일들을 검토하십시오.
4. 그날 해야 하는 것으로 알고 있는 약속이나 해야 할 일들을 기록하십시오. 예) 직장에서의 회의, 수업, 자녀 등하교 돕기 등
5. 수면, 식사, 운동 같은 자기 관리를 위한 시간을 남겨두십시오.
6. 계획된 일정과 일정 사이에 휴식이나 이동시간 등에 쓸 완충시간을 충분하게 두십시오.
7. 일일 실행 목록에 있는 과제들에 대해 각각 일정을 잡으십시오.
8. #7의 과제들은 이해하기 쉬운 행동용어로 규정되어야 합니다.
9. "한가한 시간" 및 기타 여가 활동 또는 사교 활동 등의 일정도 잡도록 하십시오.
10. 하루 동안의 일정의 순서를 검토하고, 현실성이 있는지 확인하십시오.
11. 계획을 믿으십시오.-그 날의 첫 번째 일부터 시작하여, 차근차근 시도해보십시오.
12. 하루에도 수시로 일일 계획표를 참고하도록 하십시오.

있으며, '최종 발표 준비'라는 항목은 일일 실행 목록에 올려야 합니다.

일일 계획표는 구글 지도의 특성을 닮았습니다. 구글 지도에서 여러분은 어떤 지역이나 경로에 대한 광역 화면부터 시작할 수 있습니다.

구글지도에서와 같이 여러분은 주 단위, 일 단위, 시간 단위로 점차 자세하게 볼 수 있습니다. 일일 실행 목록은 구글지도에서 스트리트 뷰 수준에 해당되며, 어떤 일을 하루 중에 언제 할지 정하면 단계적으로 목적지를 찾는 것처럼 수행해야 할 과제를 찾을 수 있습니다. 물론, 올바른 방향 설정만큼 과제 수행에서 유용하고 정확한 단계들을 거치는 것이 중요한데 이것은 다음에 다룰 것입니다.

업무를 작은 단계로 세분화하기

제논(Zeno)의 역설로 알려진 철학적 명제들이 있습니다. 그 역설 중 한 가지는 다음과 같습니다. 여러분이 방에서 나오려면 여러분과 출구 사이의 중간 지점에 먼저 도달해야 한다고 가정합니다. 여러분이 문 쪽으로 다가감에 따라 새로운 중간 지점을 거쳐야 하며, 그 중간 지점을 지나면 그 지점에서 출구까지 새로운 중간 지점을 거쳐야 하고, 이 과정을 반복해야 합니다. 이 역설은 여러분이 있는 곳에서 출구까지 거리를 무한하게 반으로 계속 나눌 수 있기 때문에, 결코 문밖으로 나갈 수 없다는 걸 의미합니다.

일일 수행 목록의 과제들을 마주하면, 제논의 역설에서 방에서 나가려고 애쓰는 사람이 된 것처럼 느껴져서 그 일들을 결코 시작할 수 없을 것처럼 여겨질 때도 있습니다. 우리가 맞닥뜨리는 대부분의 일을 아주 작은 구성 요소로 세분화될 수 있음을 보여 주기 위해 제논의 역설을 예로 들었습니다. 그러나, 더 중요한 점은 업무 수행에서 올바른 첫걸음을 내딛는 것이 "난 이것을 할 수 있어"라는 느낌을 주고, 이는 작은 일이지만 큰 보상으로 돌아온다는 것입니다.

우선순위를 정할 때, 좀 힘든 일들을 마주할 때가 있습니다. 두려움이나 압도당하는 느낌 혹은 그 일들을 처리할 수 없다는 생각이 자극되기도 하지요. 그런 일들을 자동적으로 회피하는 것보다 먼저 할 일은, 여러분이 이루고자 하는 바가 무엇인지, 지금 생각하고 있는 과제가 너무 크거나 모호한 것이 아닌지 고려하는 것입니다. "내 방 정리하기" 또는 "학교에 낼 서류작업하기"와 같은 전반적인 목표는 여전히 중요합니다. 그러나 너무 포괄적인 용어로 계획을 짜면, 어디서부터 시작해야 할지 알기 어렵습니다.

'방 나가기' 예와 마찬가지로 큰 프로젝트를 작은 구성단계로 나눌 수 있습니다. 따라서, "내 방 정리하기"는 쓸모없는 물건 치우기, 방 안에 둘 물건 정하기, 그 물건들을 각각 어디에 보관할지 정하기와 같은 분리된 작업으로 구성될 수 있습니다. 첫 번째 단계인 쓸모없는 물건 치우기조차도 스트레스가 될 수 있습니다. 그럴 경우 이 단계를 특정 물건에 초점을 두는 것으로 줄일 수 있습니다(예: "내 방에 있는 접시를 들고 부엌으로 가져가는 것으로 시작할 거야").

마찬가지로, 직장이나 학교 프로젝트도 여러 단계들로 구성되어 있습니다. 월간 보고서 에 대한 과대평가를 조사하기 전에 편집하거나 분석해야 하는 데이터가 있을 수 있습니다. 즉각적으로 문서를 쓰지 않고 생각을 정리하거나 문서의 개요를 작성하는 데 시간을 사용하는 것은 학생이 프로젝트를 시작하기에 좋은 방법입니다. 이전에 시작했던 것일지라도 미완성 상태의 문서로 되돌아가는 걸 미룰 수도 있습니다. "보고서 작성을 지속하기"란 목표를 한꺼번에 달성하기 벅찰 수 있으니, 이 목표를 달성하기 위한 처음의 더 작은 단계는 "내가 마지막으로 작성한 단락을 읽은 후에 다음 단락의 첫 번째 문장을 쓰기 시작하자"

로 구성해 볼 수 있습니다.

여기서 기억해야 할 원칙은 과제 목표를 수행 가능한 행동으로 전환할 수 있도록 과제를 간단하고 실천하기 쉬운 용어로 정의해야 한다는 것입니다. 미루기를 극복하고 목표를 이룰 수 있다는 느낌을 가질 수 있을 만큼, 대다수의 과제를 시작하기에 가장 작은 행동 단계로 축소하는 방법을 찾아내게 될 것입니다. 직장과 학교의 여러 프로젝트를 처음 시작하는 간단한 방법은 과제와 관련된 요인, 마감일 등과 같은 과제에 대한 정확한 정보를 파악하는 것입니다(예: "과제를 잘 알고 있는지 확인하기 위해 수업 계획서를 점검해야겠어"). 단지 직장의 프로젝트를 위해 컴퓨터 파일을 열거나, 수업을 위해 읽을 교과서를 집어 드는 것과 같은 간단한 행동이 과제의 다음 단계로 일을 진행할 가능성을 눈에 띄게 높입니다(〈표 4.1〉 참고).

시간을 들여 과제를 시각화하고 계획하는 것인데 그 자체로 시작을 의미하는 작은 첫 단계라고 할 수 있으며, 통상적으로 회피하거나 포기했던 일들을 직면할 수 있도록 능력을 키워주는 노출요법이기도 합니다. 스프레드시트, 종이 한 장 또는 색인 카드를 사용하여 시작부터 끝까지 모든 단계를 포함하여 큰 프로젝트를 여러 작은 단계로 분류할 수 있습니다. 이러한 작업은 과제가 방대하고, 마감일이 정해진 경우에 특히 유용합니다. 이러한 종류의 프로젝트는 막판에 공황상태에 빠져 한꺼번에 모든 것을 급하게 처리하는 것이 아니라 매일 "조금씩" 하는 것이 중요합니다. 집안 일, 심부름 또는 정원 일과 같은 작업을 위해 하루에 한두 시간을 배정할 때조차 각 단계를 세분하고 순서대로 계획하는 것이 좋습니다. 과제를 다룰 수 있을 정도로 작게 나누는 것은 일을 쉽게 시작하고 지속하기 위한 필수 전략입니다.

〈표 4.1〉 과제를 세분화하는 예

과제: 2주 이내에 월간보고서 작성하기	1. 지난 달 보고서를 이번 달의 템플릿으로 저장 2. 이번 달과 관련된 기본 정보를 템플릿에 입력 3. 부서장들에게 이메일을 보내 각 부서의 월간 데이터를 준비하도록 알림 4. 금요일에 내 데이터가 입력된 것을 확인하는데 30분을 씀 5. 토요일 오전 10시에 내 데이터 분석에 60분을 씀 6. 월요일 오전 9시에 템플릿에 숫자를 입력 7. 화요일에 새로운 데이터에 맞춰 템플릿의 요약을 수정하는데 45분을 씀 8. 목요일에 다른 부서의 데이터 및 요약을 입력하는데 45분을 씀 9. 토요일 오전 10시에 편집과 교정으로 45분을 씀 10. 월요일 오전 9시에 이메일로 보고서를 제출

이동시간과 다양한 여유 시간

커피를 주문할 때, "크림 넣을 자리를 남겨둘까요?"라고 바리스타가 물을 수도 있습니다. 컵이 끝까지 채워지면 좋아하는 것을 더 담기 힘들고 결국 넘칠 수도 있습니다. 마찬가지로, 많지 않은 일정을 짜고 나중에 할 일을 추가하는 편이 시작하기 더 쉽습니다. 지나치게 야심 찬 계획을 세워서 할 일이 너무 많은 것에 압도되어 결국에는 아무 일도 못하는 것보다는 낫습니다. 따라서 매일 일정을 짤 때 할 일과 할 일 사이에 충분한 시간을 남겨두는 것이 중요합니다.

이동시간은 여유 시간 활용 원칙을 설명하기에 좋은 예입니다. 우

책갈피 지침 4. 3.

과제를 행동용어로 정의하기

1. 일일 실행 목록에 있는 과제들을 살펴보십시오.
2. 너무 광범위하게 표현된 과제가 있는지(예: '서류 작업' 또는 '집 청소')가 있는지 확인하십시오
3. 합리적이고 실행 가능하며 더 작고 구체적인 것이 되도록(예: "서류의 마지막 단락 다시 읽기" 또는 "식기 세척기 비우기")로 과제를 다시 표현하십시오.
4. 실행할 자신이 있을 정도의 행동으로 과제가 정의될 때까지 3번째 단계를 반복하십시오.
5. 이렇게 새로 정의된 과제를 일일 실행 목록에 활용하세요. 그러면 쉽게 시작할 수 있게 될 것입니다.

리의 ADHD 프로그램 연구소는 필라델피아에 위치하고 있습니다. 필라델피아는 교통량과 주차 상황이 좋지 못합니다. 그레이터 필라델피아(Greater Philadelphia) 지역의 도로에서 차를 모는 것이 포함되어 있는 환자들의 계획을 검토해보면, 그들이 소위 "시간당 60마일" 오류에 빠져 일정을 잡았다는 것을 알게 됩니다. 즉, 예를 들어, 사무실까지 15 마일을 차로 이동하는 것이 포함되어 있는 약속을 잡을 때, "약속 장소에 도착하는데 한 15분쯤 걸릴 거야"라고 예상을 합니다. 이것은 고속도로에서 분당 1마일의 속도로 움직인다는 것을 근거로 계산한 것입니다. 그러나 이 계산에는 그 사람이 제시간에 집을 떠나, 이미 고

속으로 움직이는 자동차에 타고, 이동하는 내내 같은 속도를(교통, 신호등 또는 날씨로 방해받지 않고) 유지하고, 로비에서 엘리베이터로 들어가기 전에 바로 주차 공간을 찾을 수 있다는 가정을 포함하고 있습니다. 이 계획은 필라델피아(또는 대부분의 다른 곳)의 도로 여건에 대한 합리적인 기대와 다를 수도 있을 뿐만 아니라 뭔가 잘못될 경우에 대한 여유가 전혀 없습니다. 이 사고방식은 "긍정적인 사고"가 반드시 적응에 도움이 되지는 않는다는 예입니다. 실제로 이러한 상황은 일반적으로 긍정적인 사고의 오류에서 비롯된 것이라기보다는 여유 시간이 필요한 다양한 요인들을 무시할 때 발생합니다.

보트를 소유한 한 환자와 이 주제에 관해 토론할 때 여유 시간을 계산하는 데 유용한 조언을 들을 수 있었습니다. 선주가 보트를 유지보수 및 수리하는 기간에 대한 현실적인 기대치를 설정하는 데 도움이 되는 가이드라인은 "보트 유지보수 및 수리 기간을 어떻게 생각하든지, 실제로는 두 배 이상의 시간이 든다고 생각해라"라고 그는 조언합니다. 따라서 보트 수리가 2시간이 걸린다고 예상되면 4시간 걸릴 것으로 계획을 세우고, 4일이 걸릴 것으로 예상한다면 8일 정도 걸릴 것으로 계획을 세우는 것입니다.

그대로 따라야 하는 것은 아니지만 이런 사고방식은 이동시간이나 여러분들이 작업하는 시간을 충분히 계산하지 않는 오류를 피하도록 도와주는 유용한 방법입니다. 아침 시간의 작업 준비, 다양한 가사일, 식료품 쇼핑, 진료 대기실에 앉아있는 시간 등과 같은 활동은 예상보다 시간이 더 걸리는 경우가 많습니다. 사실 타이머를 실제로 사용하면 유용합니다. 이러한 작업이 실제로 얼마나 오래 걸릴지에 대한 정확한 인식은 보다 현실적인 계획을 세우는 데 도움이 됩니다.

자투리 시간이나 한가한 시간 계획하기

대부분의 사람들은 일일 계획표를 제대로 사용하지 못합니다. 이 계획표를 단지 학술적이거나 직업적인 업무 또는 약속을 지키기 위한 도구로만 여기기 쉽습니다. 이러한 약속들은 기록해두어야 할 정도로 중요하지만, 이외에 하루 동안의 모든 나머지 일정들을 관리하는 것에도 일일 계획표를 활용할 수 있습니다. 이 말은 모든 약속이나 할 일 들에 대해 완벽하게, 또는 강박적으로 아침부터 밤까지 계획을 짜라는 의미는 아닙니다. 오히려 여러분의 하루 시간, 에너지를 어떻게 쓸지에 대해 신중한 결정을 내릴 때 일일 계획표를 활용할 수 있습니다.

예를 들어, 우리 환자들 대다수는 이러한 시간관리 및 계획을 쓰면, 직장과 학교에서 훨씬 더 생산적이라고 말합니다. 그러나 주말이나 휴가 기간이 되면, 그들은 그저 흘러가는 대로 시간을 보내기로 결정하고, 이 기간에는 별다른 계획이 필요하지 않다고 생각합니다. 그리고 일상으로 돌아가야만 해야 할 때가 되어서야, 여가 시간을 더 잘 활용하지 못했다는 사실에 실망하는 경우가 자주 있습니다.

주중에 일의 효율을 높였던 것과 동일한 전략이 주말이나 할 일이 없는 시간을 계획할 때에도 도움이 됩니다. 일일 계획표는 집에서 일할 때나, 직장의 업무시간 혹은 학고 수업시간 사이의 자유 시간을 활용할 때, 휴일의 일정을 계획 할 때 등 모든 상황에서 “하루의 흐름”을 계획하는 데 사용됩니다. 집에서 할 작업의 계획을 세울 때, 그날 중에 해야 하는 특정 프로젝트를 정하는 것이 중요하고 더 중요한 것은 그 프로젝트와 관련되어 구체적이고 행동적으로 정의된 실행 목록을 정하는 것입니다. 각 단계는 현실적인 시간의 틀 안에서 수행되어야 하며 시작 시각과 종료 시간이 있어야 합니다. 비슷한 방식으로 주말 활동 계획을 세우면 몇 가지 자질구레한 일들을 처리하면서 여가 활동 및 사회활동도 충분히 할 수 있다는 확신이 들 것입니다.

쉬는 시간을 계획하는 것은 분명한 장점이 있다고 우리는 굳게 믿습니다. 여러분이 즐기고 긴장을 완화하며 재충전할 수 있는 활동을 할 시간을 확보하는 것은 중요합니다. 그 시간은 다른 중요한 업무를 마무리한 것에 대한 보상이 될 수도 있습니다. 이러한 이유로 자녀가 음악 레슨을 받을 때, 여러분은 차에 앉아서 눈을 감고 한 시간 동안 쉬거나, 태블릿 컴퓨터로 게임을 하면서 시간을 보내도 좋습니다. 일과 중의 빈 시간은 밀린 허드렛일을 하거나, 도서관에서 공부하거나 운동하는데 쓸 수도 있습니다. 직장에서의 재량시간에는 다른 시간에는 우선순위가 낮은 전자 메일 확인 또는 행정적인 업무를 처리하는데 쓸 수 있습니다. 집에서는 한가한 시간에, 인터넷을 서핑하거나 텔레비전을 시청하고, 그렇지 않으면 "느긋하게 쉴 수 있습니다"(〈표 4.2〉 참고).

우리는 아침 식사용 시리얼 광고에서 비타민과 미네랄에 대한 "일일 권장 허용량"이란 문구를 좋아합니다. 균형 잡힌 하루 스케줄에는 직장, 학교 및 기타 의무 사항 등에 있어서도 이와같은 "일일 권장 허용량" 같은 것이 있을 수 있지만 전반적인 안녕을 유지하기 위해 운동, 취미, 쉬는시간 등을 위한 충분한 시간을 갖는 것도 중요합니다.

〈표 4.2〉 일일 계획의 예

오전 5~6시:	수면
오전 6~7시:	6시 30분: 기상, 샤워, 옷 입기
오전 7~8시:	7시~7시 30분: 아침식사
	7시 30분: 개와 산책
	7시 50분까지 기차타기 위해 집에서 출발
오전 8~9시:	기차 타고 직장까지 이동, 사무실로 이동
오전 9~10시:	9시~9시 10분: 하루 계획 세우기
	9시 10분~10시: 이메일 확인하고, 전화하기
오전 10~11시:	10시~10시 30분: 회의 참석
오전 11~12시:	11시 55분~12시: 할일 추가 작성~엔진오일 교환
오전 12시~오후 1시:	점심 식사, 쉬는 시간, 산책?
오후 1~2시:	1시~1시 45분: 할일 수행 = 월별 보고서 쓰기~요약 자료부터 작성시작
	1시 45분~2시: 이메일, 전화하기
오후 2~3시:	필요한 업무 수행
오후 3~4시:	3시~3시 30분: 회의
	3시 30분~4시: 회의 내용을 노트에 정리하고, 일정표에 쓰기
오후 4~5시:	4시 45분~5시: 이메일 확인, 전화하기, 내일 일정 확인하기
오후 5~6시:	기차타기
오후 6~7시:	6시: 할일 = 세탁소 들러서 옷 찾기, 집 도착, 개와 산책, 우편물 확인하기
오후 7~8시:	7시~7시 30분: 저녁 식사
	7시 30분~8시: 집안 청소, 여유 시간
오후 8~9시:	8시~8시 30분: 여유 시간(8시 25분~운동복 입기)
	8시 30분~9시: 운동하기~런닝 머신(treadmill)
오후 9~10시:	샤워, 내일 입을 옷 고르기, 여가 시간
오후 10~11시:	여가 시간 갖고, 11시까지 잠자기

일정 짜기와 현실적인 기대

영화 [아폴로 13호]는 1970년 달의 유인 우주 탐사기가 기계적 오류로 중도에서 실패한 사건을 그리고 있습니다. 임무의 목적은 달 착륙에서 우주 비행사를 안전하게 지구로 복귀시키는 것으로 변경되었습니다. 우주 비행사를 태운 손상된 우주선은 대기권 재진입에 필요한 컴퓨터 시스템 가동에 필요한 배터리 전력이 부족한 상황이었습니다. 지상의 NASA 엔지니어들은 전력의 손실 없이 그 컴퓨터 시스템을 가동하기 위해 정확한 순서를 결정해야 했습니다. 우리가 영화의 비유를 통해 강조하고 싶은 점은, 일일 계획표와 일일 실행 목록을 활용함에 있어 그 날의 모든 우선순위 작업을 기록하는 공간을 확보하는 것뿐만 아니라 이러한 작업의 순서와 절차에 주의를 기울이는 것이 중요하다는 것입니다. 여러분도 이를 통하여, 하루 동안의 노력과 에너지를 관리한다는 것을 기억하시기 바랍니다.

ADHD 환자 중 일부는 아침운동을 우선순위에 둡니다. 운동은 하루를 시작할 때의 우선순위가 높은 작업에 집중하게 하고, 그 후에 다른 작업을 수행하는 데 도움이 됩니다. 어떤 사람들은 좀 더 우선순위가 높고 도전적인 작업을 하기 전에 우선순위가 낮은 관리업무로 "몸을 푸는 것"을 선호합니다. 학생들의 경우에는 아침 시간에 작문을 하고, 저녁에는 독서를 하는 시간을 갖는 것과 같이, 특정 학습활동이 하루 중 어떤 시간에 더 잘 집중되는지 알고 있습니다. 비슷하게, 하루 중 특정 시점이 어떤 일상적인 일을 처리하기 좋은 시간으로 여겨지기도 합니다. 예를 들면, 직장에서 집에 도착하자마자 메일을 보내거나 직장에서 점심식사 후 15분 동안 전자 메일을 확인하는 것과 같은 것이

지요. 일정을 적절하게 짜고 자신의 계획이 잘 실행되는지 정말로 평가하려면 "자신의 뇌가 어떻게 작동하는지"에 대해 알아야 합니다. 어떤 사람에게는 잘 맞는 "몸풀기 행동"이 다른 사람은 하기 싫은 일일 수도 있습니다. 핵심은 여러분에게 맞는 현실적이고 지속 가능한 방법이 무엇인지 찾아내는 것입니다.

필요할 때마다, 조정하기

사는 동안 항상 일은 발생합니다. 학교에서 아픈 아이를 데리러 가는 일이라던가 또는 고장 난 차량의 수리 등과 같이 여러분의 예상과 계획을 조정해야 하는 상황은 필연적으로 발생합니다. 하루 일정을 다시 조정하는 실행 계획이기도 하지만, 일일 계획표는 예기치 못한 일로 일정을 수정해야 하는 등의 심리적 스트레스를 관리하거나 최소화하는데 적절한 대처 도구가 될 수 있습니다. 계획표를 참고하면 무엇을 어떻게 바꾸어야 하는지 알 수 있습니다. 기한까지 업무를 완료하기 위해 체육관 가는 것을 빠지거나, 약속을 다시 잡는 등의 여러분이 해야 할 일들을 희생해야 할 수도 있습니다. 그러나 해야 할 일들에 대해 일정이 짜여진 기록을 가지고 있으면, 회의를 취소하거나 다시 시간을 잡기 위해 필요한 조치를 취하거나, 문제 상황을 해결하기 위한 다른 조치를 취함으로써 상황을 다룰 수 있는 뼈대로 삼을 수 있습니다.

예기치 않은 변경사항에 대처하는 것 외에도 일일 계획표는 사건이 정말로 예기치 않았는지 또는 지연으로 인한 것인지 아니면 특정 업무의 우선순위를 과소평가했는지를 판단하는 데 도움을 줍니다. 이런 기술과 시스템을 통해 우리는 실수로부터 배우고 실수의 재발을 줄이기 위한 보다 조직적인 방법을 알게 될 것입니다.

이 일은 지금 하라

"시간은 모든 사건이 한꺼번에 일어나지 않도록 하는 세상의 지혜다" 라고 물리학자 존 휠러(John Archibald Wheeler)가 말했습니다. 이 말은 일일 계획표의 목표와 시간 및 작업 관리 전략-일일 계획표의 틀 안에서 당면한 수많은 책임, 약속, 노력을 파악하고 조직 한다-목표 중 하나를 포괄하고 있습니다. 따라서 여러분은 오전 10시에 수행하고자 하는 과제에만 집중할 수 있으며 오후 4시 30분에 예정된 일은 전략적으로 잊고 있을 수도 있습니다. 왜냐하면, 4시 30분에 할 일은 기록을 해두었고 그 시간이 되면 그 일을 할 것이기 때문입니다.

일일 계획표 및 일일 실행 목록은 여러분이 해야 하는 모든 일에 압도당하지 않도록 하는 일상의 안내자 역할을 합니다. 여러분의 관심의 초점은 일을 시작하고, 일을 마치고, 작업을 완료하면 일일 실행 목록에서 삭제하는 것으로 바뀝니다. 과제들을 관리하기 쉽고, 실행하기 편하도록 작게 나누면, 그 일을 마무리할 가능성은 더욱 높아집니다. 그렇게 함으로써, 여러분은 과제를 완수한 것에 대한 만족감을 느낄 것입니다. 이 만족감은 일을 마무리해나가게 하는 긍정적 강화로 작용합니다. 이러한 보상 경험은 동기를 유발하여 일을 마무리하는 여러분의 능력을 향상시킵니다.

시간 및 작업 관리 전략을 사용하는 것은 마무리를 위한 청사진 혹은 레시피 같은 것입니다. 그러나 이런 청사진이나 레시피를 따르지 않는다면, 마무리되는 것은 없을 것입니다. 과제를 조직하고 관리하는 능력의 향상이 있을지라도 성인 ADHD에 대처하기 위해서는 꾸준한 근면성이 필요합니다. 이러한 기술을 지속적으로 실천하고, 그 과정에서 마무리에 어려움을 겪는 것은 당연합니다. 이것은 매일 하는 운동 프로그램을 유지하는 것과 유사합니다. 이 책의 다음 몇 장에서는 계획에 따라 진행할 때, 발생할 수 있는 어려움에 대해 다룰 것이며, 특히 다음 5장에서는 일정을 미루는 것을 극복하는 방법에 초점을 맞추어 설명할 것입니다.

5장

부정적인 예상을 긍정적인 예상으로 바꾸기

TV쇼인 사인필드(Seinfeld)–스탠드업 코미디로 생계를 유지하는 제리 사인필드의 지극히 평범하면서도 한편으로는 엉뚱한 뉴욕 생활을 보여주는 시트콤(출처 www.daum.com)–에서, 예약을 했는데도 빌려줄 자동차가 없다고 렌터카 회사 직원이 말하자 제리가 황당한 표정을 짓는 장면이 있었습니다. 제리가 접수창구에 있는 여직원에게 말합니다. "예약을 어떻게 받는지는 알고 있겠지요, 그런데 당신은 예약받은 것을 어떻게 지키는지는 모르는 것 같네요. 정말로 가장 중요한 것은 그거죠. 예약받은 것을 지키는거요" 이와 비슷하게 실행 목록과 일일 계획표는 하루에 대한 여러분의 의도를 나타냅니다. 누구라도 계획을 세울 수 있지만, 중요한 것은 그것을 실행하는 것입니다.

실제로, 일을 해야 할 시간이 다가오면 망설이게 되기도 하고, 갑자기 다른 할 일이 생각나서, 결국 자신과 타협하게 됩니다(예: "이것을 먼저 하고 나면, 그것을 해야 할 기분이 들 거야"). 그 결과를 뻔히 알면서도 먼저 해야 할 일을 회피합니다. 이것이 '미루기(procrastination)'의 정확한 의미입니다: "미루기 란 지금 안 하고 늦추면 상황이 더 나빠질 것을 알면서도 자발적으로 의도했던 행동을 미루는 것입니다"(Steel, 2007, p. 66).

여러 측면에서, '미루기'는 ADHD에서 가장 전형적인 특성으로, ADHD의 암이라고도 불립니다. 사실, 부정적인 결과가 초래될 것이 확실한데도 무언가를 하지 않는 것은 자기조절의 본질적인 실패로 볼 수 있습니다. 미루기는 여러분의 계획, 의도, 에너지 및 시간을 조금씩 갉아먹고, 기회를 없애 여러분에게 좌절과 후회만을 남겨둡니다. 이런 미루기 때문에 연체료 가산, 건강에 대한 영향, 기회 상실 등 현실 생활에서의 손해는 말할 것도 없고, 개인적인 포부를 성취하는 것뿐만 아니라 중요한 책임을 다하는 것도 어려워져서, 연쇄적으로 자아감에도 나쁜 영향을 끼칩니다.

앞서 언급한 대로 ADHD는 생활 속에서 계획을 세우고 조직하며 실행하는 것에 문제가 있는 것이 특징입니다. 특히 즉각적인 정리가 필요하지 않거나 긴급하지 않은 일들에 대해서는 더욱 그렇습니다. 그래서, 일일 계획표에 적은 과제를 수행할 때 다른 사람들보다 더 많은 주의를 기울여야 합니다. 여러분은 필요한 일이 무엇인지 알고 있습니다만, 이런 어려움에 효과적으로 대처하기 위해서는 불필요한 일을 하지 않을 수 있는 통제방법을 개발해야 합니다. 이것이 이 장에서 이야기할 핵심적인 내용입니다. 첫 번째 단계는, 계획을 수행하기 위해 필요한 단계들에 대해 명확한 생각을 가지고 있는지 확인하는 것입니다.

구체적 행동용어로 과제를 정의하기

회피하고 있는 과제는 정확히 무엇입니까? 이 과제에 대한 여러분의 반사적인 반응은 무엇인가요? 마무리를 잘하기 위해 과제를 정의하는 다른 방법이 어떤 게 있을까요?

가능한 한 구체적인 행동용어를 사용하여 해야 할 일 혹은 과제를 정의함으로 생기는 이점에 대해 우리는 얘기해왔습니다. "월별 보고서 작성", "부엌 정리", "운동", "경제학 수업교재 읽기" 등의 항목들이 실행 목록 혹은 일일 계획표에 있을 것입니다. 어떤 사람들은 이런 항목을 작은 그림으로 그려서 식기 세척기에서 그릇을 꺼내는 그림을 "부엌 정리"와 같은 행동계획으로 해석하기도 합니다. 하지만, ADHD 성인들은 포괄적으로 정의된 과제를 구체적인 행동 순서로 해석하는 것에 어려움이 있습니다(예: "할 일이 너무 많아. 어디서부터 시작해야 할지 모르겠어. 지금 이 일을 할 수 없을 것 같아").

일일 실행 목록을 작성하거나 어떤 일을 수행할 때마다, 구체적인 행동용어 또는 취할 수 있는 실행 단계들로 계획의 대략적인 윤곽을 잡는 것이 좋습니다. '월간 계획서' 혹은 '방 청소'와 같이 여러가지가 복합되어 있는 큰 작업은 쉽게 관리할 수 있고 시작할 수 있는 더 작은 구성 요소의 단계들로 정의하는 것이 좋습니다. 달리 말하면, 시작할 확률을 높이기 위해 "진입 장벽 낮추기"가 필요하다는 것입니다.

예를 들면, "월별 보고서 작성"을 "지난 달 판매통계를 작성하는데 30분 쓰기" 혹은 "이번 달 정보를 입력하기 위해 지난 달 보고서 양식을 찾기" 등으로 다시 정의 할 수 있습니다. "부엌청소"는 "식기 세척기에서 깨끗한 그릇을 꺼내고 더러운 그릇을 다시 집어넣기"로 정의할 수 있습니다. 이 제안은 큰 단위의 과제를 작은 구성 요소 단계로 쪼갠다는 개념의 한 변형입니다. 물론, 이런 조언을 다 듣고 우리가 무엇을 해야 할지 알고 있지만, 여기에서 요점은 '행동하지 않음'과 '행동함' 사이의 간극을 연결하는 가장 작은 첫 번째 단계를 포함해서 그것을 어떻게 해낼 것인지 각본을 짜는 것입니다.

다른 한편으로는, 과제를 계속 미루고 있다는 것은 명백하게 시작해야 할 지점을 찾지 못했다는 것을 나타내는 징후입니다. 다음 장에서는 미루기와 시작하기 사이의 차이점을 보여주는 결정적 첫 단계를 규정하는 방법들에 초점을 맞출 것입니다.

행동을 시작하는 가장 작은 단계를 정하기

앞에 언급한 전략에도 불구하고, 여전히 과제를 시작하는 데 어려움을 겪을 수도 있습니다. 계속 미루게 되는 일은 여러가지 허드렛일, 학업 과제(예: 교재 읽기, 숙제 작성), 혹은 성인기 연령의 사람이 처리해야 할 행정적인 업무(예: 세금 및 재정 관리) 등과 같이, 작은 단계에서조차 지루하거나 고통스럽다고 여길 가능성이 있는 종류의 일들입니다.

이런저런 일들이 부정적인 생각과 감정을 유발하여 뒤처리를 못 하게 하며, 시작 단계조차 방해합니다. 과제를 시작하기 위해 필요한 가장 작은 행동을 엄격한 행동 단계로 정의하는 것이 이런 과제를 시작할 수 있는 한 가지 방법입니다. 시작 행동이 과제를 마무리하는 것과 실질적으로 관련되지 않을 수도 있지만, 이것은 반드시 필요한 단계이며 일을 멀리 떼어 놓는 것이 아닌 과제를 "건드리는 것"과 같은 효과를 냅니다.

과제를 엄격한 행동단계로 나누는 이 방법은 요리 레시피와 비슷합니다. 요리를 해야 할 때, "요리법을 몰라" 혹은 "요리를 할 줄 몰라"라고 말할 수 있습니다. 하지만, 일단 "찬장에서 냄비를 꺼내", "물을 붓고"와 같은 구체적 단계를 수행하면, 인지적, 감정적 및 행동적으로 요리에서 멀어진 것이 아니라 요리를 시작하는 것이 됩니다. 전화 받기("수화기 들고, 9자리 번호를 입력하고, 응답을 기다리고, 대화하기,...") 혹은 체육관에 가기("일어나서, 방으로 가서 운동복을 찾고, 가방에 넣고,...) 등과 같이 회피해오던 다른 일들을 단계별로 분해할 수 있는 방법을 찾아보는 것은 흥미로운 일입니다.

예를 들면, 어떤 대학생이 수강하고 있는 몇 개 과목의 읽기 숙제가 있다고 합시다. 그 학생은 읽기 숙제 중 하나를 마치기 위해 30분을 잡아두고 그 시간 동안은 그것만 하려고 계획했습니다. 하지만, 해야 할 일이 있다는 것을 명심하고 있음에도 불구하고 컴퓨터를 계속 붙들고 있었습니다. 행동 시작하기의 첫 번째 단계는 계획에 방해되는 일을 중단하고, 과제를 목표로 한 가장 작은 행동단계를 시작하는 것입니다. 앞서 언급한 대학생의 경우에는, "일어나서 교과서를 집어 드는 것"이 첫 번째 단계가 됩니다. 그다음 단계는 "첫 장의 첫 페이지를 펼치는 것" 입니다. 세 번째 단계는, "첫 장의 첫 번째 문장을 읽는 것"이며, 결국 이때가 책을 읽는 시점이 됩니다. 이렇게 하여 그 대학생은 더 이상 미루지 않게 되었습니다. 이 대학생은 첫 번째 문장을 읽은 후 중단하거나, 12분 후 중단하거나, 혹은 30분(혹은 그 이상) 동안 독서를 지속할 수도 있을 것입니다. 그 이후에 어떤 일이 발생하는가에 상관없이, 이 대학생은 단순히 "미루지 않기" 위해 노력하는 것이 아닌, 미루기에 대처하는 행동에 기초한 체계(action-based framework)

를 가지게 되었습니다.

여러분은 이런 대처 조언에 대해 "너무 기본적이라서 도움이 안 될 거야"라는 반응을 보일 수도 있습니다. 하지만, 일들을 미루고 있다면, 그 일에 접근하는 방법에 무엇인가가 작동되지 않고 있다는 것이 분명합니다. 따라서, "수화기 들기" 혹은 "연락처 목록에 있는 사람 찾기" 등을 첫 번째 단계로 정의하여 통화하는 일을 처리하는 것이 일견 터무니없어 보이지만, 대다수의 ADHD 성인들은 이와 비슷한 일들을 회피했던 실례들을 가지고 있습니다(예: "아직도 전화통화를 하지 않은 것을 믿을 수 없어요. 그래서 기회를 놓쳤을지 몰라요"). 사실, 행동 시작의 첫 번째 단계의 목적은 과제를 터무니없이 단순하게 만들어 그 일을 안 하는 것이 오히려 더 터무니없는 것이 되게 만드는 것입니다.

우리가 여러분에게 해보도록 권장하는 실험이 하나 있습니다. 과제들을 어떻게 수행하지 않는지 보기 위해 여러분이 하루 종일 일들을 어떻게 지연시키는지를 단순하게 감시하는 것입니다. 물론, 과제 수행을 연기하는 것이 모두 다 '미루기'를 의미하는 것은 아니지만, 이런 실험을 통해 그 과정을 명확하게 드러내는 데 도움이 됩니다. 쓰레기통의 가장자리를 맞고 튀어나와 마룻바닥에 떨어져 있는 구겨진 종이를 줍지 않는 것이나 휴대폰에 걸려온 전화를 받지 않는 것과 같이 단순한 것일 수도 있고, 혹은 작업이나 운동같이 더 개인적인 일일 수도 있습니다. 이 연습은 '미루기'의 프로필을 구성하는 여러가지 생각, 느낌 및 회피행동을 관찰하는 데 도움을 주기 위해 고안되었습니다. '미루기'는 습관이며, 신발 끈을 매는 것처럼 반사적인 것이 될 수 있습니다. 하지만, '미루기' 의 징후를 인식할 수 있는 능력을 발휘함으로써 미루기 과정이 덜 자동적이 되게 하며, 과제를 지연시키는 단서를 제공받고, 대처기술의 실행에 부합하는 다양한 개입을 가능하게 합니다.

책갈피 지침 5.1.

과제를 나누고 가장 작은 단계를 먼저 실행하기

1. 완수하고 싶은 과제를 파악하십시오.
2. 과제 마감일이나 다른 시간제한이 있나요?
3. 과제를 그 구성 단계에 따라 나눠보세요. 할당된 시간에 과제를 수행할 수 있게 "행동 지침" 혹은 수행 규칙을 만들어 보십시오.
4. 시작부터 작업을 마치는 시점까지 거쳐야 할 단계들은 무엇인가요? 이런 작업을 마치는 시점에서 시작점으로 거꾸로 작업할 수도 있습니다.
5. 각 단계를 구체적인 행동으로 옮길 수 있게 만드십시오.
6. 일일 계획표를 사용하여 마감 시간까지 단계별로 시간 계획을 짜십시오. 매 단계를 수행할 약정 시간을 정하십시오.
7. 일을 시작하거나 적어도 오늘 "건드릴 수 있게" 할 수 있는 가장 작은 단계를 규정하십시오.
8. 그래도 여전히 미룬다면, 그 첫 단계를 더욱 작고 구체적인 단계로 나누어 수행할 수 있는 첫 번째 단계를 찾으십시오.
9. 그 가장 작은 행동 개입 단계를 수행해 보세요. 이제는 더 이상 미루지 않을 겁니다.

앞서 언급한 전략은 여러분이 하고자 했던 행동계획의 위험성을 제시하기 위해 고안되었습니다. 궁극적으로, 착수한 일을 실제로 수행하는 첫걸음을 내디뎌야 합니다. 그 이전의 단계들은 과잉 학습된 '미루기'의 행동 양식에 자동으로 빠지기보다는, 과제 수행에 대비하고 마무리를 향한 걸음마 단계를 갖도록 하기 위한 것입니다.

기억해야 할 중요한 점은 여전히 일이나 행동을 수행하고 싶은 "기분이 들지" 않을 수도 있다는 것입니다. 사실, 일을 시작하는 데는 아주 적은 에너지와 집중이 필요한데도, 그것을 과대평가할 수도 있다는 점을 기억해야 합니다. 일이나 행동을 시작하게 하는 마지막 압력은 법률적인 "최종판결"과 유사합니다; 반드시 만장일치 판결일 필요는 없습니다. 행동 개입의 첫걸음을 내딛기 위해서는 51대 49의 결과만 얻으면 됩니다. "일단 시작했더니, 생각했던 것보다는 나쁘지 않네"라고 대부분의 사람들은 말을 합니다.

일단 일을 시작하면, 의미상으로, 여러분은 더 이상 미루지 않은 것이고, 지속할 가능성이 기하급수적으로 커집니다. 이런 좋은 시작이 일에 대한 방해, 혼란 또는 좌절에 대한 면역성이 생긴다는 것을 의미하지 않지만, 일에 대한 막연한 걱정으로부터 실제적인 시작으로 옮아가게 하는 중요한 단계입니다.

계획 실행하기

일단 시작하는 것이 필수단계이지만, 더 쉽고 재미있는 오락과 우선순위가 낮은 일들과 맞닥뜨리거나, 처음의 열정에서 빠져나오게 하는 편리한 구실들이 떠오르는 것이 미루기를 다룰 때 마주하게 되는 현실입니다. 그래서 후속조치를 잘 할 수 있도록 실행 계획을 짜는 것이 좋습니다.

아동기 ADHD 환자를 대상으로 한 연구(Gawrilow, 2011)에서 유래된 실행의도 계획(Implementation intention plans)은 목적에 대한 위협을 예상하고 이러한 위협을 관리하기 위한 계획을 수립하는 것을 통해 실행기능을 외현화하기 위해 고안되었습니다. 이런 전략은 시간관리 계획에 대한 위험 요소를 파괴하는 일종의 소프트웨어라고 볼 수 있습니다.

예를 들어, 숙제로 받은 책을 30분 동안 읽을 계획이 있는 어떤 대학생은 여러가지 산만한 자극에 노출될 겁니다. 도서관에서 책을 읽더라도, 다른 학생이 걸어 다니고, 문자 메시지를 받는 것을 보거나, 나중에 해야 할 일이 뜬금없이 생각날 수 있습니다. 이런 의도치 않은 집중을 방해하는 것들 때문에 정신 줄을 놓칠 위험이 커집니다.

실행 계획에는 만일의 사태에 대비한 비상계획 수립이 포함되어 있어야 합니다. '만일-그렇다면(If-then)' 계획은 가령 "도서관에 간다면, 적어도 30분 이상 책을 읽을 거야"와 같이 시작하기 위한 전략을 개발하거나, "친구를 만나도, 일단 이 책을 읽을 거야"라고 말하고, "나중에 그 친구와 만나서 놀아야지", "문자 메시지를 받으면, 휴대폰을 멀리 두고 책을 다 읽은 후에 확인할 거야" 그리고 "해야 할 무엇인가가 생각나면, 빨리 메모해 두고 계속 책을 읽을 거야"와 같이 산만하게 하는 특정 자극을 다루는 전략을 개발하는 데 이용할 수 있습니다. 실행 계획은, 전반적인 목표를 반복적으로 떠올리며 동기를 유지하려고 노력하는 것보다는, 현재 계획(더 큰 목표의 일부인)에 대한 특정 위험을 목표로 삼는데, 이는 "계획대로 방에 들어가기"와 같은 전술과 일치 합니다. ADHD 성인들이 얼마나 산만해질 수 있는지를 고려하면, 여러 업무간섭 방해를 처리하고 작업 간의 전환, 휴식시간 후 업무복귀 등을 처리 할 수 있는 '만일-그렇다면' 계획의 개발을 강조할 수밖에 없습니다.

산만해지지 않거나 산만함에 굴복하지 않을 것이라고 보장할 수는 없습니다. 대신, 과제를 시작하고, 잠재적으로 주의를 산만하게 할 것들을 고려하며, 대응방법(전화 끄기와 같은 예방 조치 포함)을 개발하는 것 등이 함께 작동하면 과거의 여러분이 했던 것보다 더 낫게 마무리를 할 가능성을 높일 것입니다. 뿐만 아니라, 이런 전략을 통해 과제를 시작하거나 재시작할 기회를 얻을 수도 있습니다.

책갈피 지침 5. 2.

실행 계획

1. 과제를 시작하게 할 가장 작은 첫 번째 행동 단계를 정하십시오.
2. 과제에 소요되는 시간을 정하십시오. 과제에 많은 시간을 배정하는 것보다는 적은 시간을 배정하는 것이 낫습니다.
3. 작업을 일정에 따라 수행하도록 자신과 약속하세요. 2번 항과 일치하는 시작 시간과 종료 시간이 있어야 합니다.
4. "어떤 일이 일어나면, 이렇게 할 거야"란 체계를 사용하여 시작계획을 만드십시오.
5. 과제를 중단시킬 수 있는 가장 산만한 자극이나 장애를 예상해 보십시오.
6. "어떤 일이 벌어지면, 이렇게 할 거야"란 체계를 사용하여 '미루기'의 위험을 다룰 수 있는 계획을 만드십시오.
7. 과제의 첫 번째, 작은 단계를 실천하십시오.

10분 원칙

여기서는, 앞서 논의한 몇 가지 대응원칙을 "10분 원칙"이라는 특정한 대응전략으로 요약해 봤습니다. 아마도 과제의 어떤 측면, 시간 압박, 혹은 다른 부정적인 예상에 압도당해 일을 미룰 수 있습니다. 예를 들어, 한 대학생이 수업이 없는 날, 자료를 찾아 10페이지 분량의 에세이를 쓰려고 합니다. 그 학생은 오전 10시부터 에세이를 계속해서 쓰려고 하지만, 많은 시간이 걸릴 것입니다. 우리가 즐거움을 경험하는 일들에는 그렇게 많은 시간을 할애하지 않으며, 연구 논문 전체를 한 번에 끝낼 정도로 어려운 일은 많지 않다는 것을 기억하는 것이 중요합니다.

하지만, 이 대학생은 걸릴 시간(예: 몇 시간, "하루 종일")이나 과제의 양(예: 논문 "전체", 10페이지)에 압도당해서 과제를 계속 미룹니다. 하루 종일 "과제에 매달려 다니며" 한 번에 한 시간씩 뒤로 미룹니다.–"이 커피를 다 마시면 시작할 거야" 혹은 "이 TV 프로를 보면 글을 쓸 기분이 날거야" 등. 이 대학생은 하루 종일 시간을 낭비한 사실에 좌절하며, 논문 전체를 써야 하는데, 그러기에는 너무 시간이 적다는 사실에 직면하게 될 것입니다.

"어렵고 불편(예: 산만하고, 정리할 수 없는 생각)해져서 중단되겠지만, 그 숙제를 할 수 있는 최소시간은 얼마나 되나요?"라고 그 대학생에게 물어보면, 보통, 10분 정도라고 대답할 것입니다. 그래서 우리가 10분 원칙이라고 이름을 붙인 것입니다. 이럴 경우 행동과제는 완전하고 "정확하게" 10분(600초) 동안 과제를 수행하는 것입니다. 이 대학생을 위한 구체적 시작단계는 "컴퓨터에서 에세이 파일을 열고, 수정하지 않으면서 그냥 생각들을 적기"로 정할 수 있습니다. 과제를 방해하는 산만한 자극을 조절할 수 있는 실행 계획도 개략적으로 세울 수 있습니다.

10분 동안 과제를 한 후, 그 학생은 상태를 재평가합니다. 실제로, 과제에 너무 압도당하거나 집중할 수 없으면, 죄책감 없이 과제를 중단하는 것이 좋습니다. 대학생은 미룬 것이 아니라 자신이 작업을 해본 사실에 바탕을 둔 "정보에 입각한 결정"을 한 것입니다. 하지만, 대부분의 경우, 10분이 지나면 과제에 대한 초기의 혐오감을 극복하고 그 과제를 진행할 수 있을 겁니다. 대학생은 아마도 논문 전체를 끝내지는 못하겠지만, 생산적인 글쓰기 시간을 가질 것이고, 아무런 일도 하지 않은 것보다 훨씬 더 만족할 것입니다.

책갈피 지침 5. 3.

10분 원칙

1. 과제를 수행할 수 있는 "가장 작은 행동 시작단계"를 정하십시오.
2. 예상했던 "최악의 시나리오"로 끝날지라도, 과제의 첫 번째 단계를 견뎌 낼 수 있는 가장 짧은 시간을 정하세요. 적어도 10분 정확히 600초를 추천합니다.
3. 가장 작은 첫 번째 단계를 수행하기 시작할 때 시간을 재기 시작하십시오.
4. 10분(600초) 동안 과제에 최선의 노력을 기울인 다음 재평가해 보십시오.
5. 축하합니다, 미루지 않았어요.
6. 더 지속할지 아니면 지금 중단할지 결정하십시오.

회피행동 인식하기

앞서 말씀드린 실행 계획의 활용을 포함한 대처전략에도 불구하고, 여전히 미루기 때문에 고통받는다면, 어떤 자극에 여러분이 쉽게 산만해지는지 아는 것이 중요합니다. 아마 여러분은 이데일 확인, SNS, 즐겨찾는 웹 사이트, 독서, 낮잠 및 몇 가지 다른 활동 등 회피행동의 "유력한 용의 목록(usual suspect)"을 알게 될 것입니다. 이런 활동들은 재미는 없더라도 해야 할 일에 대해 생각하는 것보다 최소한 스트레스는 적을 것입니다. ADHD 성인을 관찰함으로써 알게 된 변화 과정은, 자신이 미룬다는 것을 깨닫지 못하는 것으로부터, 회피행동을 한 이

〈표 5.1〉 여러분의 회피행동들은 무엇입니까?

무언가를 회피할 때, 여러분이 하게 되는 일상적인 일, 웹 사이트, 가젯, 게임 등은 무엇인가요? 우선순위가 높은 과제 대신에, 청소나 낮잠 등과 같이, 얼핏 보기에는 생산적인 것처럼 보이지만 회피하는 행동이 있을까요?

______	______	______
______	______	______
______	______	______
______	______	______
______	______	______
______	______	______

후에 이것을 인식하고(예: "보고서를 쓰는 대신 가게로 가기로 결정한 것이 미루는 거였구나"), 회피행동을 하려고 하는 충동을 신호로 사용하여 대처전략을 사용하는 것입니다(예: "이메일을 확인하는 나 자신을 발견하면 이것이 회피하는 것이라고 나 자신에게 일깨운 다음, 계획한 대로 30분 걸려 과제를 끝낸 후에 이메일을 확인할 거야"). 실제로, 이런 "회피" 활동들은 과제완수에 대한 보상으로 활용할 수 있으며, 과제 외 행동에 대한 부정적 강화에서 과제-수행 행동에 대한 긍정적인 강화로 그 행동상의 기능을 전환시킵니다(〈표 5.1〉 참고).

'미루기'에는 과제를 지연하는 것과 관련된 여러 단계가 포함됩니다. 여러분의 미루기 "대본"을 이해하고 대본을 다시 써서 나쁜 습관에 빠지게 하는 개별적인 요인들을 풀어헤치는 것은 중요합니다. 지금까지 '미루기'를 다루는 다양한 행동적 측면에 대해 논의했습니다. '미루기"를 극복할 수 있는 다른 핵심적인 요소는, 수행하기로 한 과제에 대한 생각을 관리하는 것입니다.

미루기 생각들

'미루기' 대본 중 가장 중요한 요소는 과제를 대하는 그 순간의 태도입니다. 좀 더 구체적으로 말하자면, 우선순위가 높은 과제(혹은 하고 싶은 다른 종류의 과제)를 직면했을 때 나타나는 반사적이거나 자동적인 생각을 일컫습니다. 일일 실행 목록을 만들 때, 목록에 올린 작업은 행동적인 용어로 정의할 수 있고, 수행할 수 있어 보여야 하고, 우선순위를 갖게 만들어야 합니다. 이렇게 하면, 행동을 하게 되리라는 전망과 그렇게 할 수 있는 자신의 능력에 대해 더 열정을 느낄 것입니다.

하지만, 실제로 과제를 마주하면, 갑자기 이런 전망이 어두워지는 것을 느낍니다. "지금 당장은 아니야"와 "지금 당장 해야만 하는 귀찮은 일들이 너무 많아; 이 일보다 다른 일을 하는 것이 좋겠어. 다른 일 때문에 방해를 받으니까, 이 일은 내일 할 거고 내일이면 이 일에 집중을 할 수 있어서 더 잘할 거야. 아주 좋아!"라고 생각하기 시작합니다.

갑자기 어떤 일을 시작합니다. 그 일을 하면서도 다른 일을 미루고 있다는 사실을 스스로 알아차리고 있음에도 불구하고 말이죠. 나중에 결국, 계획을 지키지 않았고 소중한 시간을 유용하게 사용하지 못했다는 것을 알게 되면, "오늘 이 일을 할 수 있는 충분한 시간이 있었어. 어떻게 또 이러지? 앞으로 며칠 내에 작업할 시간이 생길지 모르겠지만 일할 시간이 없네. 상황이 안 좋네"라는 생각을 시작합니다.

위에서 언급한 예는 자신이나 다른 사람에게 큰 소리로 말한 것이 아니라 그 순간의 생각이나 혼잣말을 설명한 것입니다. 과제에 대한 이런 "자동사고"는 자신의 의식이 인식하는 순간 일어납니다. 얼마나 빨리 그리고 설득력 있게 감정과 행동에 영향을 미치는지 알지 못할 수도 있습니다. 불쑥 머릿속에서 튀어나온 생각은 그럴듯하게 보일 수도 있지만, 그 생각은 결국은 파국적인 것입니다.

이런 종류의 자동사고와 이를 어떻게 다루는지는 인지행동치료에서 "인지적" 요소를 의미합니다. ADHD가 부정적이거나 왜곡된 생각 때문에 생기는 것은 아니지만, 위에서 말씀드린 내용대로, ADHD를 가지고 사는 것은 쉬운 일이 아닙니다. ADHD가 없는 사람들은 과제를 미룰 때 이와 비슷한 생각을 하지만 적절한 시기에 충분한 후속조치를 통해 반응을 바로잡을 수 있습니다. 성인 ADHD를 앓고 있는 사람은 이와 대조적으로 그렇게 해서 불이익을 받았음에도 불구하고 똑같이 미루기를 반복합니다. 따라서, 이런 자동사고를 파악하고 변화시키는 것은 배워야 할 중요한 대처 도구입니다.

과제나 계획에 대한 부정적인 자동적 사고를 다루는 첫 번째 단계는 "지금 내가 생각하는 게 뭐지?"라는 질문을 통해 그 생각들을 포착하는 것입니다. 자동사고는 종종 문법적으로 정확한 문장형태가 아닐 수도 있으며 짧은 구절(예: "안 돼", "이거 싫어" 욕설, 등)로 나타나기도 합니다. 사실, 때로 '미루기'는 정확한 문장으로 시작되기도 하지만(예: "퇴근하고 가면 헬스클럽이 너무 붐벼"), '미루기'를 유발하는 일련의 상상으로부터 시작됩니다(예: "헬스클럽에 사람이 너무 많아서 사용할 수 있는 기구가 없을 거야. 그래서 운동을 마치려면 3시간 넘게 걸릴 수 있고 내가 하고 싶은 운동을 다 하지 못할 거야. 지금 피곤하고 붐비는 것을 견딜 수 없어. 체육관에 갈 이유가 없어"). 결국, 그날 저녁 치즈 볼을 잔뜩 먹으며 형편없는 TV쇼를 보면서 보냅니다. 이런 행동은 운동을 하지 못한 것에 대한 자기 비판적인 생각과 좌절을 불러일으킵니다(예: "나는 헬스클럽에 갈 수 있었어. 지금쯤이면 운동을 다 마쳤겠지. 그런데 이제는 하지 못했던 운동을 다시 할 시간을 찾아봐야만 해").

처음에는, 생각이 어떻게 여러분을 미루기에 취약한 사람으로 만드는지를 인식하는 것이 중요합니다. 종종 자동사고는 왜곡되고 과제에 대한 감정에 영향을 미칩니다. 그래서, 과제를 시작할 기회를 잡지 못하고 무언가를 하지 않으려는 생각을 하기 시작하며, 결국 회피행동을 통해 과제를 하지 않을 가능성이 커지게 됩니다.

7장에서, 과제에 대한 단순한 불편함(예: "웩")을 포함해 감정이 유발하는 왜곡된 생각과 그 생각을 수정하는 전략에 대해 보다 자세하게 논의할 것입니다. 하지만, '미루기'를 다룰 때, 우리가 마주치는 가장 일반적인 왜곡은 과장/축소입니다. 즉, 과제 수행과 관련된 온갖 부정적인 요소를 끌어내어 과장하는 반면, 긍정적인 요소와 과제를 다룰 수 있는 자신의 능력을 간과하거나 폄하하는 것입니다.

예를 들어, 토요일에 직장의 프로젝트를 준비할 시간을 마련한다고 가정해 봅시다. 그 과제를 구체적인 행동용어로 정의했고, 그 당시는, 그 계획이 실행 가능해 보입니다. 그러나 과제를 하기로 "약정한 시간"이 다가오면서, "나는 할 수 없어"라는 생각이 들면서 그 과제가 얼마나 힘든 일인지를 과장하기 시작하여, 일을 진전시키지도 못하면서 토요일의 나머지 시간을 프로젝트 때문에 끙끙대며 헛되이 보내다가 결국 소중한 주말 시간을 낭비한다는 상상을 합니다. 동시에, 토요일엔 한 시간만 일할 계획이었다고 원래의 사실을 축소하고, 일단 작업을 시작하면 항상 잘 해왔다는 사실을 망각하여, 계획을 더 잘 지킬 수 있을 것 같다는 느낌을 스스로 일축해버립니다. 그 후, 과제를 수행하지 않

〈표 5.2〉 '미루기'를 합리화하는 것은 무엇인가요?

일반적으로 과제를 회피해도 된다고 여기게끔 하는 생각, 변명, 해명 등은 무엇인가요?
1. "이걸 먼저 하고 나면 OO를 할 기분이 들 거야."
2. "이 일을 처리할 때까지 OO를 시작할 수 없어."
3. "오늘은 쉬고 내일 상쾌하게 일어나 OO를 해야지."
4. "지금 OO를 할 기분이 아니야."
5. "OO를 하려면 그럴 기분이 되어야 해."
6. "시간은 얼마든지 있어. 지금 OO를 안 해도 괜찮아."
7. "OO 대신에 할 수 있는 다른 일이 있잖아. 난 아직 살아있어."

았다는 좌절감에 휩싸이게 되고, 바쁜 일주일 동안 그 과제를 다시 하느라 시간을 짜내야 합니다.

〈표 5.2〉에서 직면하게 될 '미루기'에 대한 공통적인 타당한 이유를 적어 놓았습니다. 여러분을 '미루기'에 취약하게 하는 다른 생각이 있나요?

다음에 소개할 두 장에서는 작업의 마무리에 영향을 미칠 수 있는, 인지적 및 정서적 예측과 그 예측을 수정하는 방법에 대해 자세히 설명할 것입니다.

부정적 예측 대비 긍정적 예측의 비율을 바꾸기 (부정적인 예상을 긍정적인 예상으로 바꾸기)

〈표 5.2〉에 제시된 바와 같이, 과제를 예측할 때 어느 한쪽 측면만 보는 일은 흔합니다. 계획에 대한 부정적인 것이 긍정적인 것보다 월등하게 많은 것처럼 여겨지는 것처럼 말이죠. 우리에게는 허드렛일, 심부름 혹은 다른 "해야 할" 일과 같이 반드시 해야 할 과제가 있습니다. 이런 과제들은 즐길 거리도 아니지만 완전히 불쾌한 것도 아닙니다. 사실, 어떤 허드렛일은 다른 과제에 대한 회피행동으로 쓰이기도 합니다. 세금납부 준비가 싫어 우유와 빵을 사러 가게로 가는 행동 같은 것입니다.

최초의 인지적 재구성은 과제를 재미있는 것으로 보기보다는, 할 만하고 시간제한이 있는 것으로 보는 것입니다. 과제에 대한 왜곡된 관점을 인식하고, 보다 적응적인 관점을 구성하는 것은 필수적인 단계입니다. 앞서 말씀드린, 행동용어로 과제를 정의하고 행동을 시작할 수 있게 하는 가장 작은 단계를 목표로 삼는 전략은, 머리를 비우고 행동 단계에 대한 현실적인 관점에 집중하도록 해줍니다. 과제를 수행할 "그럴만한 기분"이 꼭 필요한 것은 아닙니다. 단지 과제를 위한 "충분한" 에너지와 과제 수행을 시작하기 위한 다짐만이 필요합니다.

부정 대 긍정 비율의 부정적 측면을 바꾸는 것 말고도, 그 비율의 긍정적 측면을 높이기 위해 계획 수행에 대한 다짐을 갱신하는 것이 좋습니다. 여러분은 아마도 어떤 일을 완수한 후에 일일 실행 목록에서 그 과제를 지울 때의 긍정적인 느낌을 과소평가하고 있을 것입니다. 이런 긍정적인 느낌이란, 일일 실행 목록에서 과제를 지우고 더 이상 그 과제에 대해 고민할 필요가 없는 것에 대한 만족감입니다. 또한, 과제를 마치면 다른 과제로 이어질 수 있는 추진력을 만드는 데 도움이 됩니다. 움직이는 물체는 계속 움직이려는 경향이 있기 때문입니다.

다음의 질문들에 대한 답을 생각해보는 것은 과제에 대해 다르게 생각을 하는 데 도움이 될 것입니다. 이 과제는 나에게 어떻게 이득이 될까? 일정 시간 동안 과제에 전념하면 내가 가질 수 있는 긍정적인 느낌과 성취는 어떤 것일까? 내가 과제에 몰두하고 있는 동안 어떤 긍정적인 느낌을 가질 수 있을까? 미루려고 하는 충동을 나의 도전 과제로 삼을 수 있을까?(예: "할 수 있다는 것을 나 자신에게 증명하기 위해 이 일을 시작할 수 있을까?")

과제를 수행하기 위한 추진력을 얻기 위해서 스스로에게 치어리더 역할을 하는 것도 괜찮습니다. 실행기능 측면에서, 동기는 참여를 촉진할만한 즉각적인 결과가 없는 과제에 대해서 감정을 유발하는 것입니다. 취할 수 있는 첫 번째 단계로서 스스로에게 큰소리로 다짐을 하는 것만으로도 머리를 비워 적극적인 활동을 하도록 할 수 있습니다.

영감을 주는 인용문 혹은 영화대사 그리고 다른 의미 있는 문구는 긍정적인 느낌을 불러일으켜 계획의 실행에 다시 집중하도록 합니다. 과제에 대한 책임감을 높이기 위해 다른 사람과 구두약속을 하는 것도 좋습니다. 이런 것들은 과제에 대한 태도와 기대를 재조정하고 과제에 참여할 가능성을 높이는 데 도움이 됩니다. 여러분에게는 단지 충분한 "부동표"만 필요하다는 것을 기억하세요.

불편함을 인식하고 받아들이기

우리는 조금 성가신 일(예: 비가 내리는데 쓰레기 버리기)부터 더 지속적이고 반복되는 스트레스와 불편감을 일으키는 일(예: 논문작성, 소득세 정산)에 이르기까지 불쾌한 감정과 관련된 여러가지 일들과 불가피하게 마주합니다. 이런 일과 감정은 우리의 '미루기' 대본을 활성화시킵니다. 심지어는 아주 약한 스트레스나 불편감(보통 "웩" 하는 느낌으로 표현됨)도 행동을 지연시키기에 충분합니다.

리모컨이 손에 닿지 않아(예: "**너무 멀리 있네**") 채널을 조정하지 못한 채 지루한 TV 프로그램을 보거나 운동(예: "**너무 피곤해서** 운동복으로 갈아입을 수가 없어")과 같은 '미루기'를 유발하는 일상적인 사건을 생각해보세요. 앞의 문장에서 굵은 글씨로 표시한 것은 혼잣말의 어조를 표현한 것이며, 이런 어조 때문에 하고 싶은 일이 더 어려운 일이라는 생각을 과장하고 또 확신하게 되는 것입니다. 그 일을 할 수 있지만, 생각과 느낌(지루하거나 "에너지가 저하"된 느낌) 때문에 스스로 최선을 다하지 못했다고 결론짓고 마무리를 못하며 하려고도 하지 않게 됩니다(겉으로 보기에는 타당한 이유로 인해).

“어떤 일을 하려면 내가 그걸 할 기분이어야 해”라고 생각할 수도 있습니다. 하지만, 우리가 할 기분이 나서 한 많은 일들이 결국에는 미루기로 끝나버리고 만 적이 얼마나 자주 있었나요? 계획을 세워야 한다는 사실은 과제를 완수하려면 의도적인 계획과 노력이 필요하다는 것을 의미합니다. 특히 ADHD 성인들은 감정적으로 불편한 사건을 마주하면, 건강에 좋지 않은 음식(정크 푸드)을 먹고, TV를 보며, SNS, 인터넷 검색 등과 같은 쾌락적이고, 쉬우며 때로는 불건전한 행동에 빠질 위험이 더 높습니다.

사실, 때로는 심부름이나 허드렛일과 같이 우선순위가 낮은 일을 함으로써 스트레스가 심한 과제로부터 벗어날 수도 있습니다. 그래서, 차에 기름을 채우기 위해 차에 남아있던 기름을 다 써버렸다고 말하는 것처럼, 우선순위가 낮은 일을 함으로써 우선순위가 높은 프로젝트 계획을 실행하지 않은 것을 합리화합니다. 이런 전략은 “플리바게닝(양형거래: 형사 사건에서 피고인과 검찰관이 상호 협상하여, 피고인이 다른 중죄에 대한 가벼운 처벌을 바라고 경죄에 대해 유죄를 인정하는 것)”의 한 형태로 볼 수 있습니다—“우선순위가 높지만 끌리지 않은 일을 하지 않은 것을 변명하기 위해 뭔가 생산적인 일을 할 거야” 더욱이, 이런 심부름들은 종종 미루었던 과제보다 지속적이지 않으며 시간이 덜 걸립니다(예: “잔디를 깎기 시작하면 1시간 안에 끝낼 수 있어. 세무문제는 얼마나 시간이 오래 걸릴지 몰라”). 이런 점 때문에 우선순위가 낮음에도 심부름에는 마음이 끌리며, 그 일을 완수할 것이라는 자신감을 보입니다.

과제를 수행하기 위해 “그럴 기분이 들어야”할 필요는 없습니다. 유용한 인지적 재구성은 ‘나는 일을 시작할 충분한 에너지가 있고, 일단 시작하면 기분이 더 좋아지고 더 열심히 하게 된다'고 상기하는 것입니다. 과제를 작은 단계들로 나누고 마치는 시간을 정해놓으면 계획을 재구성하는 데 도움이 됩니다(예: "지금 피곤하지만, 15분 동안 일을 할 충분한 에너지가 남아 있어"). 과제를 시작하기 전 스트레스가 전혀 없고 100% 에너지 충전되어 있어야 한다는 비현실적인 기대를 하는 것보다, 불편함을 받아들이겠다는 생각이 채택하고 실천할 수 있는 더 나은 사고방식입니다.

불편함을 받아들이는 것을 통해, 운동처럼 여러분이 가치를 두는 일을 포함하여, 대부분의 일에는 어느 정도 성가심과 노력이 필요하다는 사실을 정상화시킬 수 있습니다(Hayes, 2005). 이것이 ADHD와 관련된 동기부여 결핍장애가 나타나는 이유입니다. 최소한의 불편함을 행동의 선결조건으로 정하는 것 보다(비현실적임), 다른 사람도 힘든 작업을 할 때 어느 정도의 불편함을 경험한다는 사실을 기억해야 합니다.

자기 감정을 알아채고 인식하는 것도 중요하지만, 그럼에도 불구하고 감정을 다룰 수 있고(심지어는 불편할 때도), 감정이 자신의 행동을 결정짓지 않는다는 것을 받아들이는 것이 중요합니다. 피곤함을 느끼지만, 헬스클럽에 갈 준비를 할 수 있으며, 혹은 어느 정도 심란하고 불안하지만 잠깐 동안은 학교과제를 수행할 수 있습니다. 우리는 "조정"을 통해 불편함에 대한 균형감을 유지할 수 있습니다(예: "피곤하지만 쓰러질 정도는 아니야" 혹은 "월말 보고서 때문에 나도 항상 스트레스를 받지만, 대부분의 사람들은 이것보다 더 하기 싫은 일들을 마주하고 있을 거야").

단정적이지 않으며 주의 깊은 자각을 채택하고, 자신의 신체적 및 정서적 감각을 수용한다는 생각은 ADHD를 다루는 데 있어 유용한 대처기술입니다(Zylowska, 2012). 즉각적으로 불편함에서 벗어나려 하지 않으며 불편함을 인식하고 견딜 수 있는 한, 주의 깊은 자각을 통해 어느 정도 충동조절이 가능합니다. 사실, 우리는 정서적 충동을 변화시키려는 시도 없이도 그 충동을 알아챌 수 있습니다. 연습을 통해, 이런 상황에서 감정은 행동과 다른 것이며, 과제를 마무리하기 위해서 감정이 가라앉는 것이 선행조건이 아님을 더 잘 인식할 수 있게 됩니다. 거기에 더해, 과제를 자동적으로 회피하는 것보다는 현재 수행하는 과제에 더 몰두할 수 있는 능력을 키울 수 있습니다.

시작하기는 미루기를 극복하는 작으면서도 동시에 커다란 단계입니다. 과제를 수행하지 않는 것과 하는 것 사이의 격차는 종종 작지만 과제에 대한 부정적인 인지적 및 정서적 반응 그리고 주변에 널려 있는 회피로의 부추김 등을 생각하면 그 차이는 커 보일 수도 있습니다. 과제를 시작하면 마무리를 더 잘할 가능성이 커집니다. 하지만, 일단 시작해서, 과제를 완수할 때까지 노력을 유지하려면 대처노력의 지속성이 필요합니다. 대처노력의 지속성은 이다음 두세 장의 초점이 될 것입니다.

책갈피 지침 5. 4.

미루기를 다루는 법

1. 미루고 있는 과제를 구체적으로 파악하십시오.
2. 과제 수행과 관련된 생각을 정확하게 찾아내십시오. 무슨 방법으로 과제의 부정적인 측면을 과장하고 있나요?
3. 지루한 감각 또는 단지 "웩" 하는 느낌(나는 이 일을 하기 싫어)과 같은, 과제와 관련된 느낌을 라벨링 하십시오.
4. 이제, 이 과제가 여러분에게 왜 가치가 있으며, 완수하고 난 후 어떤 느낌이 들지 생각하고 강조하십시오.
5. 과제가 쉬워 보이도록 여러분 능력의 긍정적인 측면을 정확하게 찾아내십시오.
6. 과제를 완수했을 때의 긍정적 느낌에 대해 생각하십시오.
7. 느낌과 상관없이 시작할 수 있도록 과제를 작은 단계들로 쪼개십시오.
8. 위의 7번 단계를 수행하는 동안 잠시 동안의 불편함과 불안함을 견디십시오.
9. 이제 더 이상 미루지 않게 되었습니다.

6장

계획을 유지하기(1부)

동기부여, 감정, 그리고 에너지

살면서 마주치게 되는 책임져야 할 대부분의 일들, 예를 들면 직장에서의 큰 프로젝트, 학교 숙제를 빠지지 않고 제출하기, 집수리나 반복되는 일상적인 일들(요금을 내거나, 규칙적인 운동, 가사일 등)을 해 나가기 위해서는 지속적이고 다각적인 노력을 필요로 합니다. 우리가 환자들로부터 흔히 듣는 말이 있습니다. "저는 목표를 세워 일을 시작하고 잠깐은 잘 해 나가지만, 그것을 계속 유지하기가 어렵습니다"라는 말입니다. 이것이 ADHD에서 나타나는 실행기능 장애와 동기결핍을 보여주는 전형적인 특징입니다. 다양한 계획 짜기, 시간관리 또는 여러가지 "일을 시작하기 위해 필요한 기술"들은 계속 사용해야 할 중요한 것들이지만, 계획을 계속 유지하고, 일을 잘 파악하고, 빠져나오기 힘든 만성적인 꾸물거림과 미루기로 빠져들지 않게 하기 위해서는 추가적인 조치가 필요합니다.

계획을 갱신하기

더 멋진 방법이 있으면 좋겠지만, 우선순위가 높은 과제들이 일일 계획표나 실행 목록에서 계속 눈에 띄게 하려면 시간관리기술을 지속적으로 사용하는 것이 중요합니다. 더 큰 프로젝트와 연관된 실행 목록을 실행하기 위해서는 구체적인 행동 과제들을 정하는 것이 계획을 진행하기 위한 가장 좋은 방법입니다. 이런 기술들이 습관화되면 생활 속의 다양한 영역에서 이 기술들이 더 유용하게 쓰이게 될 것입니다.

자신이 시간관리기술을 잘 사용하지 않고 있다는 것을 알게 되면, 일일 계획 수립 연습 단계로 돌아가는 것이 좋은 전환점이 될 것입니다. 이렇게 함으로써 한두 개의 할 일을 인식하고 이것들을 수행할 시간을 할애 할 수 있습니다. 이런 과제는 쉽게 실천 할 수 있도록 행동 용어로 표현하는 것이 좋습니다.

마지막으로, 집수리나 작문 숙제와 같이 앉은 자리에서 한 번에 끝낼 수 없는 과제의 일부를 끝낼 때 사용하는 방법입니다. 일을 끝낼 시점이 다가오면 잠시 시간을 내어 다음에 이 과제를 이어 가기 위해 필요한 첫 단계를 생각해보는 것입니다. 예를 들면, 에세이를 쓰다 중간에 멈출 때 다음 단락에 담고 싶은 아이디어나 주제를 몇 개의 단어나 짧은 문장으로 메모해 두거나, 모든 소득세 관련 서류를 서류 봉투에 수집해놓은 후, 다음 단계는 작년 의료비 지출 영수증을 모으는 것이라고 메모를 붙여놓는 것입니다. 자신에게 스스로 부과한 일을 일정대로 끝내고 나면 큰 성취감을 느낄 것입니다. 이때가 나중에 쉽게 일을 재개하기 위한 계획을 짜기에 이상적인 시간입니다.

충분한 동기 생성하기

동기는 계획을 완수하는 방법을 논할 때(예를 들면 시험, 고지서 납부) 자주 대두되는 주제입니다. 대부분의 성인 ADHD 환자들은 목표(예를 들면 운동 등)를 달성하거나 피할 수 없는 과제를 헤쳐 나갈 때 최선을 다하려고 함에도 불구하고 의도치 않은 동기의 결핍에 빠지게 됩니다.

앞서 논의된 실행기능 장애의 관점에서 ADHD를 볼 때, 동기는 이렇게 정의 할 수 있습니다: 즉각적인 보상이나 결과가 없음에도 불구하고 어떤 일이나 과제를 완수하고자 하는 강렬한 감정을 만들어내는 능력(그리고 종종 단기간 따르는 불편한 감정을 감수하는 것). 다르게 말하면 당장 할 이유가 없어도 해야 할 일을 하고 싶다고 느끼게 하는 능력이라고 말할 수 있습니다. 그래서 여러분은 운동의 성과가 아직 보이지 않음에도 불구하고 운동을 하고 싶게하는 방법 혹은 아직 중간고사까지는 며칠이 남아있음에도 시험공부를 시작하고 싶게 하는 방법을 찾아야 합니다. 논리적, 이성적으로는 운동이나 시험공부가 유익한 것은 알지만, 지루함 같은 부정적 감정, 혹은 일에 대한 감정의 결핍으로 인해 일을 시작하기가 어렵습니다. 성인 ADHD 환자들이 일을 미룰 때 흔하게 보이는 인지적 오류는 일의 시작과 연관된 감정적인 불편함은 과장하고 긍정적 감정은 축소하는 것입니다.

성인 ADHD 환자들은 일을 시작함에 있어 긍정적인 감정(동기)을 유발하지 못할 뿐 아니라 일의 시작과 관련된 불편함을 줄여주는 것을 포함하여 즉각적인 유혹을 뿌리치지 못하는 이중고를 겪고 있습니다. 발달적인 관점에서 공평하게 말하자면, 성인 ADHD 환자들은 그들의 삶의 여러 중요한 측면에서 더 많은 실패와 좌절을 경험합니다. 그래서 다양한 책임과 의무를 스트레스나 적은 보상과 연관 짓게 된 것입니다. 이런 현상은 성인 ADHD 환자들이 이미 직면하고 있는 동기 결핍을 확대시킵니다.

개인이 중요한 가치를 추구하고자 할 때, ADHD로 인한 학습의 역사가 어떻게 장애를 초래하는지를 보여주기 위해 우리는 식중독의 비유를 사용해왔습니다. 식중독은 보통 상한 음식을 섭취함으로써 생기는 병입니다. 식중독은 뇌와 소화기관들이 몸 안에 들어온 독소를 감지하면 메스꺼움을 느끼고 구토와 설사로 독소를 급속하게 몸밖으로 배출해내는 자연적인 적응 반응입니다. 식중독이 완치되고 식중독의 원인을 발견한 후에도 그 음식과 같은 음식을 다시 접하면, 과거 그 음식으로 인해 병을 앓았던 불편함이 연상되며, 음식을 입에 가져다 대기도 전에 냄새와 모습만으로도 메스꺼움이 나타납니다. 아무리 논리적으로 생각을 하고 음식이 상하지 않았다는 말을 들어도 우리의 신체는 이런 최초의 부정적인 반응을 보입니다. 식중독과 관련된 연상을 깨기 위해서는 적은 양의 상하지 않은 음식을 점진적으로 섭취하는 것이 필요합니다.

이와 유사하게 ADHD를 관리하기 위해 좋은 습관을 확립하고 유지하는 과정에서 당장 해야 할 일의 가치를 잘 알면서도 불편을 느끼는 일들을 마주할 것입니다. 그러므로 이러한 하기 싫어 미루고 있는 일을 회피하지 않고 "조금 맛보려면" 딱 거기에 필요한 만큼의 동기를 생성하는 것이 중요합니다.

앞서 말했듯이 기피하는 과제를 시작하기 위해서는 그 일을 하고 싶다는 감정이 있어야 합니다. 적어도 그 일을 시작하는 첫걸음을 내딛는데 필요한 정도의 마음이 필요하지요. 하지만 꼭 일을 시작하고 싶은 열정이 필요하다는 것은 아닙니다. 그 일을 할 기분이 나지 않더라도 자신이 당면한 행동 계획을 실행할 수 있다는 것을 알기만 하면 됩니다. 이러한 동기는 하고자 하는 과제를 시작하기 쉬운 단계들로 세분화하고 거기에 집중하는 데서 만들어 집니다. 이런 식으로 일단 일을 시작하게 되면, 동요와 예상의 늪에 빠져 있지 않고 과제를 좀 더 현실적으로 직시 할 수 있습니다. 작은 첫걸음이라드 일을 시작한 이상 미루는 것이 아닙니다.

책갈피 지침 6.1.

의욕(필요한 만큼) 만들기

1. 과제를 구체적이고 쉽게 할 수 있는 행동으로 정의하십시오.
2. 행동시작하기의 첫걸음인 과제의 가장 작은 첫 단계를 정하십시오.
3. 일이나 과제의 시작을 방해하는 부정적 감정들을 알아내십시오.
4. 자신이 어떤 식으로 일에 대한 부정적 감정을 확대하고, 어떤 식으로 일을 처리하고, 불편함을 참아내고, 좋은 결과를 만들 수 있는 자신의 능력들을 축소 해석하는지 알아내십시오.
5. 과제에 대한 자신의 감정들에 주목하고, 분류하고, 받아들이십시오. 우리는 이런 감정들을 느끼고 과제를 시작할 수 있습니다.
6. 과제를 시작하기 위해 자신이 할 수 있는 가장 작은 행동 단계와 일할 기분이 아니어도 실행할 수 있는 가장 간단한 행동 단계만 기억하십시오.
7. 일단 일을 시작하면 더 이상 미루는 것이 아니게 되고 기분이 더 좋아질 것입니다.

다르게 표현하면 일의 요구도에 맞춰 동기를 끌어올리는 것이 아니라, 현재의 동기 수준에 맞추어 일의 초기 부담을 "이 정도라면 할 수 있어"라고 말할 수 있을 정도까지 낮출 수 있다는 것입니다. 림보를 할 때와 마찬가지로 문제는 "얼마나 더 낮게 갈 수 있나?"가 되는 것이지요.

5장에서, 일을 "조금 시작하는" 작은 발걸음이 도약으로 이어진다는 것을 말한 바 있습니다. 동기가 느껴질 때까지 기다리지 않고 행동하는 것입니다. 행동이 동기보다 앞서는 경우는 자주 있습니다. 조금씩 음식을 섭취하여 식중독에 의해 형성된 특정한 음식에 관한 거부감을 없애 식중독의 후유증을 극복하는 것처럼 ADHD를 극복하기 위해서는 이런 작은 단계가 필요합니다. ADHD를 더욱더 잘 관리하기 위한 계획을 유지하는 과정에서, 바꾸기 힘들 정도로 견고한 회피행동 양식들을 자주 마주치게 될 것이며, 이것들을 극복하기 위해서는 좀 더 특화된 노력이 필요합니다.

행동 대본들

오랜 시간 동안 유지되어야만 하는 개인 사업은 ADHD 환자에게 종종 성취하기 힘든 유형의 일입니다. 해야 할 다른 일들도 많은 생활에서 이런 종류의 일은 기피하기 쉬우며 미루게 될 가능성이 큽니다. 일자리를 찾는 것 같은 중요한 목표일지라도 조금은 괴로운 법입니다. 실행 계획을 가지고 목표를 달성하기 위해 모든 주의를 기울여도 지속적으로 마무리를 할 수 없는 경우가 많습니다.

우리는 이런 회피행동 양식에 대처할 수 있는 유용한 방법을 찾아왔는데 그것은 행동 대본입니다. 예를 들자면, 마크는 20대 중반의, 능력 이하의 일을 하고 있으며, 부모님과 같이 사는 ADHD 환자로서 부모님 곁에서 독립하고자 합니다. 그는 줄곧 일이 끝나고 집에 오면 그가 일하는 비정규직을 그만두고 새로운 일자리를 찾을 거라고 얘기합니다. 그러나 집에 돌아오면 에너지와 의욕이 다 빠져 나가는 것을 느낍니다. 결국에는 소파에 누워있거나, TV를 보거나, 게임을 하면서 시간을 낭비하는 하루가 계속 반복됩니다.

마크는 굉장히 강하고 과도하게 학습된 "귀가" 행동 대본을 가지고 있습니다. 집 현관문을 열고 들어온 이후에 같은 대본이 반복됩니다. 즉, 스낵을 들고 소파에 누워서 TV를 보거나 비디오 게임을 하는 정형화된 행동 절차를 반복하는 것입니다

이런 습관은 일을 하지 않는 그것과 책임을 벗어나는 것과 관련되어 있으며 결국 일이 끝난 저녁의 대부분을 차지해서 시간과 에너지를 소진하고서야 끝이 납니다. 마크의 행동들은 불법적이거나 부도덕, 비윤리적인 것이라기보다는 그가 자신의 목표달성을 위해 아무것도 하지 않아 좌절하는 것을 감안하면 비적응적 행동이라고 할 수 있습니다. 그의 행동을 성급하게 바꾸는 것보다는 그의 행동대본을 역편집하고 지적함으로써 어떻게 구직활동을 하지 못하는지 이해시킬 수 있습니다. 이렇게 함으로써 마크는 자신의 행동대본이 정확히 어떤 행동들로 구성되어 있는지 더 잘 볼 수 있고, 원래의 목표에서 벗어나게 했던 선택지점들을 더 잘 알 수 있습니다.

마크에게는 '일 찾기' 에 필요한 시간이 포함된, 새로운 '귀가' 행동대본이 필요합니다. 첫 번째 단계는 '일 찾기'가 마크에게 중요하다는 것을 인지하고 이 일에 대한 양가감정이 조금이라도 있는지 살펴봐야

책갈피 지침 6.2.

과거의 행동 대본

1. 우리가 실행하고자 하는 새로운 행동 대본은 무엇입니까?
2. 하루 중에 실행하기 위해 좋은 시간대가 언제입니까?
3. 현재의 새로운 행동 대본을 방해하는 과거의 특징적인 행동 습관은 무엇입니까?
4. 과거 행동 습관의 행동들을 나열하여 정확히 어느 행동이 새로운 행동 대본을 방해하는지 알아보십시오.
5. 과거의 행동 습관에서 얻는 것은 무엇입니까? 자신의 목표를 이루지 못함에도 불구하고 과거의 행동 습관의 어떤 점이 즐겁고 보람이 있습니까?

합니다. 일 찾기에 전념하기로 할 결정을 하면, 일 찾기라는 목표를 몇 개의 다루기 쉬운 단계로 나눕니다. 이런 단계에는 마크가 쉽게 실행할 수 있도록 특정한 첫 단계들도 포함해야 합니다. 예를 들면 "후보 회사들의 웹페이지를 즐겨찾기에 추가하기", "구직 사이트에서 일 하고 싶은 회사 중 적어도 하나의 회사에 이력서 넣기" 등 입니다. 애당초 일을 찾기 위해 컴퓨터 앞에 앉지도 않으려고 했던 것이 마크의 문제였습니다.

목표를 행동 단계들로 정의한 다음에, 마크는 이런 단계들의 수행을 촉진할 수 있는 새로운 행동 대본을 개발해야 합니다. 여기서 말하는 "대본"은 수정된 일련의 행동 절차를 의미합니다. 예를 들면 현관

책갈피 지침 6. 3.

새로운 행동 대본

1. "과거 행동 대본"의 뼈대를 활용하여 새로운 행동계획의 적용을 촉진시키는 대체 교본을 만드십시오.
2. 과거 행동 대본의 각 단계에 대응하여 대체가능하고 현실적인 단계들을 개발하십시오.
3. 새로운 계획을 마무리할 수 있는 행동 단계들로 구성된 새로운 행동 대본을 개발하십시오.
4. 새로운 계획을 실행하기위한 보상 수단들을 찾아보십시오.
5. 실행단계의 문제들을 다루기 위해 다른 책갈피 지참을 활용하십시오(예; 하나의 계획을 여러 단계로 나누거나, 첫 번째 작은 행동 단계를 정의하기).
6. "새로운 행동 대본"을 사용하고 한 단계씩 추진하십시오.

을 들어와서, 소파와 TV를 지나치고 컴퓨터가 있는 방으로 향하는 것입니다. 그리고 마크는 컴퓨터 전원을 켜고, 구직 사이트의 웹페이지를 열고 적어도 15분 동안 앉아서 규정된 일 찾기를 합니다. 행동 대본 접근법은 행동 단계의 계획 세우기와 인지적인 리허설을 통합한 것으로 일의 마무리가 쉬워집니다. 특정한 수행 계획을 세워서 일의 마무리를 촉진하고 잠재적 방해요소들을 처리할 수 있습니다(TV를 켜고 싶은 생각이 들면 일 찾기에 시간을 투자한 보상으로 나중에 시청하도록 자신을 상기시키십시오).

다른 대처기술이나 전략처럼 우리가 제안하는 것들은 불변의 물리적인 법칙 같은 것이 아닙니다. 마크는 종종 과거의 행동 습관으로 퇴보해서 일을 미룰 수 있습니다. 하지만 우리가 제안한 훈련을 통해 마크는 자신의 목표를 지연시키는 행동 대본을 더 잘 이해하고 이것에 맞서 싸울 수 있는 힘을 얻을 것입니다. 과제를 마무리 지을 수 있다고 보장할 수는 없지만 분명히 그럴 확률은 증가할 것입니다.

시간 재구성하기

계획을 유지하지 못하게 하는 흔한 방해 요인은 필요한 만큼의 시간을 배정하지 않는 것입니다. 더 정확하게는 단지 시간의 문제뿐만이 아니라 어떤 일을 하기에 필요한 시간, 에너지 및 노력의 양에 대한 생각과 체감의 문제입니다. 집안 일이나 어려운 프로젝트를 할 생각을 하면, 끝이 보이지 않는 길고 지루한 이미지가 떠올라서 그 일을 나중으로 미루는 것을 쉽게 합리화하게 됩니다. 과제가 어떻게 될지 누군가의 생각을 들어본다면, "나는 다섯 페이지짜리 에세이를 쓰는데 4시간이나 끙끙 댈 거야. 나는 집중을 하지 못할 거야. 내 생각을 정리하지 못할 것이고 결국, 내가 쓴 에세이는 말이 안 되겠지. 학점을 따지 못할 것이고 나는 지치고 멍청하다고 느낀 채 남겨지겠지." 이런 특별한 시나리오라면 그 사람은 일하려고 하지 않는 것이 당연할 것입니다.

위에서 예를 든 다섯 페이지짜리 에세이를 쓰는 것이 끔찍하다는 과장된 생각과 같은 자동사고를 인지하고 변화시키는 조치를 취할 수 있습니다. 성인 ADHD 환자들은 시간에 대해 왜곡된 생각을 가지고 있습니다. 어떤 일을 하는데 어느 정도 걸릴지 혹은 각각의 과제에 어느 정도 시간을 할애할지에 대해 부정확한 생각을 가지고 있습니다.

시간을 다루는 첫 번째 단계는 각각의 과제에 얼마나 시간을 쏟을지 현실적인 시간을 정하는 것입니다. 일일 실행 목록에 있는 대부분의 일들은 1시간이 채 걸리지 않으며, 매일하는 자잘한 일들은 훨씬 더 적은 시간이 듭니다. 어떤 일에 대해 시작하는 시간과 끝나는 시간을 정하면 그 일을 한정할 수 있고 시행할 수 있게 합니다(나는 이 일을 오후 2시에 시작해서 오후 3시에 끝낼 거야. 1시간은 긴 시간이 아니고 하루가 끝날 때까지 남은 시간은 다른 일에 쓸 수 있겠지). 하지만 정말 큰 과제를 시작하기 전에는 1시간으로는 과제를 끝내기 불가능하다고 생각하여 시작을 미루는 것을 정당화할 것입니다. 그러나 1시간 동안에 일을 다 끝낸다기보다는 1시간 안에 할 수 있는 만큼의 일을 한다고 생각하면 됩니다. 이렇게 생각하면 손해를 보지 않습니다. 1시간 동안 일하고 멈추면 자신의 계획을 지킨 것이 되고, 1시간 이상을 하게 되면 보너스로 일을 더 진행하게 된 것입니다.

과제에 시간을 배정하는 것과 관련된 관점을 재고할 수 있는 다른 방법이 있습니다.

5장에서 "10분 원칙"을 설명했고 4장에서는 하루를 시작할 때 10분 동안 하루 계획을 세우는 것을 강조했습니다. 만약에 10분을 600초로 표현하면 뉘앙스가 달라집니다. 600초는 10분과 매우 다르게 들립니다. 지금까지 살아온 경험을 토대로 해서 시간의 증분에 대해 재고할 수도 있습니다. 예를 들면 직장에서 전화를 응대하는데 15분을 할애했다면 똑같은 15분을 기차를 기다리는데 쓰는 것은 그렇게 긴 시간이라고 생각하지 않고 기다릴 수 있을 것입니다.

시간을 재구성하는 다른 방법 중의 하나는, 레크리에이션이나 오락으로 인해 낭비되는 시간이 얼마나 큰지 생각해 보는 것입니다. 차가 막혀서 낭비되는 시간도 생각해 봅시다("25분? 전에는 이것보다 훨씬 더 오랜 시간동안 차가 막혀서 기다려 본 적 있어"). 같은 양의 시간이라도 무엇을 하느냐에 따라서 다른 감정을 느낄 수 있습니다("리모컨을 찾기 귀찮아서 30분 동안 보기 싫은 프로를 보고 있었어. 축구 게임을 보기 위해 20분 동안 광고를 봤어. 대기실에서 15분 동안 아무것도 안 하고 앉아 있었어"). 그러므로 같은 양의 시간을 일일 실행 목록에 있는 일을 하도록 자기 자신을 설득시킬 수 있습니다.

타이머나 시계를 사용하여 시간을 볼 수 있게 하거나 시간의 흐름을 따라가는 것이 좋습니다. 아날로그 시계는 시침과 분침이 있어서 더욱 도움이 됩니다. 현재의 디지털 시대에는 구식인 발상이지만 '큰 바늘이 6으로 가면 멈출 수 있다'와 같은 생각은 시간을 시공간적으로 표현하여 시간의 흐름을 더 잘 느끼게 해 주고 "봐! 별로 길지 않지?"하고 느끼게 됩니다. 디지털 타이머의 카운트다운 기능도 비슷한 기능을 합니다. 노트북이나 다른 전자기기를 사용하면서 일을 할 때 전원을 뽑으면 배터리가 남은 사용량이 타이머와 비슷한 역할을 하면서 얼마나 일을 더 해야 하나라는 생각보다는 얼마나 시간이 남았는지에 생각의 중점을 두게 됩니다.

마지막으로 일의 시작과 끝 시간을 정하고 행동적인 용어로 정의를 하면, 일을 보다 구체적이고 현실적으로 만들게 되고, 계획을 마무리할 수 있게 합니다. 하지만 종종 시간 부족보다는 "나는 충분한 에너지가 없어!"라고 생각해서 일을 미루는 경우도 많습니다. 시간관리는 실질적으로 시간관리만 포함하는 것이 아니라 과제 관리와 에너지 관리도 포함하고 있습니다.

에너지 관리하기

시간관리에는 에너지 관리도 포함되어 있습니다. 일을 미루면서 "나는 아직 이것을 할 준비가 되어 있지 않아"라고 생각하는 합리화에는 피곤함, 스트레스, 불편한 상태라는 것이 함축된 표현입니다. 결과적으로 자신이 일할 에너지가 없다고 생각해 일을 미루는 결과를 초래합니다("나는 최상의 상태가 아니면 이 일을 할 수 없어").

시간을 재구성하는 것과 마찬가지로 "나는 아직 이것을 할 준비가 되어 있지 않아"라는 반응을 에너지 재구성으로 생각해봅시다. 일을 시작하는데 필요한 실제 행동과 필요한 에너지에 대해 곰곰이 생각하면 왜곡된 사고를 좀 더 현실적인 견해로 고칠 수 있습니다. 의욕과 함께 일을 시작할 때는 딱 필요한 만큼의 에너지만 있으면 된다는 것을 기억하십시오. 식기세척기에서 식기를 빼거나 세탁기에서 빨래를 넣는 것이 너무 힘들다고 생각하는 것을 재구성하여 생각하면 최소한의 에너지와 집중력만을 필요로 한다는 것을 알 수 있습니다.

이런 식의 재구성은 에너지에 대한 자동적인 생각을 불러일으키는 특정한 활동들을 시작할 때 도움이 될 수 있습니다. 예를 들면 많은 사람들은 운동할 힘이 없어서 운동을 기피하는 경우가 흔합니다. 운동이란 활동을 '운동대본'으로 만들어 하나하나에 작은 단계에 필요한 에너지를 생각해 봅시다(지금 앉아있는 자리에서 일어나서 운동복을 가져올 힘이 있는가? 운동복을 가지고 차로 갈 힘이 있는가?). 그리고 헬스장에서 운동하다가 힘이 없고 지쳐서 운동기구 위로 쓰러져 있는 사람들을 몇 명이나 봤는지 되짚어 봅시다. 과거의 경험을 되짚어 보면 운동이 끝나면 오히려 더 활력이 생기고 기분도 좋아지는 경험을 했을 것

〈표 6.1〉 시간의 재구성

어떤 일에 시간을 할애 할 수 있는 다양한 방법에는 어떤 것이 있을까? 시간에 대해 다른 시각으로 생각해볼 수 있는 방법으로는 무엇이 있을까? 어떤 질문이 도움이 될까?

1. 현실적으로 이 일은 시간이 얼마나 걸릴까? 현실적으로 이 과제는 내 시간을 얼마나 잡아먹을까?
2. 나는 이 과제를 분 대신 초로 계산할 것이다.
3. 나는 시간 대신 분으로 시간을 계산할 것이다.
4. 영화를 보는 데 90분을 투자했으면 하루 종일 영화만 봤다고는 생각하지 않을 것이라고 나 자신에게 상기시킬 것이다.
5. 나는 정말로 해야 할 중요한 일에 투자하는 시간보다 차가 막히거나 집에서 시간을 낭비하면서 보낸 시간이 더 길다는 것을 인지하자.
6. 나는 재미없는 TV쇼를 보면서 30분을 낭비했다. 나는 이 일을 하는데 30분을 쓸 수 있다.
7. 10분 동안 광고를 보는 데 사용했다. 나는 이 일을 하는데 30분을 쓸 수 있다.
8. 만약 내가 숙제를 하는데 1시간을 사용하면 오후 2시가 될 것이고, 그리고 나서 아직도 오후와 저녁이 여전히 남아있다는 것을 기억하자. 그리고 숙제도 다 끝낼 수 있다는 생각까지 하면 기분은 더 나아질 것이다.
9. 일단 시작을 하면 대체적으로 시간에 대한 생각은 잊어버리게 될 것이다.
10. 지금이 됐든 나중이 됐든 내가 이 과제에 1시간은 사용할 것이다. 어차피 해야 하면 주말보다는 지금 하는 것이 낫다. 주말에는 더 재미있는 것이 있다.
11. 우리가 생각 할 수 있는 다른 예는 무엇이 있을까?

입니다. 사실은 운동을 하고 나면 잠도 더 잘 오고, 더 깊은 휴식을 취할 수 있고, 이후에 더 지속적이고 규칙적인 운동을 할 수 있습니다. 적어도 충동적으로 운동을 기피하는 것보다 이렇게 논리적으로 생각하면 충동적인 결정보다 논리적인 결정을 할 수 있을 것입니다.

계획을 지속시키는 것과 관련된 개별적 에너지 관리의 문제들은 오랜 기간 동안 우리의 에너지를 지속시킬 수 있는 능력입니다. ADHD 관리는 인내를 요하는 스포츠와 비슷합니다. 훌륭한 축구선수들은 90분 내내 뛰기 위해서 필드에서 휴식을 찾습니다. 이와 비슷하게 하루 내내 페이스와 힘의 발휘를 조절해야 합니다. 하루 계획에 들어있는 일들 자체도 에너지에 영향을 미치지만, 계획의 배치와 배열도 영향을 미칩니다. 하루 동안 자기 관리, 예를 들면 취침시간, 식사시간, 쉬는 시간, 그리고 여가시간 등을 갖는 것은 에너지를 재충전하는 데 중요합니다. 하루 계획에 있는 과제들을 배치할 때 예를 들어 상대적으로 어려운 리포트를 작성하는 일 이후에 상대적으로 쉬운 전화나 이메일에 답하는 행정업무를 넣음으로써 정신적 에너지를 조절하고 또 같은 종류에 일을 계속하는 지루함을 달랠 수 있습니다. 다른 예로는 초저녁에는 집안 일을 하고 나머지 남은 시간은 여가시간을 가지면서 보내는 것입니다.

재미없는 집안 일을 할 때 좋아하는 활동과 연결을 시킨다면 즐길 순 없어도 적어도 견딜 수 있게 만드는 방법이 있습니다. 빨래를 개면서 TV를 시청하거나 청소를 하면서 음악을 듣는 행위는 싫어하는 활동과 즐거운 활동을 연결시키는 좋은 방법입니다. 더불어 이런 즐거운 활동과 재미없는 활동을 완수했을 때 느끼는 성취감이 더해져 활력을 불어넣어 줄 것입니다.

보상 계획하기

의욕을 강화하고 계획을 완수하는 데 사용할 수 있는 다른 기본적인 행동 원칙은 보상체계입니다. 여기서 프리맥 원리를 살펴볼 필요가 있습니다. 프리맥 원리란 하기 싫은 일을 완수할 확률은 하기 싫은 일을 한

책갈피 지침 6. 4.

에너지 다루기의 법칙

1. 배터리를 충전하고 하루의 에너지를 관리 할 수 있는 중요한 방법은 어떤 것이 있을까요? 하루 일의 순서와 몸을 움직이는 방법이 에너지에 어떤 영향을 미칠까요?
2. 휴식이 필요합니까? 합리적인 휴식의 기간은 얼마인가요? 휴식 동안 무엇을 할 수 있나요? 휴식시간에 하지 말아야 할 일들은 무엇인가요?
3. 언제 밥을 먹나요? 식사 사이에 간식이 필요한가요? 여러분에게 어떤 간식이 좋을까요? 어떤 음식을 피해야 하나요?
4. 물리적인 활동이나 움직임이 도움이 되나요? 운동에 어떤 선택사항이 있나요?(간단한 산책이나 의자에서 일어나기)
5. 얼마나 잘 휴식을 취했나요? 밤에 충분히 주무셨나요? 낮에 휴식 전략이 도움이 되나요?
6. 낮에 남는 시간이 있나요? 내가 중요하게 생각하는 여가 활동은 무엇인가요? 에너지에 해가 되는 활동은 무엇이 있나요?

책갈피 지침 6.5.

보상체계

1. 과제를 완수하면 자신한테 줄 보상은 무엇이 있을까요? 오늘 일을 끝낸 후에 즉각적으로 받을 수 있는 보상은 무엇이 있을까요? 좀 더 크고 장기적인 보상은 무엇이 있을까요?
2. 일을 완수할 확률을 높이기 위해 일과 연결시킬 수 있는 즐겁게 할 수 있는 활동은 무엇이 있을까요? 집안 일이나 운동을 할 때 음악을 들으면 도움이 되나요? 서류작업을 할 때 차나 커피를 마시는 것을 즐깁니까?
3. 일이나 계획을 완수할 때 느끼는 긍정적인 감정들은 무엇이 있을까요?
4. 반대로 일을 미루는 것에 "보상"을 주는 활동들은 무엇이 있나요? 이런 활동들을 일을 완수할 때 받는 보상을 긍정적인 것으로 변형시키는 방법이 있을까요?

후에 하고 싶은 일을 함으로써 올라간다는 원리입니다. 예를 들면 디저트를 먹기 전에 채소를 먹는다거나 TV를 보기 전에 숙제를 끝낸다는 것이 있습니다.

바라던 보상을 하기 싫은 일의 완수에 대한 장려책으로 삼는 것은 말과 당근에 비유할 수 있습니다. 여기서 말하는 보상은 우리가 진심으로 원하는 것으로 과제를 완수해야만 얻을 수 있는 것으로 정하는 것이 좋습니다. 예로써 운동이 끝나고 과일 스무디를 마시거나 기말고사

공부가 끝나면 노래를 다운받는 것이 있습니다. 이런 원리는 물리 원칙처럼 절대적이지 않기에 가끔 어긋날 수도 있습니다(과일주스를 마시고 싶지만, 운동은 하기 싫다. 그래서 나중에 할 운동의 보상으로 지금 과일주스를 마시자). 하지만 하기 싫은 일과 보상을 엮어 놓는 행위 자체만으로도 도움이 됩니다. 적어도 반사적으로 일을 미루기 전에 생각해 볼 시간을 줍니다.

감정을 받아들이고 재교육시키기

ADHD를 다루는 데 있어서 꼭 알아야 할 다른 측면은 때로는 우리의 감정을 다루는 게 힘들다는 경험을 할 가능성이 크다는 것입니다. 하지만 이 뜻은 우울증이나 불안 장애가 있다는 것은 아닙니다. 그것보다는 ADHD 특징 중 하나인 감정조절의 어려움으로 다른 사람들에 비해 일로 인한 스트레스 같은 부정적인 감정이나 좋은 소식을 듣는 긍정적인 감정들을 안정적으로 다루지 못한다는 것입니다. 누구든지 스트레스를 받는 일에 대해 반응을 할 수 있습니다. 하지만 ADHD 환자들은 보통 그런 일들에 대해 과잉반응을 해 더 스트레스를 받을 확률이 높습니다. 그래서 학교나 일에서 집중이 더 안 되거나 다른 사람들에게 짜증을 낼 수도 있습니다. ADHD 환자들은 차분해지기 위해 다른 사람들보다 좀 더 오랜 시간이 필요 할 수 있습니다. 진정이 된 후에는 스트레스의 원천과 짜증의 여파, 이 둘을 다 처리해야 합니다.

그러므로 ADHD를 가지고 살아가려면 단기적으로는 하기 싫지만, 장기적으로 가치가 큰 '감정적 인내력'을 길러야 합니다. 하지만 전에 언급한 실행기능 장애에 의해 쉽지만은 않은 일입니다. 감정적 불편함을 자극하는 일을 마주하면 상황을 헤쳐 나가는 방법은 통과해서 가는 법밖에 없습니다.

전형적으로 기피하고 싶은 일을 할 때 느끼는 불편함을 참아야 하는 일은 수없이 많을 것입니다. 이런 상황에서의 중요한 대응 방법은 자신의 감정을 인지하고, 정의하고, 감정적 불편함에도 불구하고 계속해서 일을 완수하는 능력이 우리 모두에게 있다는 것을 상기하는 것입니다(Hayes 2005; Zylowska 2012). 자신의 감정을 인지하고, 인내하고, 목표에 초점을 맞출 수 있는 능력은 ADHD를 다루는 것의 기본과 밀접히 관련되어 있습니다. 두통이 있어도 일을 해야 할 때가 있는 것처럼 어떤 일들을 하기 위해서는 감정적 '통증', 스트레스, 지루함, 그리고 '거부감' 들과 공존해야 합니다.

사실은 이런 감정들을 다루는 전략은 자신이 느끼는 감정에 반대되는 감정을 '연기' 하는 것, 마치 "메소드 연기-마치 그런 것처럼 연기하는 것-처럼 하는 것입니다. 화가 나지만 겉으로는 웃는 것처럼 혹은 뛰어난 세일즈맨이 오랫동안 미뤄둔 영업을 재개할 때처럼 손뼉을 치면서 큰소리로 "이제 TV는 그만 보고 리포트를 쓸 시간이야"라고 말하면서 과제를 시작하는 것을 예로 들 수 있습니다. 이런 기술과 앞서 말한 첫 단계 정의하기, 현실적인 시간 할애하기 등 여러 전략들을 혼합하여 쓰면 도움이 됩니다. 하지만 이래도 도움이 안 된다면 감정을 재교육해서 일 시작하기 전에 감정을 없애지는 못해도, 적어도 불편한 감정에도 불구하고 일을 할 수 있다는 것을 상기시키도록 합니다.

평소에는 항상 미루던 일과 씨름을 시작하면서 이제 우리는 감정에 휩쓸리지 않고 목표를 향해 더 잘 나아갈 수 있는 자신을 발견하게 될 것입니다. 불편한 감정은 아직 남아있을 수 있지만, 그것들이 덜 방해

책갈피 지침 6.6.

감정을 다루고 불편함을 인내하는 법

1. 즉각적인 과제들을 미루게 만드는 우리의 감정 반응을 규명하십시오.
2. 지루함, 약간의 예측되는 스트레스, "웩~"(이것을 지금 하고 싶지 않아) 등이 포함된 자신의 감정을 인식하십시오.
3. 연속 선상에서 자신의 "불편함"의 척도를 써 보십시오. 얼마나 강력한지? 정말 그런지? 0~100(0=편안함에서 100=이제까지 경험한 것 중 가장 고통스럽다) 척도를 사용해 자신이 느끼고 있는 불편함의 지수를 표현해보십시오.
4. 자신이 느끼고 있는 감정을 주목하고 어떤 느낌인지 알아내십시오. 감정들을 제거 하려 하지 말고 불편함을 참을 수 있는지 보십시오.
5. 자신의 감정을 통해서 천천히 그리고 안정적인 속도로 숨쉬기에 초점을 맞춰 보십시오.
6. 자신의 감정이 행동을 지시하지 않아도 된다는 것을 인지하십시오.
7. 과제를 완수하는 데 있어 어느 정도는 불편 할 수 있다는 것을 고려하십시오.
8. 과제의 제일 작은 행동적인 스텝에 집중하고 시작하십시오.
9. 일을 시작하면 자신의 감정이 어떻게 변하는지 관찰해보십시오.
10. 지금까지 말한 기술들을 매일 다른 상황과 과제에 접목시켜 연습해 보십시오.

가 되고 자신을 쓰러뜨리지 않는다는 것을 깨닫는다면, 새로운 가능성이 열리는 것이 보일 것입니다.

7장

계획 유지하기(2부)

태도, 믿음과 자존감

비록 ADHD가 왜곡된 사고 양상에 의해 생기는 것은 아니지만, ADHD를 가지고 사는 삶의 과정에서 때때로 비관적 태도와 부정적인 자아상이 나타나는 것은 놀라운 일이 아닙니다. 특히 어른이 될 때까지 진단을 받지 않았다면 더욱 그러할 것입니다. 이러한 관점은 학교, 직장, 대인관계, 그리고 자아감을 형성하려는 노력과 같은, 삶의 여러 측면에서 오랫동안 반복되었던 좌절의 여파일 가능성이 큽니다.

사실, 최근의 연구들은 성인들이 ADHD를 경험할 때, 부정적 사고가 뚜렷한 역할을 한다는 것을 말해줍니다. 즉, 인식되지 못한 ADHD로 인한 삶의 좌절은 부정적인 관점의 발달에 중추적인 역할을 하고, 결국 개개인들이 접하는 다양한 삶의 과제와 관련된 혼란스러운 정서적 연관성을 쉽게 발달시킵니다. 따라서 ADHD를 가진 성인은 생활 스트레스 요인이나 실패할 위험이 있는 어떤 상황을 접할 때 회피성 스타일을 채택할지도 모릅니다(Knouse, Zvorsky, & Safren, 2013;

Mitchell, Benson, Knouse, Kimbrel, & Anastopoulous, 2013; Strohmeier, Rosenfield, DiTomasso, & Ramsay, 2013; Torrente et al., 2014).

우리는 ADHD가 태도에 어떻게 영향을 미치는지 보여주기 위해, 개를 주인집 마당에 머무르도록 훈련하기 위해 쓰던 "보이지 않는 울타리"와 같은 은유를 사용해왔습니다(Ramsy, 2011). 보이지 않는 울타리를 훈련 도구로 사용할 경우, 마당의 경계에 도달할 때마다 가벼운 충격을 주는 목도리를 개에게 착용시킵니다. 시간이 흐르면서, 개는 마당의 경계를 넘어가는 행동과 불쾌한 느낌을 연관 짓고, 마당의 경계 내에 국한되어 머무르도록 길들여집니다. 이런 연관성과 행동은 개가 목걸이를 벗은 후까지도 지속됩니다.

ADHD를 가지고 사는 삶에서 오는 실망과 좌절감은 크든 작든 무수한 삶의 좌절이라는 형태로 "충격"을 전달합니다. 시간이 흐르면서, 이런 좌절감들은 새로운 책임을 갖게 되는 직업 혹은 승진, 수강 신청, 낭만적인 파트너에 대한 헌신과 같은 기회들을 피하거나 적어도 삼가도록 여러분을 길들입니다. 어떤 경우에는, 다시 충격을 받을 것이라는 염려 때문에 시도조차도 하지 않고 자신은 어떤 일을 할 수 없을 것이라고 자동으로 가정할 수도 있습니다. 비록 개는 마당이라는 한정된 공간 내에서 뛰고 놀며 완벽하게 행복해지는 법을 배우겠지만, ADHD라는 보이지 않는 울타리는 시간이 가면서 점차 우리의 생활과 안녕에 더 심한 제약을 만들어내면서 서서히 다가오게 될 것입니다.

그런 좌절에 근거해서, ADHD를 가지고 있는 성인들은 비관적 관점들을 발달시킬 위험에 놓여 있습니다. 이런 비관적 관점은 자신의 삶에서 얻은 증거들로부터 유추된 논리적인 결론처럼 보일 수도 있습니다(예: "나는 결코 대학을 졸업하지 못 할 거야; 나는 그저 게으른 것이 분명해" 또는 "나는 또 신용카드 결제하는 것을 깜박 잊었어; 나는 생활의 일상적인 요구도 감당할 수 없어"). 이런 태도 때문에 새로운 것을 시도하거나 오래된 습관 바꾸기와 같은 실패 위험이 있는 상황에 대처할 수 있는 자신의 능력에 대해 의심합니다(예: "나는 몇 년 전에 일일 계획표를 지키려고 했었는데 잘 안 되었어").

비록 ADHD가 부정적 사고의 직접적인 결과는 아니지만, 여러분의 태도에 관심을 기울이고 바꾸는 것은 대처 방안에서 중요한 요소입니다. 실제로, ADHD를 직면하고 관리하는 것은 보이지 않는 울타리 너머로 나아가려는 노력을 대변합니다. 이 장에서는 ADHD를 뛰어넘기 위한 여러분의 태도를 조정하는 전략에 대해 중점을 둘 것입니다. 이 원칙들 중 많은 것들이 5장의 미루기에 대한 논의에서 소개되었습니다. 그리고 여기에서 이 개념들은 대응전략들의 지속적인 활용을 흔하게 방해하는 것 중의 하나인 부정적 사고의 역할을 포함하는 것까지로 확장됩니다.

자동사고 알아내기

이미지, 태도, 규칙, 그리고 깊이 있는 믿음을 포함한 우리의 생각들은 경험을 분류하고 이해하는 데 도움을 줍니다. 우리는 모두 무의식중에 일어나는 생각의 흐름 또는 경험의 해석을 경험하지만, 그것들에 주의를 기울일 때 더 쉽게 알아챌 수 있습니다(즉, "내가 지금 생각하는 것" 또는 어느 때 내 마음에 스쳐 지나간 무슨 생각"). 이러한 생각들의 대부분은 중립적이고 일시적이며, 이상적으로는 긍정적인 사고가 부정적인 사고에 비해 더 많습니다. 중요한 점은 이런 자동적이고 반사적인 생각들이 왜곡될 대로 왜곡되어 있다는 것이고, 결국 우리의 과제 수행과 대처기술의 사용을 방해할 것이라는 것입니다.

왜곡된 자동사고는 망상이 아니라 확실한 증거가 없는 사건에 대해 부정확하고 성급한 결론을 내리거나(예: "친구를 부르는 걸 잊었네. 그녀는 분명히 나에게 화가 났을 거야"), 또는 편파적인 해석 때문에 내린 결론(예: "내가 에세이에서 낮은 점수를 받은 이유는 선생님이 나를 싫어하기 때문이야")입니다. 이런 각각의 예들에서 그 해석이 그럴듯하고 가능하지만, 최종 결론은 최소한 아직은 내려지지 않았습니다. 그렇지만, 왜곡된 생각은 그다음의 부정적인 생각의 시발점이 될 수도 있는데, 그 부정적인 생각은 파국적인 사건이 시작되는 지레짐작, 감정, 행동들의 사태를 일으킬 수 있습니다("선생님이 나를 싫어하기 때문에 나는 좋은 점수를 받을 수 없을 거야. 내가 수업에 들어가나 안 들어가나 상관없어. 더 이상 노력하는 것조차 나에게는 무의미하니까 나는 가지 않을 거야").

대부분의 왜곡된 생각들은 부정적인 방향으로 일을 편향시키기 때문에, 때로 인지행동치료(CBT)는 긍정적 사고의 힘으로 여겨지기도 합니다. 그렇지만, 긍정적 착각 편견(positive illusory bias)으로 알려진 왜곡된 긍정적 사고가 ADHD에서 있을 수 있습니다. 예를 들어, 도박사들은 매우 긍정적인 사고의 보유자들입니다. 비록 그들의 기대가 우리가 알고 있는 통계적 확률의 모든 것에 반하는 것일지라도 그들은 긍정적입니다. 자동사고 알아내기의 목표는 상황에 대한 반응 및 자동사고가 우리의 관점, 감정, 그리고 행동에 대한 지각적 선택(perceived options for action)에 어떻게 영향을 미치는지를 인지하는 기술을 개발하는 것입니다.

앞서 언급한 바와 같이, 태도를 바꾸는 첫 번째 단계는 단지 자동사고에 주의를 기울이는 것입니다. 이것은 간단하지만 중요한 기술로서 어떤 상황에 반사적으로 반응하기보다는 잠깐 멈추고 상황을 숙고함으로써 충동조절을 연습하는 방법이기도 합니다. 이런 자동사고를 알아내는 쉬운 연습 방법 중 하나는 일상생활에서 무언가에, 특히 우리가 늑장 부릴 때, 강렬하든 미약하든 간에 감정반응을 느낄 때를 알아채는 것입니다. 우리는 뉴스 보도, 직장에서의 업무 배정, 집에서 방바닥에 놓인 누군가의 신발에 넘어지는 일 등에서도 주목할 만한 감정반응을 느낄 수 있습니다. 그리고 그 상황에 대한 해석과 그 해석이 아주 적게

책갈피 지침 7.1.

자동사고 알아내기

1. 해야 할 일에 대한 불편함을 포함한 감정의 변화를 이용하거나, 또는 부정적 자동사고를 가지고 있다는 징후로서 일을 회피하고 있다는 사실을 이용합니다.
2. 감정 반응을 일으킨 상황, 일, 사건에 대해 한발 물러나 생각하고 알아냅니다.
3. 생각하거나 해석한 것은 무엇이었습니까?("내 마음에 어떤 생각이 스쳐 지나갔을까? 이것이 나에게 의미하는 것은 무엇일까?")
4. 이 생각이 감정과 행동에 어떻게 영향을 주었습니까?
5. 생각의 오류를 가지고 있습니까? 상황을 어떻게 다르게 볼 수 있습니까?(<표 7.1> 생각의 오류 목록 참고)

라도 왜곡될 수 있는지에 대해 단지 주목하는 것입니다.

자동사고의 개념에 대해 알게 된 후에 ADHD 성인들은 다양한 업무, 집안 일, 책임에 대한 자신의 인지 반응에 대해 꽤 알아낼 수 있습니다. 이 책을 다 읽고 난 후 또는 전에 들었던 ADHD를 관리하기 위한 방법들을 다 생각한 후에도, 다음과 같은 생각들을 할 수 있습니다. "그래, 옳은 말이네, 그렇지만 나한테는 효과가 없어", "저자들은 그게 실제로는 얼마나 어려운지 몰라" 또는 "나는 절대로 그렇게까지 할 수 없을 거야." 직장이나 학교의 프로젝트에 직면했을 때, 여러분은 그 프로젝트의 극악무도함에 대해 생각하고, 그 일이 어려울 것이며, 자신이 너무도 그 일을 하기를 원치 않는다는 것에 대해 생각하기 시작할 것입니다. 그것을 억제하지 않고 놔둔다면, 이런 반응들은 그 일을 회피하는 것을 정당화하는 다음과 같은 합리화를 초래할 수 있습니다. "나는 정말로 지금 밀린 이메일을 다 봐야 해, 그런 다음 내일은 프로젝트를 시작하기 좋은 몸 상태가 되어 있을 거야" 또는 "지금 나는 숙제를 하고 싶지 않아, 그래서 다른 일들을 먼저 할 거야. 나는 아직 시간이 많아."

그런 생각과 태도를 가지고 있을 때는, 그 생각과 태도는 완벽하게 합리적인 듯이 보입니다. 그러나 뒤늦게 당신은 과제를 하기 위해 자유시간을 가졌었던 것의 장점은 없었노라고 자신을 질책할 것입니다. 이것이 자동사고의 은밀한 본성입니다. 미루는 버릇으로 인한 조그마한 왜곡 혹은 합리화일지라도 생활의 중요한 영역에서 연속적이고 부정적인 작용을 하는 큰 문제를 일으킬 위험이 있습니다. 다음 절에서는 자동사고가 왜곡될 수 있는 몇 가지 공통 방식에 초점을 두어 자동사고의 작용을 인식하기 시작할 수 있도록 할 것입니다.

생각의 오류

저자들의 친구이자 동료이며 최고의 인지행동치료 임상가인 코리 뉴먼 박사는 단지 반사적 사고를 인지하는 것만으로는 우리의 관점을 바꾼다는 최종 목표를 달성하지 못한다고 말합니다. 그러나, 여러분이 차를 몰고 자동차 딜러의 주차장을 빠져나오는 순간 그 차의 가격이 내려가는 것과 비슷하게 여러분이 일단 자동사고를 발견하면 자동사고의 효과도 감소합니다. 당신의 머릿속에서 궁리 될 때는 합당해 보이던 생각들이 조금만 따져보면 비합리적인 생각인 경우는 매우 흔합니다.

따라서, 생각을 변화시키기 위한 전략은 생각의 오류(왜곡된 사고라고도 알려진)를 인식하고 범주화하는 것입니다. 성인 ADHD에서 관찰되는 흔한 사고 왜곡들이 〈표 7.1〉에 수록되어 있습니다. 이러한 생각들은 일상생활에서 흔하며, 다양한 임상적 문제와 관련이 있을 수 있습니다. 왜곡들 간에는 상당한 중복이 있으며, 하나의 자동사고가 다른 범주들에도 해당될 수도 있습니다. 그렇지만, 중요한 것은 상황에 대한 반응을 파악하고 평가하는 것입니다.

우리는 5장에서 과장/축소라는 왜곡과 미루기와의 관련성을 소개한 바 있습니다. 우리가 여기서 강조하고자 하는 또 다른 왜곡은 비교사고(Comparative thinking)로, 자신을 다른 사람에 비교해 평가하는 것입니다. 즉, ADHD 성인들은 종종 다른 사람들이 그렇게 많은 노력을 기울이지 않고도 삶의 요구를 쉽게 관리할 수 있으며, 이 핸드북에 설명된 모든 대처방법들을 훨씬 적게 사용한다고 여깁니다. 여러분은 더 이상의 성가심이 없이 그럭저럭 버틸 수 있는 관점을 개발할 수도 있습니다. 잘 차려입고 깔끔하게 정돈되어 있는 동료와 자신의 외모

〈표 7.1〉 생각의 오류

극대화/극소화(과장/축소) = 상황의 부정적인 면을 과장하고 긍정적인 면을 과소평가하는 것(예: "이 논문을 작성하는 것은 지루하고 비생산적이며 궁극적으로는 내 시간 낭비가 될 거야").

비교하기 = 자신 혹은 자신의 행동이 다른 사람에 비해 어느 정도인지에 근거해서 자신을 판단하는 것–이런 비교가 때로 공정하거나 부정확할지라도(예: "나는 직장에서 짧은 프리젠테이션을 준비하는데 몇 시간이나 허비한 데 비해, 동료는 별로 스트레스를 받지 않으며 많은 준비 없이도 일을 잘 할 수 있는 것처럼 보여").

이분법적 사고 = 흑백논리로도 알려져 있다. 이 오류는 질이나 성과의 연속성을 인정하지 않고 자신이나 자신의 성과를 절대적이고 범주적인 관점(성공 혹은 실패)에서 보는 것이다(예: "나는 아직껏 세금처리를 미루고 있고, 머리 자르는 걸 깜빡 잊었어. ADHD에 대한 이 치료는 전혀 효과가 없고 나는 아직껏 출발점에 있어").

재앙화(Awfulizing) = 파국적 사고라고도 일컬어진다. 이 오류는 상황의 부정적인 측면을 부풀려서 실제보다 더 나쁘게 보이도록 하는 것을 의미한다(예: "상사는 내가 직장에 지각했다고 지적했고, 제시간에 여기에 와야 한다고 말했어. 그는 나를 해고할 준비가 되어 있어").

지레짐작 = 명확한 증거 없이 다른 사람이 당신이나 상황에 대해 생각하는 것을 당신이 정확히 알고 있다고 가정하는 것(예: "이 시점에서 연기를 요구하는 것은 소용없어. 교수님은 안된다라고 할 게 분명해").

앞날 내다보기 = 점치기라고도 한다. 이러한 사고 오류는 불가피하게 사태가 악화될 것이라는 것을 가정한다(예: "나는 내가 잠시 동안은 긍정적인 변화를 만들어 낼 거라는 걸 알아. 그렇지만 결국에는 엉망이 되고 처음 시작한 곳으로 되돌아오게 될 거야").

정서적 합리화 = 상황에 대한 자신의 정서적 반응을 부정적 결론의 증거로 사용하는 것(예: "나는 바보처럼 느끼고 있어"). 이 오류는 "내가 그 일을 할 기분이여야만 해. 그렇지 않으면 그 일을 할 수 없어"라는 생각에 나타나기도 한다.

과도한 일반화 = 실수의 국한된 예만을 취하고, 그것의 효과를 부풀리는 것(예: "나는 시험을 잘 못 쳤어. 나는 대학에 다닐 자격이 없어").

공정성의 오류 = 삶에서 일들이 공정하고 공평하게 일어날 것이라는 비현실적인 기대(예: "내가 같은 양의 독서 과제를 완수하기 위해 반 친구들보다 더 많은 시간을 보내야 한다는 것은 공평하지 않아").

지나치게 높은 기준당위성 진술(Should statements) = 자신이나 타인에 대해 지나치게 엄격한 규칙을 고수함으로써 수행에 대한 비현실적인 기대를 하고 결국에는 실망감을 초래한다(예: "나는 쉬지 않고 한 시간 동안 자리에 앉아서 책을 읽을 수 있어야 해").

결론으로 비약하기 = 자신이나 다른 사람들 혹은 상황에 대해 뚜렷한 근거 없이 경솔하고 극단적인 가정을 하는 것(예: "나는 옷장을 정리하고 싶지만, 거기엔 너무나 많은 것들이 들어있어. 내가 이것을 할 수 있는 방법은 없을 거야").

라벨링(딱지 붙이기) = 자신, 다른 사람 또는 상황을 설명하기 위해 단정적 또는 부정적 용어를 사용하는데 그것은 불공평한 기술이고 특정한 행동 문제에 초점을 맞추지 않는다(예: "내가 게으르기 때문에 미룬 거야"와 "그 과제가 너무나 힘들어 보였고, 그 순간 내가 컴퓨터에 빠져들었기 때문에 미룬 거야").

마술적 사고/긍정적 편견 = 통제 불능의 상황에 대한 지나친 의존, 행운, 단순한 해결책이 있을 것이라는 비현실적인 기대, 문제를 해결하기 위해 취할 수 있는 행동에 대한 과소평가(예: "나는 마지막에는 최선을 다했어–뭐 어떻게든 되겠지").

책임전가 = 과도한 책임과 과실을 다른 사람에게 지우는 것(예: "내가 비록 늦었더라도 의사 선생님은 나에게 온전한 상담시간을 할애해야 해. 그게 내가 여기 있는 이유지").

선택적 추출 = 또한 필터링(선택적 정보 차단)이라고도 한다. 부정적인 관점을 뒷받침하는 정보에 초점을 맞추고 다른 정보를 무시한다(예: "늦게 출발해서 교통 체증을 겪었고, 비행기를 놓쳤어. 다음 비행기를 타고 예상보다 몇 시간 늦게 도착했지. 회의는 순조롭게 진행되었고 선지급금을 받기로 했어. 하지만 비행기를 놓쳤다는 사실이 그 모든 여정을 망쳐버렸지").

주: Beck(1976); Burns,(1989); Ramsay and Rostain(2015)에서 인용함.

를 비교하는 것과 같이, 여러분은 자신보다 더 잘 적응하는 사람들의 예 중에서 선택하는 경향이 있습니다. 절대로 지각도 하지 않고 사소한 것도 놓치지 않을 것 같은 A형 성격 보유자인 동료와 자신의 시간관리 기술을 비교합니다. 다른 사람들과 그들의 다른 능력들로 이상적인 키메라*를 창조해 낼 수 있지만, 그것은 여러분과 맞지 않는 것입니다.

비교하기를 통해 얻은 하나의 원칙은 ADHD가 없는 대부분의 사람들은 사실, 아마도 일 처리를 할 때 더 쉽게 시간관리를 한다는 점을 상기하는 것입니다. 잘 차려입고 깔끔하게 정돈된 동료의 예와 같이, 다른 사람들과의 직접적인 비교를 고려할 때, 우리의 비교는 공평하지 않을 수도 있습니다. 즉, 그 동료는 미혼이고, 자신의 외모를 꾸미기 위해 당신보다 더 일찍 일어나는 것일 수도 있습니다. 반면에, 여러분에게는 직장 갈 준비를 하면서 동시에 학교에 보낼 준비를 해주어야 하는 자녀들이 있을 수 있습니다.

이 문제는 대개 개인적인 상황을 어떻게 더 잘 처리할 수 있는가에 대한 질문으로 바뀝니다. 전날 밤에 미리 옷을 선택하고 가방을 꾸려 놓는 것과 같이 출근 준비 중에서 변화시키고 싶은 것이 있습니까? 여러분은 자신이 '충분히' 준비하고 있으며 동료와는 상황과 우선순위가 다르다는 것을 받아들일 수 있습니까? 포커를 칠 때의 개념처럼, 다루어온 카드를 어떻게 운용하느냐가 문제가 되는 것입니다. 다음 부문에서는 생각과 태도를 바꿀 수 있는 방법에 초점을 맞추고 있습니다.

* 주–키메라(Chimera)는 생물학에서 하나의 생물체 안에 서로 다른 유전 형질을 가지는 동종의 조직이 함께 존재하는 현상을 뜻한다. 그리스 신화에 등장하는 머리는 사자, 몸통은 염소, 꼬리는 뱀으로 이루어진 괴물 키마이라에서 유래했다.–출처 다음 백과사전.

생각 바꾸기: 당신의 변호사에게 자문하기

인지적 수정의 목표는 왜곡을 알아낸 다음, 상황을 다루기 위한 방법의 선택을 더 개방적으로 유지하기 위해 다른 적응적인 관점을 생각하는 것입니다. 최소한, 상황을 검토하고 대안을 생각하는 이 단계는 상황에서 도피하거나 비생산적인 습관에 빠지려는 충동에 대항하기 위한 성찰의 시간으로 인도합니다.

생각을 평가하기 위해 특별히 쓸모 있는 전략은 개인 "변호사"에게 자문하는 것입니다(Freeman & Reinecke, 1993에서 인용함). 이 도구 키트를 통해 우리는 대처 능력을 기억하는 데 도움이 되는 다양한 은유, 인용문 및 캐치프레이즈를 사용해왔는데 그것은 대처기술들을 더 쉽게 기억하고 사용하게 하기 위한 것입니다. 변호사도 이런 대처 기술을 상기시켜 주는 것 중 하나로서 필요할 때 생각이 날 것입니다.

부정적인 생각이 확실해 보이는 것은 그것이 완벽하고 정확한 것이어서 그런 것이 아니고 우리의 최초 반응을 뒷받침하는 명백한 증거만을 고려했기 때문입니다. 그래서, 우리는 사건에 대해 종종 부정적이고 제한적인 견해만을 근거로 상황을 회피하거나 자신을 비판하기 쉽습니다. 이것은 검사가 불리한 증거를 제시하고, 판사는 일방적인 주장만을 들은 후 판결을 내리는 법정에서 받는 재판과 비슷합니다. 공정한 재판은 법정대리인이 이의를 제기할 기회를 보장하고, 법의 한도 내에서 자신의 행위를 변호할 수 있는 것을 의미합니다. 정말로, 자동 반응을 검증하지 않는다면, 여러분이 자신만의 고유한 헌법상의 권리를 위반하고 있는 것이라고 우리는 주장할 수 있습니다!

변호사는 우리를 지지하고, 우리의 선택을 보류하게 하며, 최종적인 "평결"이 공평할 것을 보장하기 위해 존재합니다. 예를 들어, 당신은 직장에서 하루 휴가를 받았고, 약을 가지러 이 층으로 되돌아갈 기분도 아니라서 ADHD 치료 약물의 복용을 한 번 건너뛰어도 된다고 생각할 수도 있습니다. 이런 생각들은 당신의 약물 복용에 대한 검사의 기소 증거로 쓰일 수 있습니다. 담당 변호사는 당신이 하루 쉬는 동안 운전이 필요한 심부름을 할 계획이 있는데 그 일에는 집중이 필요하다는 것은 물론이고 즐거운 독서와 같이 집중이 필요한 몇몇 활동들이 있음을 알게 할 것입니다. 또한 계단을 오르는 것은 그 자체로는 약

책갈피 지침 7. 2.

변호사를 이용해서 자동사고 바꾸기

1. 과제의 이행에 영향을 미치는 자동사고를 인식하십시오.
2. 검사가 판사나 배심원들에게 당신에 반하여 주장한 것일지라도 부정적 사고를 재검토하십시오.
3. 이제, 당신의 변호사가 검사의 주장에서 사고 오류, 불완전한 정보, 그리고 과장된 주장에 어떻게 반대할지 생각해보고, 상황에 대한 균형 잡히고 현실적인 관점에 초점을 맞춰 자신의 행동에 대해 주장하십시오.
4. 증거에 중점을 두고 적응적 관점을 이용하여 실행할 수 있는 방법들을 생각하십시오.
5. 과제를 하기 위해 이전의 책갈피 지침에서 제안한 것을 활용하십시오.

복용을 막을 정도로 힘든 일이 아니라는 것 또한 입증할 수 있습니다.

변호사는 또한 우리의 업무나 상황과 관련된 불편함과 같은 감정을 관리하는 데도 도움을 줍니다. 법적인 표현을 사용하면, 우리에게는 부과된 혐의에 대한 통지를 받을 권리가 있습니다. 따라서 특정 상황에서 우리가 어떤 느낌인지 구체적으로 파악하는 것이 유용합니다. 이것은 간단하게 들리지만, 거기에는 몇 가지 걱정들 혹은 느낌들이 같이 뒤섞여 있을 수 있습니다.

예를 들어, 어떤 학생이 정리하고 완성해야 할 몇 가지 다른 과제들 때문에 압도당하고 있다고 합시다. 변호사는 그가 특정한 걱정에 초점을 맞추고 그것들을 한 가지씩 검토하도록 돕습니다. 그 학생은 과제를 충분히 해낼 수 있는 방법이 없고 결국 과제를 끝내지 못할 것이며 차라리 공부를 그만두는 것을 고민할 수도 있습니다. 변호사는 그가 흑백논리에 빠져 있다는 것을 깨닫도록 도울 수 있습니다–"만약 내가 오늘 모든 수업을 따라잡을 수 없다면, 아무것도 할 가치가 없어." 대신에, 그 학생은 과제를 분리하고 각각의 과제별로 구체적인 단계를 정한 후, 다음 며칠 동안 각 과제에 현실적인 시간을 할당할 것입니다.

변호사의 개념은 ADHD와 함께 공존할 수도 있는 기분과 불안 양상을 다루는 데도 또한 도움이 됩니다. 우울한 감정을 다스린다는 것은 종종 부정적인 전망을 수정하는 것과 연관이 있습니다. 어떤 경우에 부정적인 생각을 다루는 것은 기대보다 낮은 점수 혹은 다른 좌절과 같은 현실 세계에서의 실망과 직면하는 것이기도 합니다. 부정적인 사건에 대한 반응은 개인과 그들의 미래에 대한 부정적 사건의 영향력을 과대평가하는 경향이 있습니다. 따라서, 낮은 점수를 받은 대학생은 "나는 좋은 학생이 아니야. 계속 이런 성적을 받는다면 나는 좋은 직업을 얻을 수 없을 거야"라고 생각할 수도 있습니다. 변호사는 그 학생이 대학의 입학 자격을 충족시켰었다는 과거의 증거를 제시하고, 부실한 준비나 수업 출석 때문에 낮은 성적을 받은 것이라는 행동설명을 끌어낼 수 있습니다. “나쁜 학생”이라는 자아 이미지를 바꾸는 것보다 행동을 바꾸는 것이 훨씬 쉽습니다.

분노, 좌절, 그리고 지루함을 다루는 것은 종종 “무엇이 일어났는가(일어나지 않았는가)”에 대한 반응에서 "그 일에 어떻게 대처할 것인가"로의 인지 변화를 수반합니다. 즉, 분노(무언가 옳지 않거나 공정하지 않다는 해석과 관련된)와 분노의 변형들은 우리의 행동에 동기부여를 할 수 있기 때문에 건전한 것일 수 있습니다. 따라서, 만약 어떤 일이 일어났는데, 실제로, 공정하지 않으며, 그것을 바로잡을 수 있는 방법이 있다면, 바로 잡는 것이 좋습니다. 반면에, 화가 나는 상황이나 일상생활의 번거로움에 과잉 반응할 때, 문제가 발생합니다. 게다가, 불안한 기분은, 현재에 집중하기 어렵게 하고 문제 해결을 어렵게 하며, 다른 사람들을 비난할 가능성을 높입니다.

유용한 첫 번째 단계는 상황을 유발한 사건 이전으로 되돌려 놓은 후에, 직면한 특정 문제를 정의하는 것입니다. 그런 다음 상황을 다룰 수 있는 옵션을 결정할 수 있습니다. 분노의 다양한 표현은 어떤 것이 ‘공평하지 않다’라는 느낌을 반영하며, ‘이것은 일어나지 않아야만 한다’와 같은 ‘당위성 진술’과 연관되어 있습니다. “해야 한다(당위)”를 다루는 것은 분명 당신이 어떤 일이 일어난 것에 대해 기쁘지 않다는 것을 인정하지만, 당신은 여전히 그 일이 일어났다는 사실에 직면해야 한다는 것입니다. 따라서, 임무는 그 상황을 다루는 것으로 바뀝니다.

조망 수용(Perspective taking)은 좌절들에 대처할 수 있도록 변호사가 도울 수 있는 또 다른 유용한 방법입니다. 우리가 어떤 어려움에 직면하든지, 우리는 일들이 원래보다 어떻게 더 나빠질 수 있는지 생각합니다. 상황을 그 해결까지 다 생각해보는 것은 결국 상황은 시간 제한적이라는 것을 깨닫는 데 도움이 됩니다. 즉, "컴퓨터가 수리될 동안 컴퓨터 없이 지낼 수 있어. 그것은 매우 불편하지만 적어도 새것을 살 필요는 없을 거야", "컴퓨터를 고칠 수 없다면, 새것을 사기 위해 돈을 모으는 동안 지방 공공 도서관에서 컴퓨터를 사용할 수 있어"와 같이, 최악의 시나리오를 고려하고 그것에 대한 관점을 얻는 것 역시 도움이 될 수 있습니다. "이것이 이번 주에 나에게 일어나는 최악의 일이라면, 감당할 수 있을 거야. 다른 사람들도 더 큰 문제에 직면하고 있을 것이 틀림없어"와 같이 감사를 실천하고 감사를 받아들일 수 있는 것들에 집중하는 것도 또한 도움이 됩니다.

이러한 자동사고를 알아내고 바꾸는 것은 충분히 쉬워 보이지만, 우리의 생각, 감정, 행동을 풀어내기 위해서는 혼신의 노력이 필요합니다. 자동사고를 종이에 써서 보는 것은, 제멋대로 튀어 다니는 자동사고를 머릿속에서 다룰 때와 비교해, 자동사고가 얼마나 합리적이지 않은지를 알게 합니다. 머릿속에서 자동사고는 확신할 만한 것이었습니다. 우리는 사고변화기록 양식도 수록했습니다. 사고기록 양식에는 종이에 단순히 선을 긋는 것에서 봉투 앞뒷면에 기소인의 생각과 변호사의 반응을 비교하는 것 등 여러 변종이 있습니다(〈표 7.2〉, 〈표 7.3〉 참고).

우리가 적응적인 관점을 유지하도록 안내하는 변호사의 입장을 구성하고자 할 때 고려해야 할 몇 가지 질문들이 있습니다.

- 만약 친구(특히 ADHD를 가진)가 이런 상황에 처해 이런 생각을 가지고 있다면, 나 자신에게 적용하는 동일한 기준을 친구에게도 적용할까? 나는 어떻게 친구에게 조언할까?
- 이 상황을 더 잘 해결할 수 있도록 도와줄 다른 방법이 있을까?

나의 견해를 바꾸는 것이 어떤 영향을 미칠 수 있을까?

- 이 상황을 다루기 위해 무엇을 해야 하는지 나는 이미 알고 있지만 그것을 하고 싶지 않은 걸까? 이 선택이 나를 어떻게 만드나?
- 나는 이 상황을 받아들이기 위해 불완전하거나 불편함을 받아들일 수 있을까? 대부분의 상황이 내가 생각하는 것만큼 나쁘게 끝나는 것일까? 만약 내가 이 상황을 회피하는 것보다 직면한다면 5분 안에 어떤 기분을 느낄까?
- 큰 틀에서 볼 때, 이 상황이 얼마나 중요할까? 일어날 수 있는 가장 최악의 상황은 무엇일까? 한 시간 내로 이것이 나에게 중요한 것일까? 내일은? 다음 주에는? 내년에는? 그것을 다루기 위해 내가 어떻게 계획할까?

〈표 7.2〉 사고 기록 양식의 예

유발 상황	*기소인의 생각*	*반응–느낌 행동 등*	*변호사의 생각*	*실행 계획*

〈표 7.3〉 사고 기록 양식 활용의 예

유발 상황	*기소인의 생각*	*반응-느낌 행동 등*	*변호사의 생각*	*실행 계획*
나는 10페이지 분량의 보고서 작성을 미루고 있다	• 나는 어디서부터 시작해야 할지 몰라 • 나는 그것에 전념하기 위해 몇 시간은 쉴 필요가 있어 • 나는 글을 쓸 기분이 나야 쓸 수 있어. 이 일은 끔찍할 거야 • 왜곡 = 과장/축소, 재앙화, 앞날 내다보기	• 염려 • 스트레스 • '할 기분을 내기' 위해 비디오 게임하기 • 여가시간에 한숨 자기	• 무엇을 해야 할지 명확히 할 수 있는 방법들이 있어 • 일은 하면 1시간 이내에 진전을 만들어 낼 수 있어 • 10페이지짜리 보고서 쓰는 일로는 아무도 그렇게 느끼지 않을 거야 • 일단 시작하면, 나는 그것을 함으로써 기분이 좋아질 거야	• 나는 강의 요강을 다시 읽고 15분 동안 무엇을 쓸지 계획할거야 • 이번 주에는 보고서를 쓰기 위해 강의 시간 사이의 쉬는 시간에 휴식을 취할 거야 • 각 쓰기 세션을 시작하기 전에 작업할 특정 섹션을 정할 거야 • 내가 곤경에 빠지면 도움을 청할 거야 • 선생님께 연락해서 사과하고 다시 스케쥴을 정해야지
나는 아들의 사친회를 잊었다	• 나는 형편없는 아버지야 • 나는 바보로 보일 거야 • 왜곡 = 과도한 일반화, 지레짐작	• 당황스러운 • 화난 • 선생님 만나기를 회피한다	• 나는 아들의 교육에 매우 열중하고 있어 • 그건 실수야. 내가 세상에서 사친회를 잊은 첫 번째 사람은 아니야	• 나는 플래너에 즉시 약속을 적어 둘 거야

고인이 된 작가 스티븐 코비는 "자신이 저지른 행동은 말로써 고칠 수 없다"("잘못된 습관에서 기인한 문제의 해결은 습관을 고치는 데에서부터 시작되어야 한다"라는 뜻임)고 말했다고 합니다. 이 인용문을 인지 수정으로 확장하면, 생각을 수정하는 것이 우리의 반응을 균형 잡히게 유지하도록 도와준다는 것입니다. 이 과정은 현재의 상태를 유지하고 그 순간에 몰입하게 해서 우리의 의도대로 행동을 유지할 수 있도록 합니다. 다음 절은 새로운 관점을 활용해서 행동을 취하는 전략에 대한 것입니다.

메소드 연기 접근법*

"만들 때까지 만든 척하라"는 문구는 마치 필요한 경험을 이미 다 한 것처럼 연기함으로써 익숙하지 않은 상황에 대처할 수도 있음을 암시합니다. 이런 적응 방법의 확장이 "메소드 연기 접근법" 입니다. 이것은 극을 시작하기 위해 마치 어떤 인물이었던 것처럼 행동하는 방법입니다. 이렇게 연기자는 자신의 경험에서 공통점을 끌어내기 어려운 캐릭터를 연기하는 방법을 찾거나, 유사한 인물에 대해 연구할 수 있습니다. 시간이 지나고 반복함으로써 이러한 행동들은 더 자연스러워질 것입니다.

예를 들어, 우리는 할 일을 적기 위해 일일 계획표를 사용하는 데 익숙하지 않을 수 있습니다. 특히 다른 사람들 앞에서라면 더욱 그럴 것

* 배우가 자신이 연기할 배역의 생활과 감정을 실생활에서 직접 경험하도록 하는 연기법

책갈피 지침 7. 3.

대안적 사고의 개발

1. 이 상황을 어떻게 생각하고 있을까? 내가 어떤 사고 오류를 범하고 있나?
2. 이 상황에 대해 다르게 생각할 수 있는 다른 방법이 있을까? 변호사는 뭐라고 할까?
3. 일어날 수 있는 최악의 결과는 두엇일까? 일어날 수 있는 가장 좋은 결과는 무엇일까? 이 상황에서 가장 가능성이 큰 결과는 무엇일까?
4. 이 상황에 영향을 미칠 수 있는 몇 가지 구체적인 단계는 무엇일까? 내가 그 상황을 처리할 수 있을까?
5. 만약 내 친구 중 한 명이(특히 ADHD를 앓고 있는) 이런 상황에 처해 있고, 이런 반응을 보인다면, 나는 친구에게 뭐라고 충고할까?
6. 큰 틀에서 볼 때, 이 상황이 내가 생각하는 것만큼 나쁜가?, 한 시간 후에 이것을 어떻게 볼까? 내길은? 다음 주에는? 내년에는 어떻게 볼까?
7. 내가 만족감을 느끼며 이 상황을 돌아보려면 이 상황을 다루기 위해 내가 어떻게 해야 할까? 이 일을 하기 위해 내가 취할 수 있는 작은 조치는 무엇인가?

입니다. 사실, 이런 광경은 생소하게 여겨져서, 일일 계획표에 할 일을 적는 것을 할 가능성이 줄어들 것입니다(예: 감독관이 보는 동안 나중에 할 일을 쓰기 위해 내가 감독관 앞에서 일일 계획표를 꺼내야 한다는 뜻인가요? 그렇게 할 수는 없죠).

이러한 기술을 연습하기 위해서, 회의에서 떠나기 전에 일일 계획표에 무언가를 쓰는 것을 완벽하게 자연스럽고 적절한 것으로 여기는 직원처럼 행동하도록 합니다. 닮기를 원하는 누군가를 역할 모델로 마음에 둘 수도 있습니다. 새로운 행동에 대한 행동 대본을 대략 머릿속에 그려보는 것이 도움이 될 수 있습니다. 사용하기 좋은 말을 포함해서 말이죠(예: "다음 회의 작성을 위해 잠시 시간을 내야지"). 이런 틀은 새로운 대처 능력을 활용하는 경험을 얻을 수 있게 상황을 다르게 다룰 수 있는 기회를 제공합니다.

가치와 헌신

우리가 6장에서 논의한, 동기를 만들기 위한 전략과 같은 맥락으로, 오랜 기간의 노력에 대한 욕구와 헌신을 유지하기 위해서 인지적 전략이 반드시 필요합니다. 어려운 과제로 보이는 것을 피하기 위해 합리화하거나 회피행동을 하는 것은 너무나 쉬운 일입니다. 몇 주 동안 매일 우편물을 정렬하거나 일일 계획표를 사용하는 것과 같이 좋은 출발을 했지만, 그 후에는 계획에 사소한 위반을 허용하기 시작한 후에 대처방법이 표류하기 시작합니다. "나는 지금 피곤해", "이것은 나중에 처리할 거야"와 같이, 계획을 이따금, 사소하게 위반하기 시작하면 결국 익숙한 좌절과 마주하는 것으로 끝이 납니다. 오랜 습관으로 되돌아가서 기한이 지난 청구서에 연체료를 지불하는 것과 같은 좌절 말입니다.

대처 계획에 대한 이유와 동기를 새롭게 가다듬는 것은 좋은 방법입니다. 만약 대처 습관이 어그러지기 시작하는 것을 눈치챘을 때, 다음과 같은 질문들은 구체적인 계획을 유지할 가능성을 높이는 데 도움이 될 것입니다:

- 내가 할 수 없다고 생각하는 이 과제는 무엇일까?
- 내가 전에 이런 종류의 일을 할 수 있었을까?
- 내가 정말로 이런 일을 할 기분일까?
- 내가 5분 동안 이 과제를 작업할 수 있을까? 만약 일에 진척이 있으면 어떤 기분일까?
- 내가 가지고 있는 긍정적인 경험들은 무엇인가?
- 이 과제를 회피하는 것보다 시작하는 것은 어떻게 느껴질까?
- 실제로 이 과제의 수행이 얼마나 불편할까? 내가 처리할 수 있을까?
- "이 것만 뺀다면" 과제를 완수하는데 문제 없을까?

일을 하기로 했던 약속을 재확립하기 위한 인지 전략의 보조적인 방법으로, 당면한 과제에 대해 개인적으로 어떤 가치를 두고 있는지 상기해보는 것이 좋습니다. 다음 질문들에 답을 해보면 과제에 대한 자신의 약속을 배양하고 더 강화하는데 도움이 될 수 있습니다.

- 왜 이 일이 중요할까?
- 이 작업은 어떻게 더 큰 계획에 부합할까?
- 최종 목표를 향해 지금까지 내가 어느 정도 일을 추진했을까? 다음 단계는 무엇일까?
- 시작하기 싫어도 이 계획을 내가 지킬 수 있을까?

- 일을 마친 후 어떤 느낌일까? 그렇다면 이 일을 어렵게만 볼 수 있을까?
- 이 일을 시작하는 것이 나에게 어떤 이득이 될까? 일을 미룬다면 무엇이 불리할까?
- 내가 이런 일을 직면하고 다룰 수 있다는 것을 안다면 어떤 느낌일까?
- 이 일을 회피하지 않았다는 것을 알 정도의 최소한의 일을 내가 할 수 있을까?

계획을 유지하는 것은 대처 계획의 가치와 중요성을 명심하고 그것들을 유지하는 방법을 찾는 것을 포함합니다. 살짝 실수도 할 수 있고 "사는 게 다 그렇지"라는 식의 경우가 있을 것이며, 결국 계획을 방해할 것입니다. 사실, 우선순위가 바뀌었다는 것을 인식하고 대처 계획을 다시 짜야 할 때도 있을 수 있습니다. 이 과정을 거침으로써 우리는 성급한 도망이 아니라 계획에 대한 확실한 결정을 내릴 수 있습니다.

아론 랠스턴(2004)은 '127시간'이라는 책을 썼고 이 책은 후에 '127시간'이라는 영화로 만들어졌습니다. 그 책과 영화는 하이킹을 가서 암벽과 떨어지는 바위 사이에 손이 끼어 계곡에 갇혔던 일에 대한 그의 설명을 보여줍니다. 아무도 그가 어디 있는지 몰랐고, 수 일 내로 그는 죽게 될 것이었습니다. 랠스턴은 결국 생존을 위한 최후의 수단으로 자신의 팔을 잘라서 빠져나올 수 있었습니다.

여기서 이야기하고자 하는 점은, 책 전반부에서 랠스턴은 극한 야외 활동가, 산악 등반가 등으로서의 다양한 경험담을 독자들과 공유했다는 것입니다. 산속에 갇혀 폭풍우가 지나가는 동안 작은 텐트 안에서 혼자 웅크리고 앉아 폭풍 속에서 떠는 것에 대해 기술한 후, 랠스턴

책갈피 지침 7.4.

계획을 재상정하기

1. 이루고 싶어 노력 중인 계획은 무엇입니까?
2. 이 계획은 어려웠나요? 무엇이 계획의 마무리를 가로막았나요?
3. 이 계획이 아직도 필요한 시간과 노력을 들일만 한 가치가 있을까요? 상황이 바뀌었나요?
4. 헌신하고 있는 계획에 대한 위험성 및 이점을 고려하여 현명한 결정을 내리십시오. 만약 그것이 더 이상 우선순위가 아니라면, 그것을 내버려 둘 수 있습니다.
5. 만약 여전히 이 계획을 추진하고 싶다면, 왜 이 계획이 여전히 중요한가요? 이 계획의 가치는 무엇입니까?
6. 장기적으로는 그 계획이 어떻게 이득이 될까요?
7. 만약 이 계획을 포기한다면 기분이 어떨까요? 계획을 계속 추진하면 어떤 느낌일까요? 계획을 완성했을 때 어떻게 느낄 것이라고 예상합니까?
8. 다음 단계로 넘어가기 위해 기꺼이 불편함을 직면하고 참으실 겁니까?
9. 아주 조금이라도 앞으로 나아갈 수 있는 다음 단계는 무엇입니까?
10. 계획을 지속하기 위해 추가적인 자원이나 도움이 필요합니까?

은 "재미있어지기 위해 꼭 재미있는 것일 필요는 없다"라는 작가 마이크 트와이트의 말을 인용했습니다. 여기에서 추출된 개념은 폭풍의 한

복판에서 즐길 필요는 없었다 라고 비록 랠스턴이 밝혔지만, 그 순간의 경험은 도전과 맞닥뜨리고, 산에 오르며, 보람 있고 성취감을 주는 여정의 다른 부분들과 비교해 볼 때 상대적으로 작은 것이라는 것입니다. "재미있어지기 위해 꼭 재미있는 것일 필요는 없다"와 같은 동기유발요인은 과제와 관련된 상대적으로 짧은, 예상되는 불편함에 대한 균형감을 되찾도록 함으로써 불편함을 다루고 착수한 일에 몰두하는 경험을 얻도록 도울 것입니다.

자신에 대한 관점 바꾸기

ADHD 성인들은 ADHD 증상과 관련되어 상당히 많은 실망감과 좌절감을 자주 경험해 왔습니다. 대다수의 경우에 자신들에게 가해지는 ADHD의 영향을 깨닫지도 못한 채 말이죠. 낮은 점수를 받았던 일들, 다른 사람과 한 약속을 잊거나 지키지 못했던 일, 당신의 잠재력을 이루지 못해 다른 사람으로 부터 받은 반복된 훈계들, 더 열심히 일해야 할 필요성을 깊이 생각할 때, "나는 충분히 잘하지 못해", "나는 게을러" 또는 "나는 자신에게 기대할 게 많지 않고 다른 사람들도 나에게 기대할 게 없어"와 같은 식의 자아관을 가지게 될 수도 있습니다. 이런 좌절이 반복되는 것의 최종 결과는 자아감의 부식 즉, 열등감입니다.

이렇게 깊이 자리 잡은, 지속되는 자아관, 혹은 자신이 어떤 사람인가에 대한 "핵심신념"은 자기 자신, 세상, 그리고 세상에서 자신의 위치를 보는 렌즈와도 같습니다. ADHD와 관련된 부정적 발달 경험은 우리의 렌즈를 균일하지 않게 착색시킬 수도 있고, 적어도 어떤 상황에서는 자신에 대한 비관적인 관점을 초래할 수도 있습니다. 이러한 부정적인 믿음들을 활성화시키는 상황을 현시점에서 직면할 때, 우리는 강한 감정, 부정적인 생각, 자기 패배적 행동에 빠지는 경향이 있고 종종 체념하고 도망칩니다. 일부 ADHD인 사람들에게는 이러한 핵심신념은 한정된 특정 상황에서만 활성화될 수 있습니다. 다른 경우에, 핵심신념은 대부분의 상황에서 우리의 지각을 착색합니다. 많은 경우에 증상 때문에 당혹감을 느낌에도 불구하고, 비록 그들의 자신감을 잠시 흔들어 놓는 많은 상황들이 있을지도 모르지만, 많은 ADHD 성인들은 건강한 자아관을 가지고 있음에 주목해야 합니다.

이러한 핵심신념들이나 "도식(schema)"들은 아동기부터 성인기까지의 기간에 걸쳐 발달하고, "삶의 규칙"을 알아내려는 우리의 노력을 반영하는 것입니다(Beck, 1976; Young & Klosko, 1994). 핵심신념들은 우리가 세상에 질서를 부여하고 세상을 이해하는 정신적 범주들로 생각할 수 있습니다. 따라서 우리가 성장하면서 다른 상황, 사람들, 그리고 도전에 직면하면서, 우리는 상황과 관계를 이해하고 세계가 어떻게 돌아가는지에 대한 규칙을 배웁니다.

도식을 형성하고 이러한 방식으로 경험을 조직화하는 능력은 매우 적응적입니다. 대부분의 경우, 이런 과정을 통해 삶에서 마주치는 다양한 상황을 파악하고, 적응하며, 탐색할 수 있습니다. 어떤 경우에, 사람들은 극도로 어려운 삶의 상황을 극복하는 데 도움을 주는 믿음과 전략을 개발합니다. 때로 생존 전략이라고도 합니다. 이러한 오래된 전략들은 사람들이 새롭고 건강한 환경에 정착하고 "건전한 규칙"에 의지하면서 잊혀질 수도 있습니다. 하지만 다른 경우에, 비적응적 믿음이 지속되고, 나중의 경험에 의해 조정되지 않으면(또는 어려운 상황이 지속되면), 비적응적 도식들은 성인기에 생존을 잘 해내려는 노력을 방해합니다.

우리의 연구, 특히, 아동기에 진단받은 적이 없는 ADHD 성인들을 대상으로 한 연구에서, 우리는 과거의 문제들과 관련된 부정적인 낙인이나 가슴 아픈 상처들에 대해 들었습니다. 그 낙인이나 상처들은 내재화되고 강화되어 삶에 지속적으로 영향을 미치고 있었습니다. 하지만 많은 경우에, ADHD 성인들은 자신들의 경험을 근거로 자신에 대한 부정적인 결론에 도달했다고 보고했습니다(예: "내 친구들 중 서머스쿨에 간 사람은 하나도 없어"). 부정적인 도식은 동면하는 곰과 유사하게 휴면기에 있기도 하지만, 비슷한 실수나 어려움을 직면할 때 쉽게 재활성화됩니다. 부정적인 도식은 실망하거나 실패하리라는 징조가 조금이라도 보이는 경우에조차 재활성화됩니다. 이러한 부정적 신념의 기능은 자기 보호입니다–shock me once, shame on you; shock me twice, shame on me. 한 번 당하면 되었지 두 번 당하랴. 그러나 이러한 비적응적인 신념들은 상황에 대처하려는 시도로서의 자멸적인 행동들을 서서히 촉발합니다. 자멸적 행동들은 결국 문제를 악화시키고, 부정적 신념의 악순환의 고리를 강화합니다. 보이지 않는 울타리의 비유로 되돌아가면, 부정적 신념들은 "충격"을 피하기에는 너무 비좁은 마당에 우리를 갇혀 있게 합니다.

〈표 7.4〉에는 성인 ADHD에서 관찰되는 흔한 도식 범주 및 이와 관련된 신념들이 수록되어 있습니다. 이런 도식은 입증된 과거의 실수와 좌절감에 뿌리를 두고 있습니다. 하지만, 실수와 좌절들 그리고 자신에 대해 내리는 결론들은 종종 지나치게 가혹하고 비 적응적이어서 삶에서 우리가 전진하는 것을 방해합니다. 강의에 집중하느라 안간힘을 쓰고(우리 환자 한 명이 그랬듯이 그렇게 하느라 근육들을 잔뜩 긴장시키고), 과제로 주어진 책들을 읽느라 안간힘을 쓰며, 또는 지키기

에는 이미 너무 늦었는데 약속이나 마감 시간이 생각날 때의 가슴 철렁함을 말로 다 표현하는 것은 불가능합니다. 우리는 "할 수 있음" 대신 "할 수 없음"을 재활용하는 것, 즉, 우리의 강점과 능력을 손상시킬 정도로 실수에 초점을 맞추는 것을 끝내야 합니다. 우리의 요점은 자신의 ADHD를 인식하지 못한 사람들을 비난하거나, 과거의 실수로부터 용서하려는 것이 아니라, ADHD는 삶의 대부분의 영역에 영향을 주는 게임 체인저이며, ADHD를 다루기 위해서는 자존감을 내세우는 것이 아닌 일련의 독특한 기술들이 필요하다는 것을 알려주는 것입니다(〈표 7.4〉 참고).

핵심신념을 밝혀내는 데 유용한 기술 하나는 "아래쪽 화살표"(수직

〈표 7.4〉 비적응적 도식/핵심신념

- 자기 불신—"내가 해야 할 일을 스스로 할 수는 없어. 나 자신과 다른 사람들을 실망 시킬 거야."
- 실패—"나는 기대를 저버렸어. 나는 항상 실패했고 앞으로도 내가 하려던 일에 항상 실패할 거야."
- 무능력/부적응—"나는 생활의 기본적인 요구를 처리하는데도 너무 서툴러."
- 결함—"난 기본적으로 불량하고 결함이 있는 사람이야."
- 불안정—"나의 삶은 항상 혼돈스럽고 혼란스러울 거야."
- 사랑받을 수 없음/사회적 배제—"아무도 나를 오랫동안 참아내려 하지 않을 거야" 또는 "사람들은 나를 거부할 거야."

(Ramsay & Rostain, 2003; Young & Klosko, 1994에서 인용함)

화살표로도 알려짐 Burns, 1989)입니다. 흔하게 나타나는 자동사고들을 파악하는 것에서부터 연습은 시작됩니다. 공통적으로 발생하는 왜곡된 생각 하나를 선택하고 질문에 답합니다. "만약 이 생각이 맞고 정확하다면, 이것이 나에 대해 무엇을 말하는가 혹은 무엇을 의미하는가?" 여러분은 그 질문에 대해 다른 생각을 가지고 있을지도 모르며, 또다시 같은 질문을 할 수도 있습니다. "만약 이 생각이 맞고 정확하다면, 이것이 나에 대해 무엇을 말하는가 혹은 무엇을 의미하는가?" 근본적인 결론에 도달할 때까지 계속할 수 있습니다.

예를 들어, 프로젝트를 시작하기까지 당신이 너무 오래 걸려서 월요일 아침 마감일을 놓칠 것이라는 것을 깨달았습니다. 당신은 일요일 밤에 사장님께 이메일을 보내서, 프로젝트를 끝내기 위해 월요일에 결근할 거라고 말할 수 있을 것입니다. 당신의 생각은 "사장님은 화가 날 것이고 나는 프로답지 않게 보일 거야"이다. 다음은 당신의 아래쪽 화살표가 어떻게 보일지 기술한 것입니다:

Q: "사장님이 화가 나서 내가 전문가가 아니라고 여긴다면 이것은 나에 대해 무엇을 말해주는가? 혹은 이것이 무슨 뜻인가?"

A: "사장님은 내 일을 좀 더 면밀히 관찰할 수도 있을 것이고 내가 얼마나 비계획적인지를 알게 될 거야."

Q: "만약 사장님이 내가 체계적이지 않다고 생각한다면, 이것은 나에 대해 무엇을 말해 주는가?"

A: "나는 내가 하는 일을 잘 모르며, 이 일에 적합하지 않다"라고 모든 사람이 알게 될 거야.

Q: "사람들이 내가 이 직업에 적합하지 않다는 것을 알게 되면, 이것은 나에 대해 무엇을 말해 주는가?"

A: "그들은 나를 내보낼 방법을 찾아낼 것이고, 나는 그런 일이 일어나기 전에 그만두어야 할 거야."

Q: "내가 강제로 직장을 그만둘 수밖에 없다면, 이것은 무슨 뜻일까?"

A: "나는 정말로 사기꾼이야. 모두가 그렇다고 말한 그런 능력이 내겐 있었던 적이 없어." [실패 도식]

인지 수정 전략은 이러한 신념들과 신념들이 기반을 둔 증거들을 재검토하는데 사용될 수 있습니다. 좀 더 균형 잡힌 자아상을 가지면 우리가 반사적으로 피하는 상황을 직면하는 데 도움이 될 것입니다. 이러한 색다른 행동들과 정서적 경험으로부터 세상에 대한 우리의 규칙을 개정하기 시작할 수 있습니다. 자신감과 능력에 뿌리를 둔 자존감이 가장 바람직한 유형입니다. 현실적인 도전에 직면하고, 극복하며, 자신이 일을 처리할 수 있다는 본능적인 체감을 통해 자존감은 가장 잘 발달됩니다. 보이지 않는 울타리에 더 이상 얽매이지 않는 개와 마찬가지로, 과거와 똑같은 방식으로 충격을 받지 않고 기회와 도전을 받아들일 수 있다는 것을 믿으려면 시간과 반복이 필요할 것입니다. 우리를 붙잡아 매고 있던 보이지 않는 울타리를 부수어 감에 따라 자신에 대한 새로운 관점을 위해 꼭 필요한 구성요소들을 이러한 경험들이 제공해줄 것입니다.

8장

위탁대처기술

ADHD가 생활에 미치는 영향을 적극적으로 다루는 일에 대해서는 앞부분에서 많이 언급이 있었습니다. 이제는 성가신 잡무들을 처리하기 위한 시스템을 만드는 데 중점을 두려고 합니다. 이 시스템을 만듦으로써 대처기술에 그다지 의존할 필요가 없게 될 것입니다.

집행기능기술 부족을 보완하는 방법은 잡무를 다른 사람에게 맡김으로써 거기에 직접 관여하지 않더라도 일이 진행될 수 있게 하는 것입니다. 즉, 고생을 피하는 것이 문제 해결의 방법입니다. 이런 시스템은 초반에 간단히 시간과 에너지를 투자함으로써, 귀중한 시간을 절약할 수 있고 힘도 덜 들이게 될 입니다

반복적으로 생기는 업무를 자동화하거나 다른 사람에게 시킬 수 있는 기회는 많습니다. 하지만 이 방법에는 "겉모양만 그럴싸한 방법"을 추구 한다든지, 혹은 반대로 "완벽한 시스템"을 찾는다며 일을 미루는 핑계가 발생할 수도 있습니다.

자동결제 준비

비록 ADHD로 진단받지는 않았지만, ADHD 경향이 있는 사람들에게는 공통적인 문제점들이 발생합니다. 예를 들어, 대금 지불을 잊어버린다든지 대금 지불 날짜를 지나쳐서 서비스가 중단되거나 하는 것입니다. 이 문제를 해결할 수 있는 손쉬운 방법은 자동이체결제가 적합한 지출에 대해서는 매월 자동이체 설정을 해 놓는 것입니다. 특히, 결제기한을 넘기면 서비스가 중단되는 필수적인 프로그램에는 이 방법이 최우선입니다. 자동결제 서비스를 제공하는 대부분의 회사들은 전자결제를 독려하고, 고객에게 인센티브를 제공하면서 자동결제를 하도록 권장합니다.

하지만 어떤 사람들은 온라인 거래의 안정성에 대해 우려를 합니다. 심지어 연계된 계좌의 잔고가 확실하지 않아서 초과대출금에 대한 추가 수수료를 지불해야 할 위험성이 있다고까지 이야기합니다. 따라서 이러한 경우에는 마이너스 통장예금계좌와 연계하는 것이 하나의 옵션일 수 있습니다. 그러나 많은 성인 ADHD 분들은 별도의 예금계좌가 없을 뿐만 아니라, 마이너스통장을 만드는 것 자체가 또 하나의 부담이 될 수 있습니다.

그렇다면 순전히 자동이체결제만을 목적으로 사용할 별도의 신용카드를 갖는 것이 방법일 수 있습니다. 하지만 목적과 다르게 충동구매를 하는 것을 막기 위해서는 이러한 카드를 사적인 용도로는 지니지 않는 것이 현명합니다. 월별 신용카드 사용내역서는 매월 결제하는 자동결제의 기록이 될 것입니다. 매월 이렇게 결제하게 된다면 신용카드와 연계된 계좌에서 미납 이자가 나가는 것을 방지할 것이고, 설사 신용카드 결제일을 잊어버린다 할지라도 자동으로 결제가 될 것입니다. 자동이체결제의 목적은 연체 없이 제 때에 청구된 금액을 확실하게 납부하는 것입니다.

이메일 혹은 알림문자를 통해서 결제 알림이나 그 밖의 다른 정보를 받게 될 것인데, 이러한 메시지들 중에는 기간만료 임박에 따른 신용카드정보 업데이트 등의 중요한 내용도 포함될 것입니다. 그러나 대부분의 사람들은 매일 수신하는 메시지의 홍수 속에서 이러한 알림 들을 간과하거나 잊을 수 있습니다. 따라서 추가적인 단계로 오로지 재정적인 것만을 위한 이메일 계정을 따로 사용하는 것입니다. 그 이메일 계정에 있는 메시지들은 재정적으로 가장 중요한 것들일 것입니다–자동 우선순위화.

자동알림 설정

일정표를 사용할 경우에는 전자 일정표보다는 종이 일정표를 사용할 것을 권장합니다. 종이 일정표는 눈으로 직접 볼 수 있다는 장점이 있으며 다음 날, 다음 주, 다음 달에 배치된 계획들을 한눈에 쉽게 볼 수가 있습니다. 반면, 전자 일정표의 장점은 동일하게 반복되는 약속이나 스케줄들에 대한 알림을 설정할 수 있다는 것입니다.

중요한 일에 대해서는 더욱 주의를 기울일 수 있도록 스마트폰이나 컴퓨터에 있는 알림기능을 이용해서 종이 일정표를 더 뒷받침할 수도 있습니다. 이상적으로는 온전한 작업기억력으로 하여금 명심해야 할 일들을 스스로 기억해내도록 하는 것인데, 이것은 마치 붐비는 레스토랑에서, 주문한 음식이 준비되었을 때 알려주는 작은 진동기를 주는 것과 흡사합니다. 그러나, ADHD 성인들에서는 작업기억력이 종종 작동하지 않거나 믿을 만하지 못하기 때문에 이 알람은 쓸 만한 방법입니다. 예를 들어, 매달 처방 약을 리필 할 시기가 가까워 오면 알려주는 것처럼 정기적인 일 뿐만 아니라, 연 2회 치과 진료라든지, 세탁소에 맡긴 옷을 찾는다든지 하는 것처럼 비정기적 일 역시 알람이 없다면 잊어버리기 쉬운 것들입니다.

알림기능을 제공해주는 약국, 병원, 기타 전문업종의 특화된 앱 들이 있습니다. 이러한 앱 들을 스마트폰이나 컴퓨터에 다운받아서 알림 문자나 메일을 받는 것에 동의하면, 알림뿐만 아니라 마일리지 등 그들이 제공하는 여러 혜택들을 최대한 활용할 수도 있습니다.

어떤 비즈니스 앱들은 반복되는 물품 주문, 서비스, 기타 정기적으로 발생하는 업무들을 위한 알림을 설정할 수 있게끔 해줍니다. 이런 앱 들을 통해 생일, 기념일 등 중요한 날들도 잘 준비할 수 있습니다. 정기적으로 필요한 물품들은 온라인 판매자 에게 자동이체 되도록 설정함으로써 그 물품이 자동으로 집까지 배달 되게 할 수 있습니다. 재정적, 조직적 우선순위에 따라 결정해야 하지만 시간, 노력, 스트레스는 줄이고, 편의성은 증가시키고, 할인 혜택을 제공하기도 하는 서비스들에 대해서는 약간의 추가 비용을 내더라도 사용할 가치가 있습니다. 이러한 시간 절약 장치들을 사용하는데 드는 비용과 그러한 것들을 사용치 않아서 생기는 비효율성의 비용을 어떻게 비교 할 수 있을까요?

알림 및 알람에 관한 이 장의 최종 제안은 쉽게 눈에 보이는 시계를 착용하거나 사용하라는 것입니다. 손목시계를 착용하는 것은 시간을 외부로 보이게 해서 모니터하는 아주 간단한 방법입니다. 스마트폰이 일상생활의 도구가 된 디지털 세대의 사람들은 휴대폰을 시계로써 사용한다고 주장 할 수 있습니다. 하지만 휴대폰은 보통 주머니나 가방 안에 넣고 있어서 시간을 재빠르게 모니터할 수 없습니다. 따라서 눈에 쉽게 띄는 손목시계를 착용하는 것이 조금 더 일관되게 시간을 모니터링할 수 있는 간단한 해결책입니다.

아날로그시계나 디지털시계 둘 다 시간을 알려 주기는 합니다. 시침, 분침이 달린 아날로그시계 및 손목시계는 디지털시계 보다 시간을 시각화한다는 면에서 더 유리합니다. 아날로그시계는 정각까지 분침과의 거리가 줄어듦으로써 특정 시각에 얼마나 가까워지는가를 시각적으로 보여줍니다(옛날식 모래시계는 위칸과 아래칸의 모래 비율에 의해 시간의 경과를 보여주는 최고의 아날로그 식 표현일 것입니다). ADHD인 사람들을 겨냥한 색깔과 소리를 이용해 남아있는 시간을 나타내는 다양한 시간관리 제품들이 있습니다. 아날로그시계의 분침이 특정 시각에 가까워지는 것을 보여준다는 장점이 있는 반면, 디지털시계는 카운트다운 기능이 있어서 "아직 정각 오후 3시는 아니다"라는 식의 개념을 전달 해 줄 수 있습니다. 따라서 시간을 잴 때 디지털시계를 사용하면 "정확한 시각"에 관한 더 논리적 근거를 제공한다는 장점이 있습니다. 이러한 것들이 사소한 것처럼 보일 수 있지만, 대부분 성인 ADHD들에는 시간 계산 및 시간 줄이는 문제가 어려운 영역이라는 점에서 고려해 볼 만한 사항입니다.

고용 및 교환

위탁대처기술 중에는 그것을 설정하고 유지하는 수고 외에는 어떠한 추가 비용도 들이지 않고 할 수 있는 것들이 많습니다. 시간이 절약되고, 수고를 덜고, 스트레스도 줄어드는 이점을 경험할 것입니다.

그중 하나의 옵션은 사람을 고용하여 일을 대신하게 하는 것입니다. 세금 해결을 위해 회계사를, 잔디를 깎거나 정원 일을 위해 정원사를, 성가신 주택수리 등을 위해 기술자를 고용할 수 있습니다. 이러한 것들은 "내가 할 수 있기는 하지만, 능숙하게 처리하지는 못한다"고 말할 수 있을 그런 잡무들일 것입니다. 그것은 누군가를 고용케 하는 당위진술(즉, "나는 이 일을 할 수 있다. 다른 사람에게 비용을 지불하지 않고 나 스스로 할 수 있어야 한다") 이기도 합니다.

일단 특별한 일을 시키기 위해 누군가를 고용하기로 했다면, 적합한 사람을 찾는 일은 중요한 사항이 됩니다. 예를 들면 12월에는 연말정산에 대비해서 회계사를, 2월에는 봄, 여름 동안 잔디를 깎고 나무를 다듬고 할 정원사를 찾는 것입니다. 고용한 사람들과 함께 성공적으로 일을 해 나가기 위해서는 누군가를 고용한다는 것조차도 또다시 특별한 행동 단계로 세분화해야 하는 상위 목표가 되는 셈입니다(예: "회계사로 고용할 사람이 적합한지를 봐달라고 친구를 부른다").

자동결제의 혜택을 보려면 그 시스템을 설정하기 위한 최소한의 시간과 노력은 필요하듯이 우리가 당면하게 되는 어려움이나 불편한 업무를 수행하기 위하여 그때마다 일일이 외부인을 고용할 여력이 없어 직접 해야만 할 수도 있습니다. 또한 어려운 작업을 위탁하려고 결정했다 할지라도, 그만한 비용을 치를 만한지도 따져봐야 합니다.

만일 누군가를 고용하는 것이 쉽지 않다면 또 다른 선택은 교환, 즉 물건이나 서비스를 교환하는 것입니다. 예를 들면 잔디를 깎게 할 정원사를 고용할 수는 없을지라도, 여름방학에 집에서 놀고 있는 이웃집의 대학생 아들을 '고용'하고 그 대가로 그가 나의 Wi-Fi를 이용하게 한다든지 또는 다른 합당한 거래를 할 수도 있습니다. 마찬가지로, 회계사 친구가 있다면, 내가 그의 홈오피스를 페인팅해주고 그 친구는 나의 세금 문제를 해결해 주는 것에 합의할 수도 있습니다. 그 밖에도 가사 정리(즉, 우리가 함께 토요일에는 우리 집 옷장을 정리하고, 일요일에는 너의 집 옷장을 정리한다)라던가, 대학생들이 스터디 파트너가 되기로 동의하는 것과 같은 방법들도 있습니다.

우리가 혼자서 해야만 하는 업무라 할지라도 다른 사람에게도 일부 책임을 지게 하는 것도 좋습니다. 내적 동기나 자생적 추진력을 갖는 것이 이상적이긴 하지만, ADHD들 에게는 동기부여의 어려움이 있습니다. 이러한 경우, 외적으로 동기부여를 하도록 다른 사람에게 그 책임을 지우고 우리로 하여금 업무에 관여하도록 도와주는 데 대한 보상을 줄 수 있습니다. 이러한 것을 위탁책임(위탁의무와는 같지 않음)이라고 합니다.

또 다른 방법으로는 자신의 계획을 친구나 가족에게 공표함으로써 그것을 중요한 이슈로 만들 수도 있습니다(예: "내가 지금 차고로 가서 최소한 1시간 동안 뭘 치울 수 있는지 봐").

만일 당장에 말할 대상이 아무도 없다면 그 의도를 SNS에 올릴 수도 있고, 나중에 그 과제의 진척상황을 업데이트 할 수 있습니다(예: "쓰레기 3봉지, 기부할 물품 2박스").

직장에서 상사와 간단한 정기 체크를 한다든지 혹은 대학에서 지도교수의 집무시간에 참석한다든지 하는 것들은, 그 프로젝트에 계속 함께 할 수 있는 괜찮은 방법들입니다.

만일의 경우에는, 스스로에게 심지어는 애완동물에게 우리의 의도를 큰 소리로 말하는 이행선언을 하는 것만으로도 실천을 하는데 충분히 영향을 줄 수 있습니다.

이 부분 에서는 대처기술을 위탁하고 일을 좀 더 쉽게 하기 위한 창조적인 방법을 찾는 데 중점을 두었습니다. 체계화, 시간관리, 생산성을 향상 시키는데 도움이 되는 컴퓨터 소프트웨어 도구, 체계화된 보조기구, 앱, 장치들이 많이 있습니다. 그러나, 유용한 도구를 찾는 것과 이루기 어려운 "완벽한 해결책"을 쫓는 것 사이에는 미묘한 균형이 있다는 것을 잊지 말아야 합니다.

좋은 도구를 찾되 "허울 좋은 대책"을 피하라

제대로 된 도구, 대처기술, 위탁방식은 ADHD의 영향을 다루는 데 있어서 큰 차이를 만들 수 있습니다. 그러나, 이상적인 해결책을 찾는다고 시간을 너무 허비하거나, "준비를 하기 위한 준비"를 한다고 반복적으로 조치를 취하는 것 자체가 집중을 방해하는 요소들입니다. 다양하고 분주한 하루 일과를 묘사하는 데 있어서 가짜효율성이라는 용어가 쓰이기도 하는데, 대부분의 사람들이 우선순위상 중요한 일의 순서로 시간을 쓰지는 않습니다. 수많은 사소한 일들을 하며 바쁘다고 느끼지만, 이러한 일들이 실제로는 더 중요하고 생산적인 일에 시간과 에너지를 쓰는 데에는 방해가 되는 가짜효율적인 것들입니다.

가짜효율성은 여러가지 조직적인 도구, 앱, 장치들을 찾고 얻고 하는데 너무 많은 시간을 쓰지만, 정작 업무의 진행에서는 그것들을 사용하지 않는 것으로 나타납니다. 이러한 유형들을 "허울 좋은 대책"이라고 하는 것인데, 생산적이지도 않으면서 생산적인 "느낌"을 주기 때문에, 알아채기 힘들지만 치명적인 미루기 형태로 나타납니다.

책갈피 지침 8.1.

위탁업무 옵션

1. 반복적으로 발생하는 청구에 대한 자동이체 설정
2. 자동예금계좌 설정
3. 온라인 뱅킹 이용
4. 반복되는 중요한 날짜(생일, 기념일)를 알려주는 알림 기능 설정
5. 약국, 병원 등에서 오는 알림 문자 혹은 이메일을 받기 위한 등록
6. 세금준비, 잔디 돌보기 같은 힘든 일을 하기 위하여 누군가를 고용할 것을 고려
7. 다른 사람과 서비스를 교환할 수 있는지 고려
8. 위탁 혹은 자동화 업무를 하기 위한 다른 선택들이 있는지?

"허울 좋은 대책"을 추구하는 것에 대한 대안으로, 단순한 대처가 더 나은 경우가 많다는 신조를 떠올리는 것이 중요합니다. 안전하고, 쉽고, 저렴한 문제 해결방법을 찾도록 하십시오. 없어진 키 등을 찾느라고 애쓰는 사람은, 문 옆 벽에 못이나 후크를 박는다 던지 서랍장 위에 그릇을 놓고 거기에 지갑, 키, 휴대폰 등을 두는 것입니다. 현관문 옆에 놓은 구두상자가 우편물, 영수증 등을 보관하고 파악하는데 완벽히 훌륭한 해결책일 수 있습니다. 뭔가 새롭고 나은 방법을 발견하면 대처계획을 변경할 수도 있지만, 긍정적인 결과를 가져오는 단순한 단계부터 시작하도록 하십시오. 처음부터 "완벽한" 해결책을 찾느라고 시간을 허비하는 것보다는 처음에는 조금 미비하더라도 점진적으로 개

선하는 것이 낫습니다. 이미 가지고 있는 것을 사용하는 대신에, 이상적인 대처기술을 계속 찾는 것을 합리화하려는 핑계를 경계 하십시오. 대처도구의 장점-만족스러운 무언가를 거기서 찾기만 하면 되는-은 문제들을 해결하고 기능을 향상 시키는 능력에 의해서 평가됩니다.

9장

정보 관리

정보를 기록하고, 조직하기, 관리하기

이번 장에서는 "무언가를 잃기 전에 챙겨라"라는 대처전략을 정리해 보겠습니다. 하지만, 나중에 사용할 수 있는 방식으로 챙겨놓는 것도 중요합니다. 여러분은 매일 정보의 홍수에 압도당하고 있고, 때로는 무시해야 할 필요도 있습니다. 정보들 중에는 분류해 두었다가 나중에 찾아볼 필요가 있는 것도 있습니다. 정보 관리는 특히 학교와 직장에서 중요하며, 그 외에도 ADHD 환자의 부모나 관련된 사람들(예: 축구 코치, 자원봉사 책임자 등)에게도 마찬가지로 중요합니다. 이 단원에서는 매일의 정보들을 추적해 가는 몇몇 기본적인 전략들을 살펴볼 것입니다.

또다시 일일 계획표

일일 계획표를 잘 사용하지 않는 사람들이 있습니다. 그러나 만약 일일 계획표가 중앙집중식 조직 체계로 작동하고 있다면, 그것은 좋은 도구이자 작업 관리자입니다. 일일 계획표는 약속, 의무, 오락 활동, 그리고 다양한 과업들을 꾸준히 유지하게끔 도와주는 편리한 도구가 됩니다.

또한 일일 계획표는 중요한 정보뿐 아니라 보조적인 정보들을 기록하는 편리한 도구입니다. 예를 들어 동료와의 미팅을 계획한다면, 미팅 날짜와 시간을 기록하게 될 것입니다. 미팅 장소나 만날 사람의 정보도 중요합니다. 여러분이 알고 있는 친구나 동료, 또는 의사의 전화번호를 가지고 있다 하더라도, 부수 자료로서 참석자가 포함된 일정표를 재기록 하는 것도 나쁘지 않을 것입니다.

일일 계획표에는 세부적인 정보를 모두 기록할 만큼 충분한 공간이 없을 수 있습니다. 그런 경우에 그 정보들을 기록할 메모장, 스마트폰의 음성녹음, 태블릿 PC의 서류 파일, 노트북 컴퓨터, 종이 노트 등을 사용할 수 있습니다.

전자기기 백업

일일 계획표는 일정과 과제의 우선순위가 수록된 편리하고 휴대하기 편한 기록입니다. 스마트폰, 태블릿 PC, 플래시 드라이브, 기타 전자기기들은 연락처 정보 및 파일 등 중요한 자료의 창고 역할을 합니다. 일일 계획표 내에 정보들을 가지고 있는 것이 좋기도 하지만, 연락처처럼 필수적인 정보들을 "주소록(little black book)"의 21세기판을 상징하는 스마트폰에 저장하는 것도 바람직합니다.

여러분이 받은 명함, 회사명 및 주소, 이메일 주소, 수기로 쓰인 메모들로부터 연락처 목록을 즉시 기록하거나 입력하지 못하는 경우가 있을 수 있습니다. 이 정보들은 스마트폰이나 태블릿PC로 가급적 빠르게 옮겨야 하며, 종이 기록은 번잡함을 줄이기 위해 폐기하는 것이 좋습니다. 처음에 이러한 정보들을 받았을 때 정확한지 다시 한번 점검하고 휴대폰에 입력하는데 잠시 시간을 투자하는 것이 좋습니다.

전자 연락처 목록은 관리가 필요합니다. 목록에 있는 연락처의 정보가 변경되었을 때 스마트폰에 변경 사항을 업데이트하는 것이 중요합니다. 마찬가지로 스마트폰의 정보를 컴퓨터 또는 클라우드에 백업하거나 동기화해 놓으면 문제가 발생할 때 모든 정보가 손실되는 것을 방지할 수 있습니다. 즉 컴퓨터에 바이러스가 걸렸거나 스마트폰이 고장이 났을 때 정보를 되찾을 수 있습니다.

정보를 얻는 또 하나의 방법은 이메일을 사용하는 것입니다. 컬러 강조 기능은 후속 조치가 필요한 메시지에 표시하거나 특정 메시지의 위치를 쉽게 확인하기 위해 사용할 수 있습니다. 적은 시간과 노력을 들여 이메일 메시지를 관리하고 구성할 수 있는 폴더를 만들 수 있습니다. 폴더 제목은 다른 프로젝트나 메시지와 쉽게 구별할 수 있도록 해야 합니다. 전통적인 마닐라 폴더 또는 아코디언 파일을 사용하면 한 번 정도 훑어볼 것 이거나 이메일 계정에 두고 싶지 않은 서류를 분류하여 보관할 수 있습니다. 종이서류를 없애는 것은 정보를 관리하고 혼란을 줄이는 데 필요한 대안입니다.

종이서류 없애기(일일 계획표 이외)

8장에서 언급했듯이 자동결제를 설정했을 때의 장점은 아무것도 하지 않고 대금을 지불할 수 있다는 것입니다. 어떤 사람은 종이 청구서를 받는 것이 청구서를 지불 할 필요가 있음을 알리는 확실한 방법이라고 생각할 수도 있습니다. 실제로 어떤 사람들은 일정한 시기에 대금을 지불하고 재정을 추적하기 위해 수표를 쓰거나 인쇄하는 습관을 사용하여 이러한 방식으로 지불하는 것을 선호하기도 합니다. “자기에게 맞는 방법이면 무엇이든 상관없다”와 같은 실용적인 관점을 받아들입니다.

많은 성인 ADHD들이 가지고 있는 문제는 여러 청구서 더미들 가운데서 청구서 각각을 계속 추적해야 하는 것뿐만 아니라 정리하고 처리해야 할 이메일이나 다른 정보들도 밀려 있다는 것입니다. 결과적으로, 외주를 주어 정보를 관리하는 것 이외의 다른 방법은 종이를 쓰지 않고 가능하면 많은 부분을 전자 형식으로 저장하는 것입니다.

온라인 은행 계좌에서 수표 발행을 포함하여 모든 것을 모니터링하고 관리할 수 있습니다. 온라인 계좌설정을 함으로써 종이 기록을 줄이고 편리하게 재무 정보를 관리하고 감시할 수 있습니다. 또한, 책, 영화, 음악과 같은 다양한 미디어를 전자 독서기, iPod, 클라우드에 저장할 수 있습니다. 마찬가지로, 여러 중요한 문서들을 스캔하여 컴퓨터 드라이브 및 외장 하드 드라이브에 저장할 수 있습니다.

종이 없는 생활을 위해서 이런 전환을 하기 위해 몇 가지 노력이 필요합니다. 여러 개의 계정에 대해 사용자 아이디와 비밀번호를 설정해야 하며 안전한 곳에 기록해둬야 합니다. 다른 조직 체계를 유지 보수하는 것과 마찬가지로 일정 수준의 유지 보수가 필요합니다. 정기적으로 파일을 백업하고, 중요한 서류를 스캔하고, 디지털 파일을 관리 하기 위해 일일 계획표를 활용하는 것이 좋습니다. 실제로 백업에 쓰이는 시간은 2주에 15분 남짓이면 됩니다. 백업할 수 있는 시간이 나기를 기다리기보다는 특정 시간을 설정해 둘 것을 제안합니다. 또한, 하나의 작업을 시작하는 것은 또 다른 작업을 하도록 유도할 것입니다.

자기주장과 정보 관리

지금까지 정보 관리를 위한 다양한 기술을 강조했지만, 데이터 관리에 있어서 대인관계 요소를 고려하는 것이 좋습니다. 다시 말하자면, 많은 정보들이 직접 사람을 만나거나 또는 전자통신을 통해서 전달 되는데 이때 자기주장 전략이 과소평가 될 수 있습니다.

데이터 관리에서의 자기주장이란 다른 사람에게 정보를 기록하는데 필요한 시간을 내달라고 하는 것을 말합니다. 예를 들어, "내 전화기에 당신의 정보를 기록하도록 잠시만 기다려 주실래요"라고 말한 다음 여러분이 갖고 있는 정보가 맞는지 확인하는 것이 자기주장의 한가지 예입니다. 이렇게 겉보기에 간단한 절차임에도 불구하고 그것을 방해하는 인지요소가 있습니다. 즉, "이 사람은 바쁘고, 내가 이 정보를 전화기에 입력하는 동안 기다리기를 원하지 않을 거야" 또는 "나중에 하는 게 낫겠어"라고 생각할 수도 있습니다. 만약 상대방이 실제로 바쁘다면 바쁘다고 말할 것입니다. 오히려 그는 당신의 입장이 되어 보려고 할 것이고 정보를 기록하는 것의 이점을 알고 있을 것입니다. 만약 진료실을 나서기 전에 다음 약속을 기록 하느라고 시간을 끌어서 미안해하는 환자가 있다면, 첫째, 효과적인 대처전략을 사용하는 데 시간을 할애하는 것에 가치를 둔다는 것, 둘째, 다음 약속을 중요한 약속으로 여기는 것에 대해 감사한다는 것을 말해 줄 수도 있습니다. 이처럼 이러한 절차는 시간을 쓸만한 가치가 있습니다.

자기주장을 효과적으로 사용하는 또 다른 방법은 직장에서 여러분이 하기로 동의한 것에 대해 이메일로 요약 알림을 보내 달라고 상대방에게 요청하는 것입니다. 예를 들어 동료와 공동 프로젝트에 대해 서로의 책임을 나눌 수 있는데 이때 직접 약속을 재확인하는 것 외에도 이메일로 보내 달라고 요청할 수 있습니다. 동료의 답변이 지연되고 있다면 그가 필요에 따라 확인하고 수정할 수 있는 요약 메시지를 재차 보낼 수도 있습니다. 최악의 경우에도 이메일 발송은 이중의 확인이 됩니다; 이것이 프로젝트에 대한 알림 및 설명을 해 줄 가능성이 큽니다.

ADHD에서 덜 알려진 충동성의 예는 "충동적인 순응(impulsive compliance)"입니다. 충동적인 순응이란 이미 과도하게 관여하고 있는 상태에서 더 나아가 프로젝트를 책임지겠다고 동의하는 것과 같은 일 즉, 거절하는 것이 현명함에도 불구하고 반사적으로 호의를 베풀거나 책임을 떠맡는 것에 동의하는 경향을 말합니다. 물론, 최종 목표는 이와 같은 제안에 대해 "아니요"라고 말해야 하지만, 프로젝트를 수행할 수 있을지 여부를 아직 알지 못하는 시점이 있을 수도 있고, 또한 프로젝트가 흥미롭게 느껴질 수도 있어서, 자신의 모든 상황을 고려하지 않고 충동적으로 그것을 받아들이고 맙니다. 여러분이 가진 충동성은 그 자리에서 대답을 해야 한다고 느끼게 합니다. 아마도 중요한 무엇인가를 놓치고 싶지 않기도 할 것입니다. 하지만, 이렇게 함으로써, 해야 할 많은 일들이 넘쳐나고 그것에 짓눌리는 것을 깨닫고 나서야 후회하게 됩니다.

책갈피 지침 9.1.

자기주장(Assertiveness)

1. 자기주장은 질문, 주장, 요구, 제안을 할 수 있는 능력입니다.
2. 자기주장은 정중하고, 전문적이며, 협력적인 방법으로 전달할 수 있습니다.
3. 표현하고자 하는 특정한 질문, 진술, 요구, 제안을 확실히 하십시오.
4. 다른 사람의 "마음 읽기" 혹은 생각에 너무 거의치 말고 내가 하고 싶은 말에 초점을 맞춰 보십시오.
5. 언급할 것을 간단하고 직설적으로 해서 사실에 대한 나의 견해를 재확인하십시오. 예를들어 '나는 내가 채식 식사를 주문했다고 생각해."
6. 일단 하고 싶은 말을 했다면 여러분이 할 일은 끝난 것이고, 자기주장을 한 것입니다. 이제는 응답할 사람에게 달려 있습니다.
7. 자기주장은 다음과 같은 방법으로 사용할 수 있는 ADHD의 대처 기술입니다:
   업무회의 후 후속 e-mail을 요청하기
   직장에서 합리적인 편의 제공을 요청하기
   프로젝트 마감일 제안 하기 및 협상하기
   주간 회의와 같은 도움을 요청하여 프로젝트 진행 상황을 모니터링하기
8. 여러분이 대처전략으로서 자기주장을 사용할 수 있는 또 다른 방법은 무엇이 있을까요?

충동적인 순응은 특히 다른 사람에게 도움이 된다 싶을 때 강화 됩니다(예: “그래요, 내가 당신의 토요일 일을 대신할 수 있습니다”). 자동적인 동의는 무능감과 연관된 핵심 신념을 반영하는 것일 수도 있습니다. 다시 말하면, 과거의 실패를 보완하기 위해 추가적인 의무를 수행함으로써 자신이 긍정적인 모습으로 보이기를 바랍니다(예를 들어, “나는 마감 시간을 지키지 못했기 때문에 토요일에 일하는 것에 동의함으로써 균형을 이룰 수 있어”). 이것은 여러분이 누군가에게 절대로 도움을 주지 말라거나, 팀 플레이어가 되어야만 한다고 말하는 것이 아니라, 자신이 조절할 수 있는 것에 대해 현실적인 결정을 내릴 필요가 있다는 뜻입니다. 이런 경우에는 이렇게 말할 수 있습니다.—“나는 현재 프로젝트 때문에 너무 바빠요.”

자기주장적인 반응이란 “시간표를 봐야 할 필요가 있어” 또는 “흥미로운 제안이지만 내일 다시 연락해야지”, “수락하고 싶지만 다른 문제가 있음을 깨달았어” 등의 시간을 벌어주는 반응 등이 포함됩니다. 때로 이미 여러분의 대답이 “아니오”라는 것을 확신하고 있을 때 요청을 받은 경우라면, “내가 그것을 할 수 없는 이유에 대해 합리적인 근거를 제시해야 한다”라고 생각하는 것보다는 자기주장적인 출발점은 간단하게 “아니오”라고 흔들리지 말고 단순히 명확한 대답을 하는 것입니다. 몇 초 동안만 불편함을 느끼면, 나중에 찾아올 스트레스를 피할 수 있습니다.

직장에서의 정보

지금까지 언급한 모든 대처법들은 직장에서 정보를 관리하는 것과도 관련이 있는데, 여러가지 프로젝트와 연관된 정보 및 이메일을 정리하는 것과 같은 일들입니다. ADHD를 가진 근로자에게 강조하고 싶은 사항이 있는데, 14장에서 이 주제에 대해 논의할 것입니다. 직업에 따라 환경은 매우 다양하지만 각각의 특별한 요구에 맞게 조정할 수 있는 대처전략이 있을 것입니다.

첫 번째 단계는 필요한 정보는 반드시 확보하는 것입니다. 막 업무가 주어졌을 때 정확한 정보를 기록하기 위해 잠시만 시간을 내면 나중에 곤란한 상황들을 피할 수 있습니다. 간단한 말들 예를 들어, "이것은 좀 적겠습니다" 또는 "지금 당장은 이해가 되지만, 나중에 이 일을 하게 되었을 때 세부 사항을 확실하게 기억하고 싶어서요"와 같은 말이 당신이 일을 진지하게 여기고 있음을 알립니다. 업무단계들을 작성하면서 큰 소리로 말을 하고 나서 요약하여 정보를 기록하는 것이 정확성을 높이는 데 도움이 됩니다. 동료, 고객, 상사에게 확인과 설명을 요청하면 업무를 잘못 이해하는 것을 줄일 수 있으며, ADHD가 있든 없든 이렇게 하는 것이 올바른 대처기술입니다.

약물의 '반감기'가 있는 것처럼, 시간이 지남에 따라 혹은 주의를 빼앗길 다른 프로젝트가 있을 경우에는 자세한 메모와 요약들조차도 기억에서 사라질 수 있습니다. 따라서 계획을 재검토하거나 환기시키는 것이 적절할 것입니다. 합의한 계획을 변경해야 하는 새로운 정보나 이벤트가 있을 수도 있습니다. 언제든지, 상급자나 팀 구성원과 정기적인 회의를 하여 프로젝트의 진행 상황을 새롭고 분명한 상태로 유지하

책갈피 지침 9. 2.

무리한 약속을 피하기 위해 "아니오"라고 말하기

1. 요청에 대한 핵심적인 정보를 파악하십시오-추측하지 마십시오.
2. 충동적인 의사 결정을 피하기 위해서 시간을 벌 수 있는 대답을 하십시오.
   예:
   "그것에 대해 생각해보고 다시 오겠습니다."
   "다른 약속을 확인해 볼 테니 하루만 시간을 주십시오."
   "지금 당장 확실한 대답을 드릴 수는 없습니다."
3. 새로운 프로젝트를 수행하는 것이 타당한지 또는 '아니오'라고 말하는 것이 덜 스트레스가 될 것인지 솔직하게 따져 보십시오. 의심스러울 때는 '안되겠습니다'라고 말하십시오.
4. 가능하다면 다른 마감일 등 더 나은 조건을 스스로 제시하고 협상해 보십시오.
5. 최종 답변이 '아니오' 라면 딱 잘라 거절하고, 상대방이 계속 묻는다면 "원칙에 충실" 하십시오. 이유를 대고 변명할 필요가 없습니다.

는 것이 좋습니다. 다른 사람에게 지속적으로 관심을 가지는 것 또한 일에 대한 후속 조치를 잘 할 수 있는 방법입니다.

마지막으로, 회의에서 다루었던 정보의 요약본을 가지고 있는 것이 좋습니다. ADHD가 있는 학생들은 수업 참여도를 높이기 위해 수업 중에 필기하는 것이 좋습니다. 마찬가지로, ADHD를 가지고 있는 직장인은 직장 회의 및 교육 중에 기록을 하는 것이 좋으며 참석자에게 제공되는 중요한 요점에 대한 요약본도 도움이 될 것입니다.

ADHD를 가진 직장인과 학생이 갖닥뜨리는 문제는 상당 부분 겹칩니다. 이 항목의 다음에서 다루는 ADHD를 가진 학생에 있어서의 자료 관리 문제는 ADHD를 가지고 있는 직장인에서도 동일합니다. 특히 읽기와 관련된 문제는 동일합니다.

강의실에서의 정보

과학기술은 강의실에서도 꾸준히 활용되어 왔지만, 여전히 강의 및 교과서를 통해 대부분의 학습정보가 전달되고 있습니다. 강의에 집중하는 것, 그리고 강의 중 제시되는 자료를 기록하는 것이 어렵지만 ADHD를 가진 학생은 수업에 대한 참여도를 높이기 위해 필기를 하는 것이 좋습니다. 강의록 작성 서비스 같은 학습 편의 서비스를 사용하고 있는 경우라도 직접 기록하는 것이 중요합니다. 중요한 정보에 대한 기록을 가지는 것은 명백한 장점이 있습니다.

학생들이 "수업에 참석하는 것은 시간 낭비예요. 나는 집중을 할 수가 없거든요"라고 합리화할 수도 있겠지만, 집중을 하지 못하는 경우에도 참석하지 않는 것보다는 참석하는 것이 더 낫다는 것을 반복해서 알려 줄 필요가 있습니다. 만약 수업 참여 외에 다른 활동이 없다면, 수업을 듣는다는 것 자체만으로도 학생들을 침대 밖으로 나가게 하고, 기숙사에서 나가게 하며, 하루를 시작하게 하는 효과가 있습니다. 비록 생각대로 잘되지 않을 때가 있을지라도 수업 시간에 출석하고 강의를 듣는 것은 시간을 "학습"에 쓰는 것이라고 간주할 수 있습니다.

노트 필기를 더 많이 하도록 유도하는 방법으로서, ADHD를 가진 학생은 수업 전에 강사의 파워포인트 슬라이드를 달라고 요청하거나, 수업용 웹사이트에서 미리 다운로드 받을 수 있습니다. 이 슬라이드는 학생들이 강의에서 다룰 내용을 숙지할 수 있도록 미리 읽어 볼 수 있습니다. 중요 사항을 강조하거나 명확하게 하기 위해서 슬라이드 인쇄물에 기록해 볼 수 있습니다.

여러 과목의 수업에 관한 필기를 한 권의 노트에 보관하는 것이 좋습니다. 예를 들어 하나의 링 바인더에 여러 과목의 노트 필기를 보관하면서 플라스틱 디바이더로 각각을 분리할 수 있습니다. 수업의 강의 계획서들을 다운로드 하여 인쇄해서 각각의 노트 첫 장에 붙여 놓아 수업 내용을 쉽게 파악하게 할 수도 있습니다. 필기 내용을 스캔해서 전자 본으로 저장하거나 노트북이나 컴퓨터 태블릿에 직접 필기할 수도 있습니다. 과목별로 각각의 디지털 폴더를 만들 수 있으며 이러한 서류철들을 백업하는 것도 중요합니다.

과제독서는 대부분의 대학 과정에서 정보의 주요 출처입니다. ADHD를 앓는 많은 대학생들은 과제독서를 하지 않으며, 과제도 하지 않고 대학에 다닌다는 보고가 있습니다. 이들 중 대다수는 노트를 보거나, 수업을 듣거나, 인터넷으로 독서 요약을 읽음으로써 고등학교에 다닐 수 있었다고 말합니다. 실제로, 낮은 이해력과 필독서 읽기를 시작하고 유지하는 능력이 떨어지는 것 등은 ADHD를 가진 학생들 사이에서는 공통적인 불편함입니다.

이에 대한 대안이 될 수 있고 상호작용이 이루어지는 독서 접근법은 SQ4R 기법입니다(Forsyth & Forsyth, 1993; Robinson, 1970).

이 독서 방식은 책의 내용과 적극적으로 상호작용 해서, 수동적으로 읽기만 하지 않고 적극적으로 주제의 골격(framework)을 만드는 것을 말합니다.

첫 번째 단계는, 훑어보기(S-survey)로 읽을거리의 얼개와 내용을 살펴보는 것입니다. 이 과정에서는 제목과 서문을 읽습니다. 그런 다음 굵은 글씨의 소제목들과 이 부문을 소개한 문장들을 훑어봅니다. 삽화, 그림, 차트, 기타 시각 자료의 제목들과 각 장의 마지막 부분 요약도 함께 읽습니다. 복습을 위한 질문들이나 중요 항목들이 있을 경우 그것도 살펴봅니다. 이런 훑어보기를 통해 독자는 읽을거리에서 다루는 주제의 전반적인 개요를 파악하게 됩니다.

이런 훑어보기를 기반으로 하여, 내용에 대한 의문(Q-question)이 떠오르고, 각 절의 제목이 질문으로 전환되는 일도 자주 있습니다.

그런 다음 절의 시작 부분에서 갖게 된 의문에 대한 답을 찾기 위해서 한 번에 한 단락만 읽습니다(R-read).

의문에 대한 답을 본문에 직접 표기하거나 또는 e-reader에서 메모 작성 기능을 사용하여 기록(R-recording) 함으로써 독자가 계속 몰두하게 되고, 나중에 검토 할 수 있도록 중요한 정보를 강조하는 데 도움이 됩니다(일부 SQ4R 모델에서 이 기록(R-recording)은 "반영(R-reflecting)" [Forsyth & Forsyth, 1993]을 나타냅니다). 각 절의 끝에서, 독자는 의문에 대한 대답을 다시 암기(R-recites)하거나 읽은 내용을 요약하는데, 얻은 정보를 강화하기 위해 소리 내어 요약합니다. 의문에 대한 답을 확실히 찾기 위해 본문을 되짚어볼 필요가 있을 수도 있습니다. 마지막으로 다 읽은 후, 독자는 읽었던 내용을 이해했는지 재검토(R-review)하기 위해 각 절들로 돌아갑니다. 목적을 갖고 읽기, 본문을 여러 절로 나누기, 정보를 재검토하기 등을 조합하면 집중력과 이해력을 높일 수 있습니다.

과제독서는 미루기 쉬운 일입니다. 피하고 싶은 일들을 행동으로 옮기기 쉬운 작은 아이템으로 나누듯이, 읽기의 첫 단계는 책이나 문서를 우선 집어 드는 것입니다. 자신이 읽은 모든 것을 이해하거나, 기억할 수 없으며 그 누구도 그렇게 하지 못한다는 것을 인식하는 것이 학생에게는 중요한 관점의 변화가 될 것입니다. 목표는 과제를 충분히 숙지하고, 이해의 기준(안 하는 것보다는 조금이라도 하는 것이 낫다)을 확보하며, 과제를 미루지 않고 끝내는 것입니다.

책갈피 지침 9.3.

정보 관리하기

1. 중요한 정보를 받을 때 "제가 이것을 받아 적겠습니다"라고 말하십시오.
2. 일일 계획표 또는 다른 적당한 방법을 사용하여 정보를 기록 하십시오.
3. 시간을 충분히 들여 정보를 정확하고 완벽하게 기록 하십시오.
4. 정보를 잘 이해하고 있는지 확인하십시오.
5. 나중에 찾을 수 있도록 정보가 기록되어 있는지 확인하십시오.

10장

물품 관리

물건들을 체계적으로 관리하기

이전 장에서는 직장과 학교에서 매일 접하는 정보를 관리하는 데 중점을 두었습니다. 스캔한 문서, 전자책, 디지털 영화 및 전자 음악 파일처럼 디지털 형식으로 전환해서 관리할 수 있음에도 불구하고 여전히 관리하고 정리해야 할 것들이 많습니다.

더욱이, 물건을 잘못 두거나 잃어버리는 것은 경우에 따라 심각한 결과를 초래할 수 있는 문제입니다. 이것은 ADHD의 골칫거리 증상이기도 합니다. 이번 장에서는 일상생활에서 물품을 관리하는 방법에 초점을 둘 것입니다.

이것이 필요할까?

첫 번째 단계는 "이것이 정말로 필요할까?"라고 스스로에게 물어서 자신의 생활 공간(또는 다른 곳)으로 무엇을 가져갈지 우선순위를 정하는 것입니다. 이 단계는 쓸데없는 물건을 버릴 때뿐만이 아니라 물건을 취득할 때부터, 가진 물건들을 정리하고 관리하기 위한 계획을 세울 때도 도움이 됩니다.

궁극적으로, 어떤 물건을 가질지 또 그것이 나의 생활방식에 얼마나 잘 맞을지 선택하는 것은 개인적인 선호에 따른 것입니다. 특히 잡동사니를 정리하기 어려울 때, '나는 이것을 꼭 가져야만 한다'라는 식의 자동 반응을 피하기 위해서는 선호의 관점보다는 선택의 관점에서 보는 것이 좋습니다. 가진 물건에 대해 현명한 결정을 내리는 것은 중요합니다.

이미 8, 9장에서 여러모로 다루어진 것처럼, 특히 종이 없이 디지털 형식으로 저장할 수 있는 많은 항목들이 있습니다. 책, CD, DVD, 잡지 등을 줄여서 공간을 절약 할 수 있는 다양한 방법들이 있습니다. 디지털 정보로의 전환은 복잡한 것들을 정돈하고 주변 환경을 보다 쉽게 관리할 수 있는 방법입니다.

옷, 접시, 가구, 여러가지 가전제품, 책꽂이 등은 필요하지만 공간을 차지하는 것들입니다. 비록 오랫동안 가지고 있었더라도 개의치 말고 그것들이 얼마나 쓸모가 있는지 생각하십시오. 예를 들어, 차지하는 공간에 비해 그 물건이 실제로 얼마나 자주 사용되는지를 고려하여 더 이상 필요하지 않거나 사용되지 않는 물건은 버리기로 결정하십시오. 옷정리는 일반적으로 물건들을 정리하는 대처기술을 설명하는 데 자주 이용됩니다.

예를 들어, 옷들을 분류해서 더 이상 맞지 않거나, 낡았거나, 유행이 지났거나 다시 입을 것 같지 않은 것들은 버릴 수 있을 것입니다. 두 번째 단계는 지난 6개월에서 12개월 사이에 입지 않았던 옷들을 찾아보는 것입니다. 이러한 옷들의 상태는 매우 괜찮을지 모르지만 어떤 이유로든 일상적으로 입기에는 더 이상 적합하지 않을 것입니다. 아마도 여러분은 그런 특별한 옷을 가지고 있을 것입니다. 오래전의 콘서트 기념 티셔츠 또는 좋아하는 팀의 낡은 유니폼과 같이 애착이 가는 옷들이 있을 것입니다. 이런 옷을 실제로 입을지에 대한 여부를 결정하기 위해서는 인식의 전환을 해야 합니다. 이것은 정서적으로 연결되어 있는 옷을 보관하지 말아야 한다는 말은 아니지만(하지만 그것은 굉장한 콘서트였어!) 대부분은 버릴 수 있습니다. 아마도 이런 과정을 몇 차례 더 거치고, 몇 주 더 옷을 가지고 있다가, "정말 이 옷을 입지 않고 버려야겠다"는 결론을 내리게 될 것입니다. "언젠가는 이 옷이 정말로 필요하거나 갖고 있기를 원할지 몰라".

그때 내가 "이 옷을 가지고 있지 않으면 후회할 거야"라는 걱정이 옷들을 계속 보관하게 하는 주된 생각입니다. 미래에 다시 필요한 물건이 있을지 모르지만 버릴 물건을 찾아내기에 지금보다 더 나은 시간은 우주 역사상 다시는 없을 것이라고 인식을 전환하는 것이 물건을 버리지 못하는 여러분의 어려움을 다루는 데 도움이 될 것입니다. 어떤 물건도 그 정도로 필요하진 않을 것입니다. 저자들처럼 학술 연구기관에서 일한다면, 미래의 연구와 관련성이 없어진 논문 복사본 또는 오래된 책을 버리기를 주저하는 것을 이해할 수 있습니다. 그러나 전문 학술잡지들은 디지털화되어 전자 논문을 검색하는 것이 표준화된 방법입니다. 만약 책이 전자책(e-book)이나 구글 도서(google books)에서 구할 수 없는 경우에도 온라인으로 중고 책을 구할 수 있으며 도서관 상호대차를 통하거나 복사본(또는 관련된 장의 사본)을 빌려달라고 동료에게 이메일로 요청할 수 있을 것입니다. 물건을 버리는 것은 어려운 일이지만 버린 후에는 아쉬워하지 않을 것입니다. 장기적인 이득을 위해 단기적인 불편함을 감수하는 것입니다.

물품을 관리하는 과정의 또 다른 측면은 새로운 물건을 취득할 때 충동적으로 결정하기보다는 합리적으로 결정하는 것입니다. 첫 번째 질문은 “정말로 이것이 필요한가?”입니다. ‘맞아. 나는 이 물건이 필요해’라는 즉각적인 반응이 있을지라도, “지금 당장 이것을 가져야 할까?”라고 질문하는 것입니다. 즉각적으로 물건을 사는 충동을 관리하는 방법의 하나로 “좀 더 생각하기 위해” 다음 날로 결정을 미루는 것도 방법입니다. 이러한 종류의 지연 전술은 일종의 노출 연습입니다. 이러한 불편한 감정에 직면함으로써 충동에 넘어가지 않고 구매에 대해 생각할 수 있는 시간을 버는 것입니다. 그 물건을 가지고 있는 이점(ADHD 관련 충동성으로 증강된)보다 가지고 있지 않은 불편함에서 벗어나는 것이며 이것이 노출/반응 방지 접근법이 필요한 이유입니다.

충동구매를 다루기 위한 적응적인 방법은 그것을 구할 수 있는 다른 방법을 고려하는 것입니다. 예를 들어 방금 전에 좋아하는 주제 또는 좋아하는 저자가 발표한 책을 보았습니다. 책을 구입한다면 실제로 읽을 수 있을 것인지에 대해 고려해 볼 수 있습니다. 책을 읽을 것이라고 해도 하드커버 판 또는 전자책 버전에 돈을 지출하기보다는 지역 공공 도서관에서 이용할 수 있는지 알아볼 수 있습니다. 전자책을 빌려주는 도서관들이 많이 있기 때문입니다. 도서관에서 책을 구하면 행여 책을 읽지 않아도 비용이 들지 않습니다(만기일까지 그것을 반환한다면). 나중에 여전히 책을 갖고 싶다면 온라인 상점에서 할인된 가격으로 중고책을 구할 수 있으며 더 값싼 문고판을 살 수 있을 것이고 아마도 선물로 받을 수도 있을 것입니다. 만약 그 책을 가지는 것이 최우선적이라면 직장에서 프로젝트를 완료하거나 옷장의 의류 가짓 수를 줄이는 등의 행동에 대한 긍정적인 보상으로 책을 활용할 수도 있습니다.

충동성은 이런 방법들을 선택하고 활용할 수 있는 우리의 능력을 뒤엎어 많은 "비용"이 발생하게 합니다.

여러분은 언제든 새로운 물품과 물건들을 구입할 것입니다. 이런 경우에 적응적 방법은 새로운 물품을 구입할 때마다 그것과 동등한 물품을 버리는 것입니다. 이것은 종종 고장 난 주방기구를 새 기구로 교체하는 것처럼 간단한 일일 수도 있습니다. 하지만 새 물품을 구입하는 대신 다른 것들을 버리는 상황이 있을 때도 있습니다. 예를 들어, 새 셔츠 몇 점을 사면서 아직은 쓸 만해서 가지고 있던 낡은 옷 한 보따리를 버리는 것입니다.

이러한 대응전략은 지침이며 모든 소유물에 적용되지 않을 수도 있음을 알고 있습니다. 여러분은 지침을 위반할 수도 있습니다. 또한, 새 아기를 위해 필요한 물건을 구입하거나, 많이 사용하지는 않지만 오래된 야구카드처럼 여러분이 가치를 두는 물건을 모으는 등, 우리의 제안이 적용되지 않는 상황이 있을 수 있습니다. 이러한 제안은 충동을 관리하는 데 도움이 되는 의사 결정의 틀을 제시하기 위한 것입니다.

물건을 보관하기 위한 장소 찾기

부동산에 관련된 말처럼, 물건 관리의 가장 중요한 세 가지 측면은 "위치, 위치 그리고 위치"입니다. 물건을 보관하는 특정 장소는 물건을 관리 유지하는 데 도움이 되며, 최소한 물건을 쉽게 찾는 데 도움이 됩니다. 이러한 믿을 만한 장소에 물건을 보관하는 작업을 반복하게 되면 그 과정이 더욱 자동화되어 막연한 스트레스와 좌절감을 줄이고, 물건을 찾는데 걸리는 시간을 절약해 줍니다.

독자들은 룸메이트와 원룸을 같이 사용하거나 넓은 집에 사는 것에 이르기까지 다양한 주거 환경에 처해 있으며 각각 보관의 문제들이 있을 것입니다. 문서 보관함, 옷장, 큰 플라스틱 용기 또는 책상 서랍과 같은 보관 용기를 찾는 것이 겉으로 보기에는 간단한 단계이지만 최소한 시간과 노력이 필요합니다. 은제 집게를 담을 수 있는 용기, 책상에 펜을 꽂을 수 있는 컵 또는 여러 개의 플래시 드라이브를 보관하는 플라스틱 상자와 같이 좀 더 작은 물품보관용기들도 있습니다.

여행용 가방이나 계절의류처럼 가끔이지만 요긴하게 사용하는 물건들도 보관해야 합니다. 다시 말하면, 다락방의 한구석, 옷장의 뒤쪽, 차고의 상자 또는 다른 위치와 같이 이러한 물건들이 보관되는 공간을 정해 놓으면 필요할 때 찾을 수 있습니다. 공간이 한정되어있는 경우 외부에 보관 장소를 임대하거나 가족이나 친구 집에 보관 장소를 빌릴 필요가 있습니다. 물건을 위한 충분한 공간을 가지고 있지 않다는 것을 깨닫게 되면, 신속히 불필요한 물건을 분류하고 버려야 할 것입니다.

일상생활 도구들

매일 사용해서 꼭 찾아야만 하는 물건들이 많이 있습니다. 지갑, 직장 또는 학생 신분 카드, 휴대 전화 및 안경은 "일상생활의 중요한 도구"입니다. 어떤 사람에게는 천식 흡입기, 처방약, 에피네프린 주사제 또는 기타 건강 관련 품목과 같은 필수 "도구"가 있습니다. 학생들은 수업에 필요한 책가방(책과 노트북용 작은 가방)과 노트북 또는 컴퓨터 태블릿(충전기를 잃지 마십시오!)을 추가로 갖고 있거나 직장인은 서류 가

방을 가지고 있을 수 있습니다. 고인이 된 코미디언 조지 칼린(George Carlin)이 말했듯이 이것들은 모두 물건을 위한 더 작은 장소입니다.

이런 도구들을 꺼내고 다시 넣을 수 있는 중심적인 장소가 중요합니다. 많은 ADHD 성인들은 온 길을 되돌아가고, 코트와 시트쿠션을 훑어보고 집 수색을 하는 등 일상생활에 필수적인 물건들을 찾기 위해 매일 많은 시간을 소모하고 스트레스를 받습니다. 옆에서 선의로 하는 충고와 도움은 오히려 분노와 당혹함에 불을 지를 뿐입니다.

대부분의 사람들은 결국 일상생활 도구를 현관문 옆의 보관함에 저장하는 해결책에 이르게 됩니다. 벽의 못이나 장식용 걸이는 열쇠를 보관하기에 좋습니다. 다른 옵션은 침실 또는 다른 눈에 띄는 장소의 캐비닛 서랍이나 화장대에 보관하는 것입니다. 이 체계는 직장이나 학교에 다닐 때 최소한의 시간으로 찾을 수 있을 뿐만 아니라, 심부름을 하거나 또는 다른 개인적인 약속을 위해 나갈 때도 쉽게 찾을 수 있습니다. 시도 때도 없이 이런 물건을 잘못 두기 때문에 필수 도구를 위한 중심적인 장소를 정하고 유지 관리하는 것은 좋은 습관입니다.

운동 가방이나 직장에서 주간 회의에 필요한 물품과 같이, 매일은 아니지만, 정기적으로 사용하는, 잊어버리기 쉬운 물품들이 있습니다. 이런 물품들은 간단하게 문 옆에 놓거나 문손잡이에 미리 알림 메모를 붙여두면 쉽게 눈에 띄어 이러한 물품들을 잊지 않고 가져갈 수 있습니다. 그 전날 차에 가져다 두면 기억해야 한다는 압박감이 사라집니다.

이러한 대처전략을 성공시키는 핵심은 정해진 장소에 일상생활 물건을 두는 전략을 일관적으로 유지하는 것입니다. 열쇠를 거실의 커피 테이블에 내려놓고 "나중에 사용하게 될 거야. 문 옆에 놓지 않아도 돼"라고 생각할 수도 있습니다. 전화기를 사용하고 주머니에 넣은 후 "내가 기차에 탔을 때 상의 주머니에 넣은 것을 기억할 거야"라고 생각합니다. 나중에 열쇠는 신문 아래에 숨겨져 있고 필사적으로 집을 뒤져본 후 옷장의 상의에 들어있는 전화기를 발견하게 됩니다.

그렇다면 이처럼 유용한 대처기술의 사용을 방해하는 것은 무엇일까요? 업무를 미룰 때처럼 불편함을 과장하고, 물건을 제자리에 두는 행동의 유용함을 경시하는 것입니다. 그러므로 이런 왜곡된 생각(예: "상의에서 전화를 꺼내기 위해서는 아주 번거롭게 다른 방까지 갔다와야 해")에 도전해서 다른 방식으로 보는 것을 고려하고(예: "갔다 오는데 30초도 안 걸릴 거야. 그 다음에는 전화에 대해 신경 쓸 게 없겠지"), 일을 마무리하기 위해 짧은 불편함의 순간을 투자하는 것입니다. 그렇게 함으로써 시간 낭비, 스트레스, 화, 일어날지도 모르는 부정적인 결과(예: 자동차 키를 잃어버려 회의나 시험에 늦는 것)로부터 벗어나게 될 것입니다.

우편물 관리하기

자동결제를 하고, 종이를 사용하지 않고, 잘 사용하지 않는 물건들을 버리는 등의 방법으로 잡동사니를 줄이려고 노력을 하지만, 여전히 물건들은 정기적으로 들어옵니다. 중요한 것과 중요하지 않은 것들이 뒤섞여있는 우편물들은 날마다 우선순위를 정해야 하는 일 중 대표적인 것입니다.

대다수의 ADHD 성인들이 우편물을 분류할 때 예상되는 스트레스에 관해 이야기 합니다. 특히 청구서가 들어있는 우편물과 관련된 스트레스에 대한 것이지요. 그들은 잡일이 실제보다 훨씬 더 번거롭다고 여기기 때문에 그 일을 지속할 가능성이 낮습니다. 예산이 빠듯하거나 부족한 상황에서 청구서를 처리해야 하는데, 예상치 않은 청구서를 발견하면 걱정이 더 커지겠지요. 어떤 사람은 "수령된 우편물이 아무리 중요하다고 해도 좋은 소식일 리는 없다"라고 전적으로 부정적인 생각을 말하기도 합니다. 결국, 이와 같은 잡일을 직면하기 보다는 회피하게 될 것입니다.

이런 가정은 상황을 악화시키거나 더 나쁜 소식을 접할 가능성을 피하기 위해 우편물을 살펴보는 일을 회피하게 하는 결과를 가져옵니다-"내가 보지 않는 한, 그것은 없는 거야". 논리적으로 생각해보면 예상치 않은 청구서가 있을 가능성이 확률적으로는 매우 낮지만(가능하긴 하지만), 거액의 청구서를 보았을 때 예상되는 스트레스 때문에 일상적인 청구서를 하나도 보지 않으려고 할 수도 있습니다. 이것과 다른 적응적인 반응은 통보를 받고 문제를 마주해서 청구서를 해결하는 것입니다.

기회가 될 때 즉시 우편물을 살펴보고 청구서, 과세 정보, 친구나 가족의 인사카드 등 필수적인 것 이외의 모든 것을 버리기를 권유합니다. 이런 과정을 좀 더 쉽게 하려면 근처에 휴지통이나 재활용 통을 두는 것도 좋은 방법이겠지요.

우편물 중에서 관심을 끄는 광고지나 제안서는 필요하다고 판단되는 경우에 보관을 고려할 수도 있습니다. 만약 100% 확실하게 사용할 것(예: 구입할 계획이 있는 상품 쿠폰, 단골 주유소의 오일 교환 할인권 등)이 아니라면 버리십시오. 이 제안은 OHIO(Only Handle It Once, 한 번만 취급하자)의 아이디어를 따른 것입니다. 그 순간에 결정을 내리고 넘어가십시오. 일단 여러분이 그것을 버리면, 더 이상 번거롭지 않을 것입니다.

스팸 메일을 버리면 중요한 우편물만 남습니다. 남은 우편물은 지불할 청구서, 세금 용지, 또는 자동차 등록증 갱신 통지서와 같이후속 조치가 필요한 항목들일 것입니다. 적어도 나중에 쉽게 찾을 수 있도록 보관함이나 보관 장소를 정해 놓는 것이 좋습니다. 보관함은 신발 상자처럼 간단한 것일 수도 있고 용도에 맞는 대형 서류철일 수도 있습니다. 이런 체계를 갖추게 되면 "내가 뭘 받았다면, 그것은 보관함에 있다"라는 확신을 갖게 될 것입니다.

물론 보관함에 있는 우편물에 대한 사후 관리를 위해 시간과 노력을 기울여야 합니다. 매주 토요일 아침과 같이 어떤 특정한 날을 정해 주 단위로 보관함 점검, 청구서 지불, 세금 용지 철하기 등에 시간을 할애할 수 있습니다. 저자들의 환자 중 한 분은 매주 토요일 아침 신발 상자를 들고 좋아하는 커피숍으로 가서 커피를 주문하고 일주간의 메일을 정리하곤 했습니다. 여러분은 일일 계획표에 우편물 관리를 기재함으로써 자신과 약속을 할 수 있습니다.

잡동사니를 줄이기 위해 종이 없이 생활하기를 권장하지만, 종이의 이점은 외적 알림 역할을 해서, 해야 할 일을 잊지 않게 하는 것입니다. 따라서 우편물과 영수증 상자를 정리할 때 상자를 비우면서 진행 상황을 알 수 있습니다. 자동차 등록을 온라인으로 갱신하는 것과 같이, 특정 우편물에서는 일 처리를 위해 전자 옵션을 제공할 수도 있습니다. 우편물 검토의 일환으로 온라인으로 작업을 처리하면 업무가 지연되기보다 처리될 확률이 높아집니다.

최근 수년간 우편물은 줄어들었지만 이메일은 증가되고 있어 이것을 관리하기 위한 노력도 필요합니다. 우편물을 보관하는 신발 상자가 넘쳐나듯이 받은 이메일함도 흘러넘칠 수 있지만 화면에는 가장 최신의 25개 정도의 메시지만 표시됩니다.

재래식 우편물을 분류하고 정리하는 것처럼 이메일도 정리할 시간을 정해야 합니다. 그 시간에 불필요한 메일을 삭제하고 후속 조치가 필요한 중요한 전자 메일에 대한 태그나 깃발 표시를 하는 것과 같은 알림 체계를 설정할 수 있습니다(예: 긴급한 메일의 경우 빨간색 깃발, 사적인 약속의 경우 녹색 태그). 각각 다른 메시지 폴더를 설정하여 프로젝트 별 혹은 각각의 이메일 범주(예: 개인, 청구서, 직장)에 할당할 수도 있습니다. 마지막 단계는 플래그가 설정된 전자 메일에 조치를 취할 시간을 할당하는 것입니다. 직장이나 집에서 특정 시간을 정해 이런 일을 하는 것 외에도 휴대용 기기를 사용해서 대기실, 통근 기차 혹은 다른 쉬는 시간 중에도 메일을 관리할 수 있습니다.

8장에서, 우리는 여러분에게 다른 종류의 이메일과는 구분하여 자동 지불 전용의 이메일 계정을 가지도록 제안했었습니다. 이 방법은 소매점에 이메일을 제공할 때에도 좋습니다. 대부분의 소매점들은 여러분에게 이메일 주소를 입수하고 다른 제안이나 통지를 받지만, 여러분은 광고 등을 감당 못 할 위험이 있습니다. 삭제 버튼을 누르기는 힘들지 않지만 이메일의 맹공격은 여러분을 더 중요한 메일에 집중하지 못하게 할 수도 있습니다.

정돈된 상태를 유지하기

정돈하고 이를 유지하기 위해서는 시간이 필요합니다. "정돈하기"란 목표는 종종 너무 부담스러워 일을 미루기 쉽습니다.—"나중에 시간이 있고 기분이 좋을 때 이 일을 시작할 거야." ADHD 성인들은 종종 정돈하기에 필요한 시간과 노력을 과대평가하고 잘 정돈된 후의 성취감을 과소평가합니다.

정돈하기는 특정한 일을 대상으로 해서 그것을 세분하고 특정함으로써 달성하고 유지할 수 있습니다. 앞에서 우편물 및 이메일 관리에 중점을 두었습니다만, 우편물을 관리하는 방법으로 다른 항목과 상황을 관리할 수 있습니다. 그런 다음 임무는 충분히 계획에 대해 생각하고 필요한 도구를 얻는 것입니다. 계획과 도구가 단순할수록, 그것을 실행하고 유지할 가능성이 커집니다. 대처 도구의 유익성은 문제 해결에 그것이 얼마나 도움이 되는가로 평가됩니다. 그래서 현관문 옆의 신발장이나 벽에 있는 못처럼 우편물과 열쇠를 쉽게 찾을 수 있는 것은 완벽하고 적절한 방법입니다.

정돈해야 할 일을 행동용어로 재구성하는 것이 좋습니다. 많은 ADHD 성인들은 엉망진창인 사무실에서 일하는 것처럼 잡동사니나 무질서함이 그들을 더 산만하게 해서 우선순위가 먼저인 다른 일에 집중하기 어렵게 한다고 말합니다. 그러나 "사무실 정돈하기"란 목표는 너무 크고 모호하여 실행하기가 매우 힘듭니다. 대신 "나는 널려 있는 서류 종이들과 책들을 모두 집어 올리는 것부터 시작할 거야"라고 하는 것처럼 특정 작업 기반의 접근법을 선택할 수 있습니다. 이런 접근법은 실행 대상을 특정함으로써 혼돈상태에서도 방향을 잡을 수 있도록 합니다. "다음 회의가 시작하기 전 15분 동안 내 사무실을 정리할 거야"라는 것처럼 시간을 기반으로 해서 세우는 계획은 합리적인 시간 내에 가능한 많은 작업을 수행하는 것이 목표입니다. 마지막으로 장소를 기반으로 하는 방법은 "책상만 치울 거야"와 같이 한 장소에만 초점을 둡니다. 다양한 접근법은 하지 않을 가능성이 큰 정돈 작업을 시작하도록 여러가지 선택 방안을 제시해줍니다.

책갈피 지침 10. 1.

물건 관리

1. 일상생활에 필요한 도구를 보관하는 특정한 장소를 정하십시오.
2. 가능하면 종이를 쓰지 말고 잡동사니를 줄이십시오.
3. 중요한 서류 및 기타 물품을 보관할 수 있는 보관 장소와 도구를 정하십시오.
4. 매일 들어오는 우편물을 버리고 꼭 필요한 것(예: 청구서, 세금 용지 등)만 보관하십시오. 필요한 우편물만 신발 상자 또는 기타 보관함에 보관하십시오. 청구서에 대해 지불하고 다른 우편물도 처리를 할 수 있도록 매주 몇 분간 할애하십시오.
5. 매주 물건 관리에 적은 시간과 노력을 투자함으로써 장기적으로는 큰 이득이 된다는 것을 기억하십시오.
6. 정돈체계는 일을 수행하기에 충분할 정도만 필요합니다.

책갈피 지침 10. 2.

조직적인 관리 시작하기

1. 작업 기반 - 하나의 항목만 정하십시오(예: 식기 세척기에서 그릇 꺼내기).
2. 시간 기반 - 일정한 시간 동안 가능한 한 많이 정돈하십시오(예: 친구가 도착할 때까지 가능한 한 많은 물건들을 버리기).
3. 장소 기반 - 한 장소를 정해서 정돈하십시오(예: 식탁 닦기).

11장

환경을 조절하기

주변 환경을 관리하기

이 장의 목적은 여러분의 주변 환경 설정 즉, 생활하고, 일하며, 학습하고, 갖가지 역할을 수행하기 위한 환경들이 여러분에게 적합한지 고려하는 것입니다. 여기에는 친 ADHD 적인 접근 방식으로 과제를 수행할 수 있는 환경을 선택하거나 또 그런 환경으로 재설정하는 몇 가지 조치들이 있을 수 있습니다.

어떤 직업을 수행할 때, 생활 혹은 작업공간이 그 작업에 적합하지 않게 만드는 제한 요소들이 있습니다. 예를 들어, 가족 모두 자신의 공간과 컴퓨터를 가지고 학습이나 작업을 할 수 있으면 좋겠지만, 현실적으로는 작은 아파트에서 한 대의 컴퓨터를 가족들과 같이 써야만 하는 경우도 있을 것입니다. 하지만 최소한의 조율만으로도 여러분의 주변 환경을 보다 더 잘 이용할 수 있습니다.

집에서의 작업공간

이미 10장에서 자료 관리에 관해 이야기하면서 집을 매일의 일상을 위한 하나의 도구로 사용하는 것을 논의한 바 있습니다. 테이블에 앉아 우편물 분류하는 용도로 부엌 공간을 이용하거나, TV를 보면서 세탁물을 정리하는 용도로 거실을 이용하는 것과 같이 특정 작업에 활용하는 생활 공간의 영역들이 있습니다.

집의 특정 영역과 하는 일의 유형이 잘 맞는지 평가할 수 있으며, 다른 대안을 생각할 수도 있습니다. 즉, 정해진 작업공간이나 장소가 있는 것이 좋습니다. 작업 장소는 학생에게는 학습 공간일 수 있고, 직장인에게는 일과 관련된 과제를 수행하는 공간이고, 가사와 관련된 행정적인 일을 처리하는 공간일 수 있습니다(예: 청구서 지불).

방해가 되지 않도록 작은 침실이나 다락방/지하실 같은 별도의 공간이 있는 것이 이상적입니다. 어느 곳에 작업 장소를 배치하더라도, 작업요구에 따라 작업 수행의 다른 측면을 고려하는 것이 중요합니다. 조명은 어떤지? 전기 제품에 충분하게 콘센트가 있는지? 방에 창은 있는지: 창을 기준으로 하여 책상의 위치는 어딘지? 작업 장소가 시끄러운지? 다른 주의 산만한 요소는 있는지?

장소 설정에 있어 자신의 민감성을 고려하여 작업공간을 조정하길 권합니다. 예를 들어, 형광등 대신 자연광이 들어오도록 책상을 창문 앞에 두는 것이 좋을 수 있습니다; 어떤 사람은 창밖의 새, 다람쥐, 지나가는 차에 신경이 예민해지므로 벽 쪽으로 책상을 두고 일하는 동안 블라인드를 닫아 놓습니다.

마찬가지로, 여러분은 집에서 들리는 작은 소음에도 민감하고 산만해질 수 있습니다. 이런 경우, 백색 소음(화이트 노이즈) 기계를 구입하거나(또는, 백색 소음을 들려주는 웹사이트나 앱), 간단히 헤드폰이나 귀마개를 착용할 수 있습니다. 어떤 사람은 작은 볼륨의 악기 음악 연주를 들으며 작업을 하기도 하며, 어떤 사람들은 조용한 상태에서 더 잘하기도 합니다. 음식 민감성처럼, 두 사람이 같은 음식을 주문해도 다른 반응이 나타납니다. 이와 마찬가지로, 집에서도 작업공간 설정은 민감성을 고려해야 합니다.

공간 제한으로 인해 작업공간을 집안의 공개적인 장소나 침실에 설치해야 하는 상황이 있을 수 있습니다. 일반적으로 침대가 눈에 보이지 않도록 작업공간을 두는 것이 좋습니다. 침대가 스트레스와 연관 지워져서 수면이 방해되면 안 되기 때문입니다. 또 낮잠을 자느라 작업과 공부를 하지 않게 될 위험도 있습니다. 현실적으로 작은 기숙사나 작업실처럼 공부와 작업과 잠이 같은 공간에서 이루어질 수밖에 없을 수도 있습니다. 이러한 경우에도 책상을 돌려 최소한 침대에서 작업하지 않도록 할 수 있습니다.

작업공간을 정해두는 이유는 그것이 작업과 생산성이 관련되어 있기 때문입니다. 집안의 공개된 장소에 있는 책상이나 테이블에 앉는 것만으로도 작업 모드에 들어가게 하는 단초가 될 수 있으며 앞 장에서 다룬 바 있는 여러 행동개시전략을 사용함으로써 촉진될 수 있습니다.

사실, 작업공간은 일상적으로 회피해오던 과제를 쉽게 시작하게 해줍니다. 과제를 그 구성요소로 나눌 때, 행동 개시의 가장 작은 첫 번째 단계는 다음 실행 전략으로 표현할 수 있습니다: "단지 작업공간으로 걸어가서 앉기만 하면, 최소한 10분은 작업을 할 수 있어." 이런 식의 목표는 과제 매뉴얼을 만들 때의 한 가지 예이며(즉, "작업공간으로 가기"), 과제를 시작하는 절차 중 첫 번째 핵심 단계입니다.

자극을 통제하기

자극의 통제는 유혹을 제거하여 희생양이 되지 않게 하는 기술적, 행동적 용어입니다. 그러므로, 금연을 시도하는 사람은 집에 담배를 보관해서는 안 되며, 건강하지 않은 식습관을 고치려는 사람은 냉장고에 아이스크림을 보관하거나 찬장에 감자 칩을 보관하면 안 됩니다. 알코올 중독의 12단계 회복 프로그램에서 제공되는 조언과 마찬가지로, 자극의 통제는 위험을 주는 "사람, 장소, 물건"을 회피하는 조치로 표현됩니다.

ADHD의 관리에서 자극의 통제는 집과 직장의 환경을 자신과 더 잘 맞게 꾸미는 것입니다. 따라서, 집에 작업공간을 두는 것에 더해, 작은 TV를 두거나 큰 멀티미디어 시스템을 설치해놓는 여가 활용 공간을 두는 것도 고려해야 합니다. 일과 생산성에 필요한 공간이 중요한 것처럼 오락과 여흥을 위한 공간도 역시 중요합니다. 책이나 DVD 같은 것들을 여가 공간 근처에 모아 놓는 것이 중요합니다. 만약 이런 물건들이 작업공간 근처에 있을 경우 일하다가 주의를 딴 데 팔 위험이 있습니다.

21세기에 들어와 자극을 통제하는 것에 대한 방해요인은 여가 공간이나 작업공간이 점점 더 디지털화되어 컴퓨터, 태블릿 및 스마트폰 등에 작업과 오락이 함께 존재해서 클릭 한 번으로 주의가 산만해질 수 있다는 것입니다. 이전 장에서 이야기된 과제 유지전략이 이러한 유혹을 관리하는데 유용할 수 있습니다. 좀 더 구체적으로, 현실적인 작업계획을 세우는 전략(예: 45분), 컴퓨터에서 수행할 특정 과제를 분명히 하기(예: "계획을 가지고 컴퓨터를 켜기"), 산만 함을 다룰 수행 전략을 개발하기(예: "만약 내가 페이스북을 확인하고 싶은 강한 충동을 느낀다면, 나는 이 일에 얼마나 많은 시간이 필요한지 상기하고 내 약속을 지키자"), 그리고 게임을 과제 완수에 대한 보상으로 연기합니다(우리는 17장에서 기술진보와 관련된 문제를 다룰 것입니다).

대체 작업공간

대다수 사람들은 작업공간을 둘 때 집을 첫 번째로 선택할 거라고 우리는 추측합니다. 집은 다양한 집안 일을 다루는 데 있어 최고이자 가장 편리한 선택입니다. 하지만 직장인이나 학생은 최소한의 일만을 집에서 합니다. 어쨌든 백업 옵션으로 다른 작업 장소를 준비하는 것이 좋습니다. 사실, 일부 사람들은 대체 장소를 작업공간으로 선호하여, 집이 예비장소가 됩니다. 대학생은 도서관, 기숙사 라운지, 또는 빈 강의실이나 사무실을 이용할 수 있습니다. 사무실 근로자는 사무실 문을 닫은 후나 빈 회의실을 이용할 수 있습니다. 다른 대체 작업공간으로는 공공 도서관, 와이파이가 되는 커피숍, 조용한 친척 집 등이 있습니다. 작업공간의 궁극적 척도는 거기 있는 동안 생산성이 향상되는 것입니다. 어떤 공간이 자신과 잘 맞기 위해서는 많은 선택사항들이 있지만, 중요한 것은 명백하게 맞지 않는 것을 피하는 것입니다.

직장에서 작업공간

성인 ADHD와 직장에서의 문제는 14장에서 논의될 것이지만, 환경 조절 원칙은 거기에서도 관련이 있습니다. 직장에서 제공되는 작업공간이 건축업자에게는 트럭; 재택근무자에게는 가정; 의료인은 전자 의료기록에 접근 가능한 컴퓨터가 있는 간호사실; 등으로 근무자에게는 선택권이 없는 것처럼 보이기도 합니다.

전통적인 사무실 공간은 ADHD를 가진 많은 사람들에게 적합하지는 않지만, 작업을 수행할 수 있는 다양한 방법이 있습니다. 흔히 부딪히는 상황은 개방된 공간에 있는 칸막이 사무실이나 항상 문이 열린 사무실에서 일하는 것입니다. 이러한 양식은 공동체 의식과 작업공간의 접근성을 촉진하기 위해서 디자인되었지만, 산만한 환경을 만들 수 있습니다.

사무실에서 대체 작업공간을 만드는 옵션이 있습니다. 지속적인 집중이 요구되는 프로젝트 작업을 위해 사용하지 않는 회의실을 사용할 수 있습니다. 열린 문 정책이 있다면, 특정 시간에 문을 닫을 수 있도록 신청을 할 수 있습니다. 이러한 옵션을 사용할 수 없다면, 헤드폰을 착용하고 조용한 음악 또는 백색 소음을 듣거나, 소음을 줄여주는 귀마개를 사용하여 산만 함을 줄일 수 있습니다. 최후의 시나리오는 점심시간이나 사무실이 덜 혼잡한 시간에 프로젝트를 수행하는 작업 계획을 세우는 것입니다.

사무실에서 작업 수행을 향상시키는 다른 방법은 사무실 전화(및 휴대전화)의 소리를 무음으로 하고, 이메일을 로그아웃하고 다른 산만 함을 유발하는 다른 원인에 방어책을 만드는 것입니다. 비유를 하면 이

책갈피 지침 11.1.

작업공간

1. 업무에 몰입할 수 있는 장소를 정하십시오.
2. 거주 공간 외에 외부 다른 곳(예: 도서관, 커피숍)에도 작업공간을 정하는 것이 좋습니다. 한 곳은 주된 장소이고, 다른 곳은 대안입니다.
3. 업무를 위해 최소한의 필요한 일만 하십시오.
4. 여러분이 예민해지거나(예: 조명) 산만해질 가능성을 염두에 두십시오.
5. 작업공간 주변의 주의 산만을 최소화하기 위한 자극을 통제하십시오.
6. 작업공간으로 가는 것이 일을 시작하기 위한 최소한의 첫걸음입니다.

러한 위험 요소(예: 휴대폰, 이메일)를 "알러지"로 생각하는 것입니다. 알러지가 없는 음식을 먹는 것이 중요한 것처럼, 작업공간에 있을 때, 이러한 산만 함을 줄이는 것이 중요합니다.

건축업자나 다른 노동자, 환자 병동의 의사 등과 같이 벽이 없는 "사무실"에서 일을 하는 근로자의 경우에는 다른 전략이 필요합니다. 건축업자는 업무 일지를 정리하기 위해 휴대용, 플라스틱 파일 박스를 사용할 수 있습니다. 이 파일들은 나중에 스마트폰이나 컴퓨터 태블릿으로 디지털화하여 정리 할 수 있습니다. 비슷하게, 헬스케어 관리자는 전자 차트와 다른 유용한 정보(예: 약물 상호작용 데이터)에 간호사실의 컴퓨터나 스마트폰, 태블릿으로 접근할 수 있습니다. 이 근로자들은 근무 중의 다양한 시간이나 근무 시간 이후에 파일 정리, 확인 전화 걸기, 청구서 정리, 또는 바쁜 근무 중에 수행하기 어려웠던 다른 작업을 처리할 시간을 가져야 합니다.

수면 공간

우리는 전반적인 행복에 영향 미치는 요소인 수면 문제들에 대해 16장에서 다룰 것입니다. 수면은 ADHD 관리에서 중심이 되고 근본적인 역할을 합니다. ADHD 증상은 수면을 방해하고, 부족한 수면은 ADHD 증상을 악화시킵니다. 신체적 체력의 증진에 미치는 수면의 영향을 고려하는 것이 결정적으로 중요합니다.

침실은 편안한 수면을 조성하는 형태로 정돈되어야 합니다. 침대는 수면과 성관계를 위해서만 사용되며, 업무, 공부 등 다른 활동을 위해 사용되어서는 안 됩니다. 잠자는 방에서 공부나 다른 업무를 해야 하는 경우라도 침대가 보이지 않게 책상을 분리하여 재배치하여 수면과 침대의 연관에서 이런 활동을 보호해야 합니다(그리고, 스트레스와 연관도 피하게 됩니다).

특히, 저녁에 침대주위에서 전자기기의 사용은 피하거나, 최소화되어야 합니다. 각성과 주의 산만을 일으킬 뿐만 아니라, 컴퓨터, 태블릿, 스마트폰의 스크린에서 나오는 빛은 두뇌의 멜라토닌 생성을 감소시켜, 입면을 지연시킵니다(Wood, Rea, Plitnick, & Figueiro, 2013).

커튼으로 빛을 차단하는 것 같은 수면을 촉진하는 다양한 방법이 있습니다. 침실은 수면에 적당한 온도로 유지되어야 합니다. 좋은 수면을 위한 다양한 방법이 16장에서 논의됩니다.

이 장에서 논의된 다양한 환경 요소는 ADHD 없는 많은 사람들에게도 적용됩니다. 그러나 보기에 작은 문제도 ADHD 성인에게는 상당한 지장을 줄 수 있습니다. 여러분의 능력을 지원할 수 있도록 주변 환경을 조정 하는 것은 가치가 있는 일입니다.

12장

문제 관리

세상을 다루기 위하 기술들을 모으기

ADHD와 실행기능장에 및 동기결핍과 관련하여 실망스러운 일 하나는 이것들이 일상에서 일어나는 문제를 다루는 능력과 결정을 내리는 여러분의 능력을 저해한다는 것입니다. 문제 해결과 결정하기는 현실 세계의 상황을 다루기 위해 다양한 시나리오와 선택사항들을 탐색하고 대처기술을 사용해야만 하는 한 실행기능들의 평가 기준을 반영합니다. 결정하기와 문제 해결의 결과의 범위는 레스토랑에서 어떤 음식을 주문할 지부터 법적인 문제 다루기, 직업 선택하기, 인생에 장기간 영향을 미치는 민감한 개인적 문제를 다루기까지에 걸쳐 있습니다.

이 장에서, 우리는 문제 해결과 나아가서, 결정하기의 템플릿을 검토할 것입니다. 우리는 종종 모든 문제가 원하는 대로 해결될 수는 없다는 점을 강조하기 위해 문제 해결 대신 문제 관리라는 용어를 사용했습니다. 계류중인 국세청 세무조사에 대한 여러분의 이상적인 해결책은 "아마도 심사관이 내가 ADHD가 있다는 것을 알고, 마음을 바꾸어 심사를 취소할 거야"입니다. 이 해결책은 거의 일어나지 않을 것이고 다른 식으로 세무조사를 받을 것이며 결국에는 잊혀질 것입니다.

이 템플릿들은 문제 관리와 결정 내리기 과정을 구체화할 수 있는 다양한 방법을 제공합니다. 이런 과정과 연관된 요소들이 많이 있는바, 마감시간, 선택사항 알기, 불확실성 또는 계획 실천에 따른 위험도에 대한 정서적 반응을 다루기 같은 것들이 있습니다. 여러분은 성인이 되어 발생하는 크고 작은 문제와 결정을 다루기 위해 모든 대처기술을 활용해야 합니다.

문제 관리 양식

문제 관리의 첫 번째 단계는 직면하고 있는 문제를 특정하는 것입니다. 이 단계는 비교적 단순해 보이지만, 직면한 문제는 몇 개의 다른 이슈들로 구성되어 있습니다; 사실, 우리가 문제라고 부르는 것은 결정일 수 있습니다. 만약, 약속된 회의에 가려는데 차가 움직이지 않는 문제가 생겼습니다. 여기에는 이 상황을 누구에게 알릴 것인지, 이동할 수 없기 때문에 지키지 못할 다른 약속들을 조정하기, 차를 견인하는 것 등 여러가지 문제가 내포되어 있습니다. 다음으로는 차를 대폭 고칠 것인지 아니면 새로 살 것인지 등을 결정해야 합니다. 커다란 문제를 분리하여 별개의 구체적인 문제 또는 단계로 나누는 과정을 통해 생각의 속도를 늦추고, 스트레스를 다루며, 나중에 후회할 만한 충동적인 선택을 할 가능성을 줄일 수 있습니다.

문제를 특정한 후 다음 단계는 가능한 모든 해결책을 브레인스토밍

하는 것입니다. 우리는 아이디어를 수정하거나 버리지 않고 모든 해결책을 고려해야 합니다. 첫 번째로 떠오른 합리적인(비록 최선은 아닐지라도) 선택에 덤벼들기보다는 여러 가능성을 면밀히 생각하는 시간을 가지는 것이 단지 문제(그리고 우리의 스트레스)만을 사라지게 하는 성급한 결정보다는 낫습니다.

선택 목록을 작성한 후, 다음 단계는 각 선택의 장점과 단점을 평가하는 것입니다. 이 단계는 가능한 해결책을 가장 가능성이 큰 것부터 낮은 것 순으로 내림차순으로 정리합니다. 많은 경우, 이 단계에서 여러분이 취해야겠다고 생각한 행동을 확인하게 됩니다. 비록 그 행동이 어렵다고 해도 말이지요. 이 과정을 거치면서 우리는 인지적 회피(예: 나는 그것에 대해 생각하고 싶지 않아)와 정서적 도피(예: 산만한 활동)에 빠지기보다는 문제를 직면하고 문제를 다루기 위해 무엇을 할 것인지 알게 됩니다.

문제 관리 과정에서 이 다음 한 짝을 이루는 두 가지 단계는 최선의 선택을 적용하고 그 결과를 평가하는 것입니다. 문제 관리의 최선의 선택을 정한 후에도, 해결책을 실제로 수행하기 위해서는 과제 실행 전략을 적용할 필요가 있습니다. 일 년간 세금을 제때 내지 않아서 이제 큰 액수의 세금을 한꺼번에 내게 되었노라고 배우자에게 말을 해야 할 수도 있습니다. 만일 여러 번 계속해서 과제의 마감 시한을 넘긴 학생이라면 적절한 다음 단계는 교수님을 만나서 자신이 할 수 있는 방법이 무엇인지 상의하는 것입니다.

만약 문제를 다루는 것이 쉽다면, 이런 종류의 양식은 필요하지 않습니다. 많은 ADHD 성인들은 최악의 결과를 예측하여, 불편감을 강화하며 결국 회피로 이어집니다. 문제를 회피하는 것은 당연히 상황을 악화시키고 적어도 실행 가능한 선택을 감소시킵니다. 실망이나 불이익(예: 과제 미제출에 대해 낙제점을 주기)을 감수하고 문제를 다루는 것은 희망적인 더 나은 결과(예: 지연된 과제 제출에 ½ 낮은 점수의 불이익으로 받기)를 조율하는 적극적 조치입니다.

중요한 인지 재구성은 '상황을 직면하기' 인데 이것은 자신의 이익을 최대한 지키기 위해 감정적 불편함을 받아들이는 또 다른 예입니다. 엄격하게 실행 과정을 정의하면서 행동용어(즉, 문제 관리 처방전)로 표현하는 것이 계획을 단순하게 하고, 우리의 감정을 편안하게 합니다(예: 교수님에게 왜 수업을 빠졌는지 설명하고, 앞으로 선택에 대해 상의하는 이메일을 보낼 필요가 있어). 이 단계들을 완료하면, 우리는 문제를 접할 때, 다음에 어떤 일이 일어나든 편안하게 됩니다(예: 비록 힘들었지만, 옳은 일을 했어). 9장에서 논의된 자기주장 대처기술과 유사하게, 실천 계획을 수행하는 것은 우리가 아무것도 할 수 없는 수동적 체념상태로부터 무언가 할 수 있는 능동적 해결책을 발견하는 것으로 전환됨을 의미합니다.

다음 단계는 결과를 평가하는 것입니다. 대부분의 경우, 어쨌든 상황은 해결될 것이며, 잊어버리려 애쓸 것입니다. 덜 바람직한 결과가 나오더라도, 우리는 상황을 해결하는 자신의 능력에 만족할 것이고 더 이상 걱정하지 않아도 되어 안심할 것입니다. 전설적인 서스펜스 영화감독인 알프레드 히치콕(Alfred Hitchcock) 감독은 "'최악'에 두려움은 없다. 단지 '최악'에 대한 예측만이 있을 뿐이다"라고 말하였습니다. 그렇습니다. 모든 상황에서 최악의 상황을 먼저 생각하는 것은, 실제 그 일이 일어나더라도, 직접 직면하여 작업에 들어가는 것보다 훨씬 나쁩니다.

결과를 평가하는 단계에서 문제 관리 절차로 다시 들어가게 되는 경우가 있을 수 있습니다. 예를 들어, 조건을 조절하거나 해결을 위해

두 번째 시도를 적용할 기회가 있을 수 있습니다. 이 템플릿을 사용함으로써 여러분의 선택을 개방적으로 유지할 수 있고 문제가 완결될 때까지 관리할 수 있습니다.

문제 관리에 영향을 미칠 수 있는 자동사고를 관찰하는 것이 중요합니다. ADHD를 가진 성인은 삶에서의 실망에 익숙한데 이것은 일차적으로 ADHD 증상 때문에 초래된 것입니다. ADHD의 직접적인 결과로 인한 문제들(예: 물건 잃어버리기, 시간관리 실수, 미흡한 마무리)로 자신을 비난하기도 합니다. 부정적 핵심 신념과 수치심은 미루기를 발생시킬 수도 있는데 그 이유는 앞서 언급한 바 있는 수동적 체념의 잔재인 "나는 그럴 만도 하지"라는 잘못된 믿음 때문에 부정적 핵심 신념과 수치심은 더 심한 미루기를 초래하기도 합니다.

책갈피 지침 12.1.

문제 관리 양식

1. 특정, 행동적 용어로 관리하도록 문제를 정의하십시오.
2. 가능한 문제를 다룰 수 있는 많은 옵션을 브레인스토밍 하십시오.-스스로 편집하지 마십시오.
3. 각 옵션의 장점, 단점, 실현 가능성을 평가하십시오.
4. 최적의 선택을 실행하십시오(가장 쉽거나 편안한 선택이 아닐 것입니다).
5. 결과를 평가하십시오. 만약 문제가 지속되고 가능하다면, 1단계로 다시 돌아가십시오.

의사 결정 양식

의사 결정은 문제 관리와 유사한 양식을 따릅니다. 첫 번째 단계는 정해진 변수에 근거해서 내려야 할 결정을 특정하는 것입니다. 예를 들면 우리는 다음 학기에 졸업에 필요한 수업을 들어야 하는 ADHD 학생일 수 있습니다. 다음 단계는 다음 학기에 요구되는 수업의 결정에 대한 다른 선택과 조건들을 확인하는 것입니다. 조건에 대한 리스트를 만든 후, 다음 단계는 최선의 결정을 위해 각 조건들의 장점과 단점을 평가하는 것입니다. 이 단계에서 각 조건들을 구분하기 위해 추가적 정보 수집이 필요할 수 있습니다. 예를 들어, ADHD 학생은 학업 과정에서 요구되는 수업에서 일일 과제와 점진적 과제의 차이점을 검토합니다(즉, 시험과 과제). 마지막 두 단계는 선택을 하고 결과를 평가하는 것이며, 필요하다면, 의사-결정 과정으로 다시 돌아가는 것입니다.

앞서 언급된 문제-관리 양식을 사용할 때 대부분의 사람들은 문제를 다루는 데 "옳은" 방법은 쉽게 결정하지만, 옳은 일을 한다는 것이 불편한 상황에 직면한다는 것을 의미하기 때문에 어려움을 겪습니다. 의사 결정의 경우에는, 많은 사람이 최소한 두 가지 상위 조건이 필요사항을 충분히 만족시키지만 확실한 우위가 없이 두 가지 선택이 다 옳기에 결정에 어려움을 겪습니다. 우리는 더 나은 선택으로 이끌 더 이상의 추가 정보가 없다는 사실에도 불구하고 최종 결정에 고통스러워합니다. 같은 시간대에 학점도 같고, 똑같이 활기차고 인기 있는 교수의 강의를 고민하는 학생을 예로 들 수 있습니다.

이런 종류의 답답한 상태를 탐색해보면, ADHD 성인은 두 가지 조건이 검증을 통과했음에도 불구하고 "잘못된" 결정을 내릴까 두려워합니다. 생각을 표현해보라 하면, 환자는 다른 조건을 선택하지 않았다는 후회로 괴로워하는 나쁜 상황에 사로잡힌 이미지를 보고합니다. 그래서 좀 더 알아보아도, 어느 것드 우선순위를 알 수 없기에 결정을 지연합니다. 많은 ADHD 성인의 결정에 대한 양가감정은 과거의 실패에 연관된 "나는 항상 잘못된 결정을 내린다"라는 믿음과 연관되어 있습니다.

모 아니면 도라는 시각(즉, 하나의 선택이 옳으면, 다른 선택은 잘못이다)의 재구성은 유용한 정보에 기초하면 "잘못된 결정을 내리는 일은 없다"라는 사실에 초점을 맞춰야 합니다. 첫 번째 포인트는 주의 깊게 의사 결정 과정을 고민하고 연관 요소를 평가하였다는 점입니다. 두 번째 포인트는 만약 한 사람이 한 가지 조건을 선택하여 인생을 살고, 이어서 마술같이 처음으로 되돌아와서 다른 조건을 선택하여 다시 산다고 하면, 각 시나리오가 모두 "좋은 결정"으로 끝날 수 있다는 것입니다.

조건을 유용한 정보의 관점에서 검증하여 재구성한 후에 당신이 어떤 것을 하고 싶어 하는지 파악하는 데 초점을 두십시오. 이 책이 불편한 정서를 관리하고 충동적 반응을 줄이도록 고안되어 있지만, 인간의 정서는 우리가 중요하게 여기는 것을 알도록 도와주는 중요한 역할을 합니다. 결정을 내리기 위해 "만약 내가 결정을 내리기 위해 동전을 던진다면, 아직 동전이 공중에 있을 때, 어느 면이 나오길 바랄 것인가?"라고 물어볼 수 있습니다. 대답이 우리의 정서적 결정을 파악하는 데 도움이 됩니다.

책갈피 지침 12. 2.

의사 결정 양식

1. 특정, 행동적 용어로 결정을 정의하십시오.
2. 결정을 위한 여러가지의 선택과 조건을 확인하십시오.
3. 최적의 선택을 정의하기 위해 각 조건의 장점과 단점을 비교하시오. 선택의 구별을 위해 추가 정보가 필요한지 고려하십시오.
4. 최적의 선택을 결정하십시오; 선택을 실행하십시오("좋은 결정으로 사십시오").
5. 결과를 평가하십시오. 만약 필요하고 가능하다면, 1단계로 다시 돌아가십시오.

불확실성에 직면하기

문제에 직면하고 결정을 내릴 때 불확실성에 마주치는 것은 ADHD 성인에게 어려운 일입니다. 불확실성은 걱정과 근심의 감정과 연관됩니다. 꾸물거림과 회피는 짧은 기간 휴식을 줄 수 있지만, 잘해봐야 상황처리를 지연시키고, 최악의 경우에는 성공할 수 있는 조건을 없애버립니다. 따라서 문제 관리와 의사 결정은 불확실성에 직면하고 불편함을 극복하면서 행동을 취할 것을 요구합니다.

만일 행동하기까지 너무 오래 꾸물거린다면 많은 문제가 악화되거나, 선택이 사라집니다. 우리는 문제 관리/의사-결정 과정에 수동적 접근을 "법안 거부권" 같은 것으로 봅니다. 의회의 법안을 능동적으로 거부하지는 않지만, 법안에 서명하지 않고 시간을 끌어서 거부하는 대통령의 법안 거부권과 유사합니다. 의회는 대통령의 거부권, 우유부단함, 무책임을 극복할 수 있는 방안들이 있지만, 현실에서는 기회를 잃고 돌이킬 수 없는 불이익을 초래하여 실행 실패에 대한 후회와 죄책감을 경험하기도 합니다.

불확실성과 불편함의 흔한 원인은 너무 긴 시간의 고려에 기인합니다. "지금부터 일 년 동안 이 일을 원하게 될지 어떻게 알 수 있겠는가?" 유용한 재구성은 결정 내릴 때는 그것이 "옳았으며" 나중의 과정을 거쳐서 일부 변화되고, 심사숙고한 선택의 결과로 성장했기 때문이라고 생각하는 것입니다. 그러므로 직업을 통하여 좋은 경험과 관계를 갖게 되었지만, 2~3년 뒤에는 새로운 도전을 위해 움직일 수 있습니다. 이것이 원래 선택이 잘못되었음을 의미하는 것이 아니며, 오히려 경험을 쌓고 새로운 목표를 개발할 수 있었다고 생각할 수 있습니다.

우리는 의사 결정의 재구성에(문제 관리에도 적용 할 수 있는) 두 단계를 제안했습니다. 첫 번째 단계는 그 당시에 가능한 정보를 기초로 최선의 결정을 하는 것입니다. 두 번째 단계는 충분히 노력해서 결과가 나오도록 하여 "좋은 결정이 되도록 결정대로 살기"입니다. 선택이 수업이든, 직장이든, 자동차든, 선택한 방향으로 진행하고 최대한 그것의 이점을 활용합니다. 미 육군 장군 조지 S 패튼의 "결정하고 죽도록 밀어붙여라"는 경구를 활용하십시오.

13장

ADHD 학생의 대학 생활 관리

대학이란 곳은 ADHD를 관리하는 학생들에게 힘든 도전이 됩니다. 많은 성인들이 대학 진학 과정 속에서 문제점을 발견하고서야 자신들이 ADHD가 있음을 처음으로 알게 되는 것은 놀라운 일이 아닙니다. 대학에서 ADHD에 대해 제대로 대처하려면 아마도 요람 한 권이 통째로 나와야 할 것입니다. 사실, 어떤 커리큘럼에도 나타나지 않았지만, 대학은 여러분의 학업 능력만큼이나 실행기능 및 동기부여 기술에 대한 혹독한 시험장입니다. 우리는 ADHD를 가진 대학생들과 함께 지내면서 관찰한 몇 가지 주요 쟁점들을 다룰 것입니다.

주제를 단순화하여, 우리는 이번 장 전반에 걸쳐 대학 생활에 어떻게 대처할 것인가에 대해 이야기할 것입니다. 여기서 거론된 많은 문제는 검정고시 과정, 대학원 또는 전문대학원 및 인증과정 혹은 직장에서 요구되기도 하는 평생교육 과정들을 포함한 대부분의 성인 교육 활동과도 관련이 있습니다.

대학 입학 준비 및 대학 생활 초기 세팅

대학에 대해 가지고 있는 고정관념 중 하나는 다음과 같은 것입니다: 고등학교 졸업 후 바로 대학교 등록을 하고, 중간에 일은 안 하고 그대로 4년 만에 학위를 취득할 수 있다는 것입니다. 그러나 미국 학생의 약 25%만이 이런 전통적인 관념에 맞아떨어지며 대다수는 다른 길을 걷게 됩니다. 게다가 미국 교육부의 정의에도 "제때" 졸업하는 것은 입학한 지 5년 이내라고 하는데(Snyder, Dillow, and Hoffman, 2007), 이제 "4년제 대학"은 점차 옛날이야기가 되어가고 있습니다.

이미 ADHD 진단을 받은 대학 진학을 앞둔 고등학생의 경우, 첫 번째 할 일은 대학 진학 준비 상태와 어떤 캠퍼스가 자신에게 적합한지를 충분히 준비하는 것입니다. ADHD를 가진 많은 대학생들, 특히 집을 떠나 캠퍼스로 이사하는 대학생들은(비록 몇 마일만 이사할지라도), 첫해가 가장 어려운 시기임을 알게 됩니다.

ADHD 학생이 집을 떠나 대학으로 가는 것을 마치 모범적인 시민이 혹시라도 겪게 될지 모를 '증인 보호를 위한 이사 프로그램(Witness Relocation Program)'에 등록되는 것과 유사합니다. 살던 집과 지지해 주던 가족을 포함하여 여러분을 지탱해 주던 모든 것에서 떠나는 것입니다. 동시에, 끝까지 수업을 마치게 대학 진학을 도와주었을 교사, 코치 및 친구들 같이 지원의 형태로 나타났던 고등학교 시절 형성된 "든든한 담보물"들을 잃게 되는 것입니다. 대학에서의 학문적 요구만큼이나 도전적인 것은 가족과 교사의 꾸준한 보살핌 없이 독립적으로 생활해야 한다는 것입니다.

커뮤니티 칼리지 및 기타 2년짜리 교육프로그램은 대학교육으로 들어가는 가성비 높은 진입점 역할을 해줍니다. 대학 캠퍼스 내에서 살아야 할 필요 없이 집에서 학교에 다닐 수 있는 기회는 ADHD를 가진 몇몇 학생들에게는 좋은 출발점이 될 수 있습니다. 저렴한 학비로 대학에서 필요한 입문 과정을 미리 이수하는 추가 혜택도 있습니다.

지역 커뮤니티 칼리지는 또한 학업상의 어려움으로 인해 대학에서 학업을 잠시 중단한 학생들이 다시 정상적인 학업으로 돌아갈 수 있게 기회를 제공합니다. 휴학 기간 중 1학기 혹은 2학기를 커뮤니티 칼리지 수업에, 아르바이트에(혹은 다른 조직적인 활동, 예를 들어 자원봉사 활동에), 그리고 ADHD 치료에 보내는 것은 학생들이 원래 대학으로 돌아가도록 준비시키기 위해, 또는 전학 준비를 위해 권고됩니다. 어떤 경우에는 기관들의 합의하에 커뮤니티 칼리지에서 받은 학점이 특정 분야의 대학이 요구하는 학위 조건에 해당될 수도 있습니다.

많은 경우, 초기 대학 선택 시에 철저히 조사를 했더라면 휴학을 초래할만한 이런 어려움들은 사전에 막을 수도 있었을 것입니다. 대학 선택 과정에서, ADHD 학생들은 자기들이 받을 교육에 대해 현명한 선택을 위해 몇 가지 요소를 고려해야 합니다. 첫째, 학교 크기와 해당 학급 규모를 고려해야 합니다. 대체로 처음 보이는 반응은 작은 학교와 작은 학급이 더 좋다는 것입니다. 참여를 강조하는 소규모 세미나에서 주의 집중이 더 쉬운 학생의 경우에는 이것이 맞을 수 있습니다. 반면에 규모가 큰 학교는 다양한 과정을 제공하기 때문에 ADHD 학생들은 어려운 수업이나 강사를 피할 수 있고(예를 들어, 재미없는 강사, 에세이를 강조하는 과정 vs. 교실에서 치는 시험), 자신의 학습 스타일에 맞는 수업 및 프로그램을 찾을 수 있습니다(예를 들어, 실전 학습, 현장 경험, 클래스 크기와 적합도에 대한 흥미로운 토론은 Gladwell, 2013을 참조하시오).

캠퍼스 내 자원, 학생 학습 지원 및 상담 센터뿐 아니라 특히 학생 장애 담당실(Office of Student Disabilities: OSD)을 통해 제공되는 서비스의 이용에 대해 알아보는 것이 중요합니다. 이미 ADHD로 진단받은 학생들은 미국 장애인 법(ADA)을 통해 학업 편의에 필요한 서류를 확보하는 것이 좋습니다. ADHD 진단만으로는 ADA가 보장하는 편의를 제공받기에 충분하지 않습니다. OSD는 필요조건을 설명해주고, 요청을 처리해주며, 편의 제공의 이행을 지원할 것입니다. 일부 캠퍼스에서는 학생 건강 및 상담 센터에서 학생들 사이에서의 ADHD의 진단 및 치료에 관한 특정 정책, 즉 약물 남용이나 다른 용도로의 사용에 대한 염려 때문에 약물에 대한 특정 정책이 있을 수 있습니다. ADHD 진단을 받고 대학에 입학하는 학생들에게는 해당 기관의 자원 및 정책에 대한 정보를 숙지하는 것이 중요합니다.

공식적인 학업 편의라는 것은, 장애의 영향을 최소화하기 위한 보조 학습에 대한 접근, 과정 및 시험의 수정, 학습 또는 테스트 환경에 대한 조정 등을 의미합니다. ADHD 학생과 가장 관련이 있는 것은 자격을 갖춘 정신 건강 또는 교육 전문가가 지난 3년 이내에 수행한 정신-교육적 테스트가(문서화 되어있어야 함) 있어야 한다는 것입니다. 동반된 정신질환 진단의 증거가 있는 경우, 이 진단은 감정적인 장애를 위한 편의 제공 신청을 위해 사용될 수 있습니다. 공식적인 편의를 위한 문서와 신청서는 캠퍼스 OSD에 제출해야 합니다. 일부 일반적인 편의에는 각 대학의 형편에 따라 시험시간 연장, 덜 산만한 곳에서 시험을 보는 것, 우선적인 수업등록 및 기타 여러가지 방법이 있습니다.

몇몇 ADHD 학생들은 자신들이 받을 수 있는 편의를 신청하고 사용하는 것에 대해 양면적인 감정을 가지고 있습니다. 장애를 가진 것으로 밝혀지거나 "특권"을 누린다는 데 대해 불편해할 수도 있습니다. 다른 한편으로는, 충분한 준비를 했음에도 불구하고 시험 중에 주의 산만으로 인해 시간이 부족해서 시험을 완료할 수 없어 시험 범위에 대한 여러분의 실력을 발휘할 수 없다는 것에 대해 좌절감을 느낄지도 모릅니다.

필요한 서류를 갖춘 학생에게는 학습 장애를 가진 학생으로 확인받고 편의권을 확보하는 절차를 밟을 것을 권고합니다. 이 시점에서 그러한 편의권을 사용할지 말지는 학생에게 달려 있는데, 편의권을 허락받았다고 반드시 그것을 사용해야 하는 것은 아닙니다. 그러나 어려움을 겪고 마음이 바뀌어 그것을 사용하기로 결정하면 그 편의들은 이미 여러분의 것입니다. 편의 절차는 시간이 걸리며 시험 치기 며칠 전에 금방 끝날 수 있는 것은 아닙니다.

많은 학생들은 이미 치료를 받고 있거나 교육적인 지원을 받는 가운데 대학에 진학했을 수도 있는데, 그들은 이러한 치료나 지원을 대학에서도 계속 받기를 원할 수도 있습니다. 따라서 학업 지원 자원이나 이용 가능한 특수화된 ADHD 서비스를 제공하는 캠퍼스 학습센터를 잘 알아보는 것이 중요합니다. 또한 ADHD에 익숙한 치료사의 가용성, ADHD 관련 정신과 서비스의 가용성 및 약물 관리(즉, 자극제)에 필요한 특수 문서에 관해 학생 상담 센터에 확인하는 것도 중요합니다. 위에서 언급했듯이, 대학 캠퍼스에서 자극제가 점차 엉뚱한 곳에 사용되거나 남용되는 것 때문에, 미리 캠퍼스 클리닉을 통해 여러분의 처방전으로 약을 구입하는데 혹시 장애가 될 수도 있는 필수 단계들을 미리 확인하는 것이 유용합니다.

캠퍼스에 도착하기 전에, 특히 첫 학기 이전에 자신이 ADHD를 가지고 있음을 이미 알고 있다면 이런 세부 사항들을 가능한 많이 챙겨두는 것이 좋습니다. 가능하다면, 우리 프로그램을 통해 임상 서비스를 찾는 신입생은 그 이전 여름에 평가 과정을 완료하거나 그게 아니면 캠퍼스에 도착 예정 시간 직후로 약속 시각을 정하는 것이 좋습니다.

학기 초 몇 주 동안(이상적으로는 학기 시작 후 일주일) 치료사, 정신과 의사, 학습센터 카운셀러 등과의 초기 약속을 정하게 되면 학기가 너무 바빠지기 전에 대처 및 치료 지원을 미리 정착 시켜 놓을 수 있습니다. 기억해야 할 것은 평가 및 치료일정을 정하는 것이 머리 깎는 것보다는 수술 일정을 잡는 것과 비슷하다는 것입니다: 대부분의 사무실은 예약을 꼭 해야 합니다.

대학에 대한 기대와 관련된 최종 쟁점은 '4년제 대학'이라는 개념으로 다시 돌아갑니다. ADHD를 앓고 있는 많은 학생들은 학부 과정을 다 마치려면 결국은 4년 이상, 커뮤니티 칼리지를 완성하려면 2년 이상이 소요될 것입니다. ADHD를 앓고 있는 많은 학생들은 결국 일부 또는 모든 학기에서 학점 부담을 낮추는 쪽으로 가게 됩니다.

그들은 특히 도전적인 강좌를 여름 학기 동안의 유일한 코스로 등록하거나, 보다 관리 가능하고 순조로운 학업 일정을 세우기 위해 졸업 일자를 늦출 수도 있습니다.

우리는 풀타임으로 공부할 수 없는 학업 상태가 재정 지원에 미칠 수 있는 영향, 추가 학기에 대한 기숙사비용 추가 등, 대처 옵션과 관련하여 고려되어야 할 중요한 사항들이 있음을 인식하고 있습니다. 게다가 학생들은 "나는 졸업 할 때 나이가 너무 많을 거야(예를 들어, 23세 또는 24세)" 혹은 "친구들이나 향후 고용주에게 상황을 설명하려면 당황스러울 거야"와 같은 인식을 극복해 내야 합니다. 반면에 졸업 일정을 이미 조정한 학생들은 한 과목이라도 부담을 줄이는 것이 수업유지 능력에 종종 도움이 됩니다. 학생들은 공부를 더 적게 하고 있지 않으며 학위에 그런 사항이 별도로 표시되지 않는다는 것을 상기했으면 합니다.

지금까지 우리는, 대학 선택과 학위를 따기까지의 경로를 어떻게 개인 맞춤형으로 갈 것인가에 대해 개괄적으로 살펴보았습니다. 이 장의 나머지 부분에서는 ADHD 학생들에게 특히 도전적인 대학의 다양한 요구사항들과 이전 장에서 이미 소개한 많은 대처전략을 이용하여 그것을 다루는 방법에 대해 의견을 나눌 것입니다.

대학의 요구사항 관리하기

기숙사 생활(또는 학교에 다니면서 집에서 생활하기)

대학생이 직면하는 첫 어려움 중 하나는 캠퍼스 생활, 특히 기숙사 생활을 잘 다루는 것입니다. 생활환경에 대해 고려해야 할 주요 사항은 마음을 산만하게 하는 여러 원인들인데, 생활 공간을 어떻게 설정할 것인가에 대해 충분한 정보에 근거한 현명한 결정을 내리고, 방에서 과연 어떤 것을 해낼 수 있을지에 대한 현실적인 판단을 하는 것입니다(예를 들어, 방에서 공부할 수 있을지, 아니면 다른 데로 가야 할지?).

환경 공학이 중요합니다. 방에 무엇을 넣어야 할지, 무엇을 넣지 말아야 할지에 대한 결정이 중요합니다. 텔레비전을 가져야 할지 말아야 할지의 선택은 휴대용 장치에서 미디어를 사용할 수 있게 되면서 점차 옛일이 되어가고 있지만 그래도 고려해야 할 사항 중 하나입니다. 일부 학생들은 공유 거실과 개인 침실이 있는 기숙사의 스위트룸처럼 자기 방을 학습 공간으로도 사용할 수 있도록 방을 구성 할 수 있습니다. 반면에, 다른 학생들은 공부할 마음으로 들어갔다가도 결국은 이리저리 정신을 빼앗겨 허탕을 치는 등 문제가 많은 "행동 습관"을 이미 자기들이 가지고 있다는 것을 잘 알고 있습니다. 이 경우 캠퍼스 도서관은 좋은 학습 장소를 제공합니다. 자신의 성향과 계획에 대해 자신에게 솔직해지는 것이 중요합니다.

심지어 성실한 룸메이트가 있어도, 주변에 누군가가 있다는 사실만으로도 쉽게 집중력이 흐트러지는 ADHD 학생에게는, 방해가 될 수 있습니다. 기숙사가 너무 마음을 산만하게 한다면 합리적인 해결책은 혼자 쓰는 방을 달라고 요청하는 것입니다. 대부분의 경우, ADHD 학생들은 다양한 "위험" 상황을 인식하고 그러한 상황에 대처하는 조치를 취하기만 한다면 그룹 생활 상황도 잘 관리 할 수 있습니다.

공부 시간 따로 떼어놓기

우리는 ADHD를 가진 대학생들에게 강조합니다: "모든 것을 할 수 있는 충분한 시간이 있지만... 여러분이 원하는 바로 그 시간에 모든 것을 할 수는 없을지도 모릅니다." 즉, 수업 참석, 공부 및 숙제 미루지 않기, 사교 생활 및 기타 관심사 추구 등 건강한 균형을 유지하는 것이 필요합니다. 화요일 밤에 친구들과 외출하고 싶을 수도 있지만, 다음날 제출해야 할 숙제 때문에 남아야 할 때도 있습니다.

학생들이 흔히 하는 말은 "나는 무언가를 놓치고 싶지 않습니다"(또는 FOMO; Fear Of Missing Out: "놓치는 것에 대한 두려움"이라고 여겨지는 것)입니다. 우리가 주장하는 새로운 프레임은 더 많은 사교적인 기회는 또 오게 마련이고, 어쩌면 같은 주에도 올 수 있다는 것입니다. '모 아니면 도(all or nothing)' 반응에 과감히 도전하는 것은 충동 제어를 향한 첫걸음이며, 초대를 그냥 "지나쳐 버리는"(그래서 결국은 거절하는) 잠깐의 불편함을 참아내는 것입니다. 어떤 일을 꼭 해야 한다는 것을 알게 되었을 때 나타날 수 있는 방해물을 어떻게 처리할지 예상하고 연습해보는 것은 실천 전술을 잘 사용하는 것입니다(예를 들어, "친구가 놀자고 불러내면, 오늘은 공부해야 하니까 대신 주말에 무언가를 하자고 말하자"). 그러면 여러분은 학업에 충분한 시간을 투자할 수 있어 나중에 보상을 받게 되는데 즉, 연기된 만족을 얻게 되는 것입니다.

일일 계획표 및 실행 목록 등 다양한 "시작하기" 전략은 학업에 결정적인 기술입니다. 일부 대학생들은 학기가 수업계획으로만 꽉 차 있다고 지적하며 목록 사용에 화를 내기도 합니다. 그러나 일일 실행 목록은 교내 스포츠나 주말 약속과 같은 레크리에이션 및 사교 활동을 조정하는 데도 유용합니다. 여러분이 하는 일을 간단히 추적하고 시간 사용 방법을 모니터링하기 위해 목록을 사용해 볼 것을 추천합니다. 여러분의 시간 사용 방식을 알게 되면 사교 활동, 학업 및 기타 약속을 몇 개의 블록으로 나누어 정리해 볼 수 있습니다.

일일 실행 목록을 사용할 때는, 수업, 실험실, 교내 스포츠 등을 포함하여 일주일 동안의 모든 약속을 기입합니다. 학업과 숙제에 전념할 수 있는 시간을 찾아야 합니다. 수업 간의 휴식시간도 있고, 혹은 오후에야 첫 수업이 시작되는 날도 있습니다. 어쩌면 오후 4시에 마지막 수업이 끝나기도 하고 저녁 식사를 위해 친구들과 만나기 전에 한두 시간 도서관으로 바로 갈 수도 있습니다. 가능한 시간을 확인한 후 공부 시작 시간과 종료 시간을 설정하십시오. 예를 들어 "나는 오전 10시 30분부터 정오 12시까지 공부할 거야. 그러면 나는 오후 1시 수업 전에 점심을 먹을 수 있어." 해당 학습 블록에서 목표로 삼을 특정 작업을 확인하여 가능하면 행동적으로 그 작업을 정의하십시오. 예를 들어, "경제학 문제를 공부하는데, 적어도 한 번은 문제 전체를 통독한 후에, 우선 가장 쉬운 문제부터 풀어나가야지."

융통성을 발휘하고 공부 기대치를 다른 시간대에 맞게 조정해야 하는데, 실제로 얼마나 많은 것을 실천할지에 대해 현실적이어야 합니다. 여러분은 무엇이 합리적인 최소한의 작업 블록을 구성하는지 알게 될 터인데, 책 몇 페이지를 읽거나 과제에 대한 출처를 추적하는 것과 같이 무엇인가를 "충분히" 해낼 수 있는 30분과 같은 시간이 그것입니다. 스펙트럼의 다른 끝에서 보면, 여러분은 더 큰 프로젝트 작업을 위한 2시간과 같은 공부 범위의 위쪽 끝을 발견할 것입니다. 이 위쪽 끝은 여러분이 더 긴 휴식이 필요할 때 생산성에 대한 "수익 체감점"을 나타냅니다. 무엇인가를 멀리서 바라보기 위해 시간의 틀을 재구성하고(예를 들면, 나는 토요일 아침에 2시간 공부하고 나머지 시간은 놀 수 있다), 어떤 작업의 시동을 걸기 위해 어느 정도의 불편함은 감수할 수 있다는 것을 인식하는 것은 학생들에게 도움이 되는 대처 원칙들입니다.

독서, 작문 및 수학

ADHD 학생들이 종종 어려워하는 학업 과제 중 일부는 주어진 독서 과제, 작문 과제 및 수학입니다. 비록 우리가 이 짧은 섹션에서 이러한 주제를 충분히 다루지 못 할 것이고 또 더 정교한 대처 아이디어를 가진 많은 유능한 교육자와 학습 전문가들이 있지만, 우리는 이 주제에 대처하기 위한 몇 가지 제안을 하고자 합니다.

책갈피 지침 13.1.

효율적 독서를 위한 SQ4R 기법

1. 텍스트를 전체적으로, 특히 섹션 제목, 볼드체 용어, 삽화 등을 훑어보십시오.
2. 섹션 제목 등에 대한 전체적인 개관을 바탕으로 텍스트 주제에 관한 질문을 만들어 보십시오.
3. 적극적으로 텍스트의 각 부분을 읽으십시오. 그 페이지 또는 다른 곳에 메모하십시오.
4. 적극적으로 노트를 작성하고 텍스트를 이해하고 여러분의 질문에 대한 답을 만드는 데 도움이 되는 정보를 기록하고 그것들을 여러분의 말로 적어보십시오.
5. 그 섹션에 대한 질문에 답하고 그것을 자신의 말로 요약해봄으로써 여러분이 읽은 것을 되새겨 보십시오.
6. 제목, 질문에 대한 답, 여러분의 메모 등을 다시 검토하십시오.

우리는 이미 9장에서 독해 과제를 다루기 위한 SQ4R 기법(Forsyth and Forsyth, 1993; Robinson, 1970)을 소개하였고 그것은 책갈피 지침 13.1.에 요약되어 있습니다. SQ4R은 중요한 정보를 알아내려고 장의 첫 단어부터 시작하여 모든 줄을 한 번에 다 읽는 것이 아니고, 목적을 가지고 독서하는 대안적이고 선지적인 독서 방식입니다.

ADHD 학생들에게는 과제물 작성이 종종 큰 어려움입니다. 글쓰기 과제는 여러분을 압도할 수 있는데, “쓰기 작업”이라는 개념은 여러 별

개의 단계를 포함하기 때문입니다. 따라서 과제를 작성하는 첫 단계는 글쓰기를 전혀 포함하지 않습니다.

여러분은 과제 작성 시작을 미루게 될지도 모르는데, 그것이 힘들고 애매한 작업이기 때문입니다. 글쓰기에 대한 부정적인 이미지를 가지고 있을지도 모르는데, 예를 들어, 긴 시간 늦게까지 힘들게 작업을 하고서도 실망스럽고 지리멸렬한 결과를 얻고 만 경험들은 스트레스를 받게 하고, 결국은 최대한 늦게까지 글쓰기 작업을 미루게 만들 것입니다. 더 명확한 출발점을 가지기 위하여, 우리는 해당 과제에 대한 여러분의 생각을 명확하게 정리한 다음에 쓰기 작업을 시작할 것을 제안합니다. 교수목록(실러버스)을 다시 읽고 과제, 매개변수(즉, 요구 페이지 수, 파일 구성 방식, 주제), 그리고 마감 일자를 확실히 이해하여 초기의 회피 심리를 극복하고 일단은 작업에 착수하도록 해야 합니다.

다음에는 그 과제에 대해 생각하기 시작하고 전체적인 구성을 시작해야 합니다. 여러분은 차분하게 앉아서 과제에 대해 공식화해보거나, 전체적인 윤곽을 잡아보거나, 전략을 세울 수 있습니다. 우리는 특정 학습 블록은 아이디어를 적어 두고 중요 표시를 하는 등 과제에 대한 전략을 세우는 데 쓰도록 권고합니다. 주장 하고 싶은 요점, 다루고 싶은 주제, 혹은 답하고 싶은 질문들에 대해 전체적으로 생각해볼 수 있는데-무엇이라도 있는 것이 전혀 없는 것보다는 낫습니다.

그 과제(논문)에 대한 생각을 반드시 최종 논문에 나타날 순서대로 혹은 전통적인 방식으로 적을 필요는 없습니다. 우리는 몇몇 학생들과 함께 일해 봤는데 그들은 자기들의 생각을 색인 카드에 기록하는 것이 도움이 된다는 것을 알게 되었는데, 이렇게 하면 나중에 최종적으로 확정되기 전에 순서를 바꾸기 쉽다는 것입니다. 또 하나의 유용한 전략은 논문을 마치 파워포인트 발표처럼 생각하고, 여러분의 생각을 번호

없이 그저 주요 항목으로 죽죽 나열하는 것입니다. 여러분은 더 많은 정보를 얻으면서 계속해서 이 개요에다 항목을 추가할 수도 있고 혹은 어떤 경우에는 페이지 수 제한을 지키기 위해 몇 개 항목을 생략할 수도 있습니다. 어떤 경우에, ADHD 학생의 과제에는 과제(논문)를 쓰는 것뿐 아니라 그것을 학급에서 발표하는 것도 포함되어 있었습니다. 그 학생은 그것이 자기가 대학에서 쓴 가장 쉬운 과제였다고 말했는데, 왜냐하면 그는 이미 자기의 발표를 준비하면서 과제(논문)의 윤곽을 완성해 놓았기 때문입니다.

실제로 쓰기에 들어갈 때쯤에 여러분은 이미 몇 가지 아이디어를 생각해 냈을 테고 이를 통해 아무것도 없는 곳에서 시작해야 하는 스트레스를 줄이는 데 많은 도움을 얻었을 것입니다. 써 내려가면서 여러분의 텍스트를 스스로 비판하고 자꾸 편집하려고 할 수도 있는데, 이렇게 되면 매 문장마다 거기에 매몰되어 진도를 나아갈 수가 없게 됩니다; 오히려, 문법이나 문체에 대해 너무 염려하지 말고 자유롭게 여러분의 생각이 펼쳐지게 내버려 두십시오. 나중에 다시 그곳으로 돌아와 이미 쓴 것을 다시 편집할 수 있습니다. 이렇게 글쓰기 과제를 세분하여 구체적인 하부 작업으로 나누게 되면, 여러분은 구체적이고 관리 가능한 행동 과업을 가지게 됩니다.

논문을 쓸 때 여러분은 가짜 효율성의 행태에 빠지지 않도록 조심해야 하는데, 이것은 실제로는 전혀 생산적이 아닌데도 그 논문과 관련된 일을 열심히 하는 것처럼 보이는 것을 말합니다. 그것은 미묘하지만 그러나 상당히 좋지 못한 형태의 작업지연입니다. 이러한 행태의 가장 일반적인 예는 이미 충분히 자료를 가지고 있는데도 논문을 쓰는 데 시간을 보내기보다는 오히려 다른 저널의 논문 등을 더 많이 다운받는 데 엄청난 시간을 보내는 것 등이 그것입니다. 이미 수집한 자료를 바탕으

책갈피 지침 13. 2.

과제(논문) 쓰기

1. 그 과제의 전체적인 설명을 잘 읽고 확실히 알도록 해야 하며, 그 논문의 구체적인 요구사항, 예를 들어 페이지 수 혹은 구성 방식 등을 알아야 하고, 그리고 마감 일자를 꼭 확인하도록 하십시오.
2. 그 논문을 여러 개의 과업으로 세분하여, 자료조사, 읽기, 개요 설정, 초안 잡기로 나누고, 그리고 사이사이에 있는 중간 마감 일자, 예를 들어 주제 승인 일자, 초안 제출 일자 등을 잘 챙겨야 합니다.
3. 논문 최종 마감일에서 역산하여 논문을 완성하는 데 필요한 여러 작업을 수행할 시간을 잘 정하십시오.
4. 논문을 쓸 때가 되면, 아이디어를 생각하고 윤곽을 잡는 시간부터 할애해야 하는데, 이런 것은 논문(과제)을 쓰는 데 중요한 과정입니다. 여러분이 원하는 아이디어와 요점을 적고 그것들을 기억하고 조직화하는데 색인 카드를 사용하시오. 여러분이 파워포인트로 그런 생각들을 발표할 때는 어떻게 할 것인가 생각해보면 더 잘 구성할 수도 있습니다.
5. 실제로 과제를 쓸 때는 전체적인 윤곽만 따라가십시오. 첫 번째 초안은 여러분의 생각을 적는 데만 집중하십시오. 비록 그것이 불완전하고 어구나 문법이 확정적이 아니라 할지라도. 아직은 편집은 하지 말고 아이디어를 적기만 하십시오.
6. 아이디어를 다 적은 후, 나중에 여러분은 다시 문서로 돌아가서 아이디어를 더 명확하게 표현할 기회가 있습니다. 이는 5번과는 다른 작업인데, 모든 작업을 한꺼번에 처리하지 않고 별개로 나눠서

관리할 수 있도록 도와줍니다.

7. 기대치를 낮추어 논문의 최소한의 요건만 충족시키도록 하여 마감일까지 논문을 제출할 수 있드록 하십시오. 이것은 "A" 학점 짜리 논문을 쓰는 것보다는 확실히 쉬운 목표입니다.
8. 계획을 신뢰하십시오.

로 한두 단락이라도 더 작성하는 더 시간을 투자하는 것이 좋습니다.

아주 일부의 ADHD 학생들은 수학이 읽기와 쓰기보다 쉽다고 생각합니다. 달리 말하면, 많은 ADHD 학생들은 수학을 어려워하는데, 때로는 ADHD와 수학 학습 장애를 동시에 가지고 있는 경우도 있습니다. 어떻게 ADHD가 수학 학습에 부정적인 영향을 미칠 수 있는가에 대한 한 가지 의견은 수학에서 이해의 순간에 도달하기까지 오랜 주의 집중과 작업 기억이 필요하다는 사실 때문이 아닐까 합니다(Gladwell, 2008 참조). ADHD에 대한 약물의 효과가 처음 확인되었을 때, ADHD 학생들을 가르치는 교사들이 그것을 "수학약"이라고 불렀을 만큼 수학수업에 큰 영향을 미쳤습니다.

불행히도 우리는 ADHD 학생들의 수학적 어려움을 다루는 데 있어서, 논문을 쓸 때 마치 파워포인트 발표처럼 생각하라고 하는 제안이나 혹은 SQ4R 기법 같은 그런 방법을 가지고 있지 않습니다. 그러나 수학의 어려움을 해결하려면 이러한 좌절감을 적절하게 해결할 수 있는 충분한 시간과 노력을 투자해야 합니다. 이는 지금까지 효과가 없어 보이는 것을 그냥 반복하라는 의미는 아닙니다. 대신 그런 어려움을 회피하기보다는 오히려 적극적으로 대처하는 여러가지 방법을 개발할 것을 제안하는 것입니다.

예를 들어 "책으로는 수학을 배울 수 없다"라고 단정하기보다는 수학 교과서를 읽을 때 유용한 정보를 얻기 위한 수단으로 SQ4R 접근방식을 사용할 수도 있습니다. 특정 개념이나 계산에 대한 Google 검색을 하면 명확한 설명을 제공하는 프레젠테이션(YouTube 동영상 포함)을 볼 수 있습니다. 문제 세트에 대한 작업, 수업 시간에 구체적인 사례 녹음하기, 숙제에 시간 투자하기 등에 충분한 시간을 할애하는 것이 중요합니다. 너무 기본적으로 들릴지 모르지만, 한 가지 문제에 너무 집착하지 말고 그다음 문제로 넘어가는 것이 좋습니다. 왜냐하면 꽉 막혀서 전혀 문제를 풀지 않는 것보다는 불완전하게라도 숙제를 하는 것이 더 유익하기 때문입니다.

마지막 요점은 수학을 통해 어려움을 겪을 때 다른 사람들에게 도움을 구하는 것입니다(읽기 또는 쓰기 어려움도 마찬가지). 미처 사용하지 못하고 있는 자원은, 근무 시간이나 다른 정해진 시간에 담당 강사를 찾아서 여러분의 어려움에 더 많은 관심을 갖도록 하는 것입니다. 캠퍼스 학습센터 또는 외부 사교육은 어려워하는 개념을 이해하는 데 더 많은 도움을 주고, 여러분을 도와주는 기술의 다른 수단이 될 수 있습니다.

도움 요청과 자기주장

ADHD 학생들은 캠퍼스에서 자기들에게 제공된 자원을 종종 충분히 이용하지 않고 있습니다. "ADHD"라는 글자를 굳이 밝히지 않더라도 여러분이 직면하고 있는 어려움을 관리하는 데 도움을 받을 수 있는 방법은 많습니다. 고등학교 교사들은 여러분과 충분히 접촉하면서 어려움을 알아차리고, 염려하는 마음으로 여러분에게 다가옵니다. 대부분의 경우 대학교수진과 교직원은 여러분과 이 정도의 긴밀한 접촉을 하지 않으며, 그래서 만약 먼저 손을 내밀지 않는다면 여러분에게 문제가 있다는 것을 알지 못할 것입니다. 이렇게 적극적인 도움 청하기가 바로 ADHD 대학생의 '자기주장'이라는 개념입니다.

학업적인 도움을 받을 수 있는 가장 직접적인 단계는 강사의 근무시간을 이용하는 것입니다. 수업 정보에 추가로 노출되기 위해 필수적으로 참석해야 하는 일부 강좌에 대한 재설명회나 검토회도 있을 수 있습니다. 수업조교나 기타 수업 자료도 이용할 수 있습니다.

ADHD 대학생들은 자기들의 강사들에게 도움을 요청할 때 돌아오는 혜택을 종종 과소평가합니다. 마감일을 넘긴 숙제나 여러 번의 수업 결석은 엄청난 문제로 비화되기도 하는데, 이렇게 되면 학생들이 강사들을 만나기를 오히려 꺼려하기 때문입니다. 수업 중 강사에게 가서 말하거나, 그런 상황을 솔직히 인정하고 이를 해결하려는 노력을 표현하는 전자 메일을 보내는 행위는 문제 해결에 엄청난 효과가 있습니다.

학업 지도는 쉽게 이용할 수 있는 또 다른 자원입니다. 지도교수는 반드시 ADHD를 다루는 전문가는 아니지만 수업과정 옵션을 전체적으로 훑어보고 여러분에게 어느 코스가 적합할지 혹은 그렇지 않을지를 결정하는 데 도움이 될 수 있습니다. 지도교수에게 연락하는 것은 어떤 코스를 그만두거나, 수업에 대한 부하를 줄이거나, 휴학을(또는 복학을) 신청할 때 고려해야 할 첫 번째 단계입니다. OSD와 학생 학습센터도 유익한 지원을 제공합니다.

여러분의 담당 의사를 자원으로 충분히 활용하지 못할 수도 있습니다. 수업에 어려움이 있거나 과제나 시험을 놓쳤을 때, 또는 수업에 더 이상 들어가지 않을 때, 가끔 우리에게 말하지 않는 학생 환자들이 있습니다. 따라서 학기 말에 큰일이 벌어지고 그래서 대처 방안이 별로 없을 때에 가서야 비로소 이러한 사실을 알게 됩니다. 대학생 환자들은 치료약속을 그냥 넘겨버리거나 처방된 약물 복용을 중단하거나 약이 다 떨어지고도 몇 주 동안 우리와 연락하지 않기도 합니다. 강사 및 지원 담당자와 마찬가지로, 우리도 문제가 있는지 모를 때는 도움을 줄 수 없습니다.

도움을 요청할 때 필요한 기술은 연락을 시도할 때의 불편함을 잘 처리하는 것인데 이것은 감정 조절 기술이기도 합니다. 여러분은(그리고 우리 모두는) 불편함을 처리하는 매우 효과적인 방법을 가지고 있는데, 이것은 그 불편함을 피해버리는 것입니다. 불행히도 이러한 처방은 오래가지 못하는데, 그 부작용은 이러한 회피가 원래의 문제를 더 악화시킨다는 것입니다.

다른 어려운 문제에 직면했을 때와 마찬가지로 첫 번째 단계는 구체적이고 행동적인 말로 여러분이 해야 할 일을 규정 하는 것인데, 그것을 핵심적인 몇 마디로 압축하는 것이 좋습니다(예를 들어, "나는 내 지도교수를 만나서 상황을 설명해야 해"). 두 번째 단계는 행동을 방해하는 "만약~하면 어떡하지"라는 생각과 최악의 시나리오가 일어날 수도 있다는 생각에 맞서는 것입니다(예를 들어, "교수님이 화를 내면 어떡하지?" 또는 "나는 대학에서 쫓겨나고 부모님은 나를 절대로 용서하지 않을 거야"). 여러분의 염려가 실제로 일어날 수도 있지만 여러분의 '변호사'는 그 상황에 대처하는 방법에 대해 좀 더 현실적인 시야를 갖도록 도와줄 수 있습니다. 예를 들어, "이것은 내 지도교수가 과제물을 제출하지 않은 학생을 다루는 첫 경험은 아닐 거야", "그녀는 내가 자기를 먼저 찾아갔다는 사실을 좋게 생각할 수도 있어" 혹은 "나는 그 강좌를 새로 들어야 할지도 모르지만 쫓겨나지는 않을 거야", "부모님이 화를 내실 수도 있지만 누군가 다른 사람으로부터 그런 사실을 들을 때까지 기다리는 것보다는 내가 먼저 이야기를 하는 것이 나을 거야." 만약이라는 생각을 무력화시키면 여러분이 완전히 통제할 수 있는 결과로 결국 돌아갈 수 있습니다. 즉, 먼저 찾아가 도움을 요청하는 것입니다.

이메일을 강사에게 보낼 준비가 되었을 때, 또는 근무 시간에 그의 사무실로 들어갈 준비가 되었을 대, 또는 약속을 잡기 위해 학습센터와 연락할 준비가 되었을 바로 그때 여러분은 그것을 미루기 위한 구실을 찾아낼 가능성이 있습니다. 이때 여러분이 마지막으로 가져야 할 생각은 다음과 같습니다: "지금 불편한 15초를 투자하여 이 일을 해내면, 곧 긍정적인 소득을 거두게 될 거야."

자기 관리

종종 경쟁적인 대학의 학문적, 사교적, 일상적 삶의 요구를 잘 관리하는 것 외에도 자기통제와 관련된 힘든 분야 중 하나는 적절한 자기 관리를 유지하는 것입니다. 대학성들은 종종 대학을 가기 전에 가정과 가족이 제공해주던 보호막에 그들이 의존해 왔다는 사실을 깨닫지 못합니다, 즉 자고 일어나는 규칙적인 일과, 건강한 식사, 일상생활의 전반적인 틀을 유지하는 측면에서 그들이 받았던 보호막 말입니다.

모든 대학생, 특히 ADHD 대학생에게 중요한 두 가지 주요 쟁점은 수면과 중독성 물질 사용입니다. 좋지 못한 수면 습관은 대학생들에게 보편적이지만 ADHD 학생들에게는 특히 부정적인 영향을 미칩니다. 마찬가지로, 치료되지 않은 ADHD는 중독성 물질(특히 마리화나, 알코올 및 니코틴) 사용에 있어 알려진 위험 요인이며, 이것들은 역으로 ADHD를 관리하는 학생의 능력을 더욱 저하시킵니다. 16장에서 ADHD를 가진 대학생들에게 특히 중요한 자기 관리 문제에 대해 더 심도 있게 논의합니다.

디지털 기기 다루기

ADHD를 앓고 있는 대학생 및 다른 청년들은 컴퓨터 및 기타 기기사용에 있어 위험에 노출될 가능성이 특히 큽니다. 현재와 미래의 젊은 세대는 디지털 시대에서 평생을 살았던 사람들입니다. 디지털 기기는 조직 도구 및 스마트 교실을 제공하는 등 일상생활에서 그리고 대학에서 ADHD에 대처하는 데 필수적이고 유익한 역할을 수행하고 있는 동시에, 주의 집중 방해와 기타 문제의 위험요소로 작용하기도 합니다. 극단적인 경우에, 기기사용에 모든 것을 소모하여 결국 중독의 수준에까지 이르게 되는데, 이것은 엄격한 진단까지는 아닙니다만 적어도 명백한 문제를 일으키게 됩니다.

어떤 사람들은 이 '중독'이라는 표현이 기기사용을 통제해야 하는 어려움을 이해하는 데 적어도 일부 상황에서는 도움이 된다고 생각합니다. 그래서 수업 시간에 주의가 산만한 어떤 학생은 수업 중에 스마트폰을 꺼버리고, 노트하기 위해 사용하는 랩톱 컴퓨터의 Wi-Fi 연결도 끊어 버렸다가, 수업 사이사이의 휴식시간에 "다시 연결"합니다.

우리가 "대학에서는 모든 것을 할 수 있는 충분한 시간이 있다"라고 이야기했지만, 어떤 것은 현명한 판단으로 그냥 지나쳐야 할 때도 있습니다. 이것은 이러한 유사한 기회가 나중에 다시 찾아올 것을 알기 때문입니다. 그와 똑같은 원칙이 문자나 이메일을 확인하거나 온라인 게임을 하고 싶은 충동 등에도 적용됩니다. 이것이 대학 생활에서 ADHD를 관리하는 것에 여전히 남아있는 어려운 싸움입니다. 17장에서는 ADHD 대학생들에게도 관련이 있는 이 '기기에 대처하는 문제'를 더 깊이 있게 다룰 것입니다.

14장

ADHD 환자의 직장 관리

고졸 후 바로, 대학을 졸업하고, 혹은 인생의 어떤 시점에서 직장에 들어가건 간에 취업은 ADHD를 가진 사람에게는 특별한 도전이 됩니다. 일하는 상황이 너무 다양하여 ADHD를 가진 모든 근로자에게 해당되는 구체적인 전략을 콕 찍어 말하기는 어렵습니다. 필라델피아의 집에서 부모님과 머무르는 사람은 실리콘밸리의 소프트웨어 디자이너와는 다른 상황에 직면하게 될 것이며, 이 실리콘밸리의 소프트웨어 디자이너는 미시건주 트래버스시의 어느 번잡한 레스토랑에서 일하고 있는 웨이트리스와는 또 다른 상황을 가지고 있을 것입니다. 하지만 이들이 ADHD 진단을 받았다는 공통점을 가질 수도 있습니다.

우리는 어떤 직업의 적합성에 대해 논의할 것인데 한편으로 여러분이 수행할 작업의 요구 사항과 이런 작업이 일어나는 환경 그리고 다른 한편으로 ADHD의 이러한 조합에 대해 있을지 모를 영향뿐 아니라 여러분의 독특한 능력과 관심 사이의 조합에 대해 논의하고자 합니다. 이 주제는 "ADHD를 가진 사람에게 좋을지도 모를" 일자리를 찾는 개인에게도 해당됩니다. 우리는 ADHD 근로자에게 이전 장에서 관련되어 논의된 기본적인 대처기술의 사용을 강조할 것입니다. 마지막으로, 우리는 공식적이건 비공식적이건 도움이 될 만한 직장 편의를 검토할 텐데, 고용주에게 여러분의 진단을 공개할지 말지에 대한 논의도 포함될 것입니다.

적합성

ADHD를 가지고 있다는 사실만을 가지고 여러분에게 반드시 적합할 것이라고 추천할 수 있는 구체적인 직업은 없습니다. 다 같이 ADHD 진단을 받은 사람이라 하더라도 그들은 증상, 손상 정도, 직업적인 기술, 그리고 적성 등과 관련하여 다양한 그룹으로 나누어집니다. ADHD를 가진 여러 사람들이 선천적으로 흥미를 느끼고 그리하여 좀 더 집중하기 쉽고 생계를 유지할 만한 일에 있어서는 당연히 개인차가 있습니다.

ADHD의 치료 및 관리는 구직 및 더 나아가 실제 직장 생활 속에서 중요한 부분입니다. 약물치료는 문제가 되는 증상을 감소시켜 여러분으로 하여금 많은 일을 더 쉽게 처리하게 해줍니다. 그러나 이러한 혜택을 유지하려면 약을 열심히 복용하고 의사와의 약속 및 처방전 받는 것을 지속해야 합니다. ADHD에 관해 이 책과 다른 책에서 논의된 대처기술도 도움이 되지만, 결국 일관되게 실천할 때만 도움이 됩니다. 여러분은 적응형 대처 규칙에서 벗어나기 쉬운데, 그렇게 되면 어려움이 다시 나타날 때 이러한 전략이 효과가 없다고 쉽게 결론 내려

버릴 수 있습니다.

ADHD의 효과적인 치료에도 불구하고 관리하기 어려운 직업적 측면들이 있습니다. 학교 기록이나 과거 직장 기록을 기반으로 여러분은 자신의 특정 취약점을 알고 있을 것입니다. 예를 들어 논문작성에 특별히 어려움을 겪는 학생이라면 대학원 과정이나 학문적인 직업에서는 잘 해나갈 수 없을 것인데, 거기서는 글을 쓰는 것이 핵심적인 요구사항이어서, 글을 발표하느냐 아니면 실패하느냐의 상황이기 때문입니다. 마찬가지로 책상에서 하는 일에 쉽게 지루해지는 사람이라면 사무실에서 오랫동안 세부적인 작업에 집중해야 하는 일자리에서는 어려움을 겪을 것입니다.

직업상담(특히 ADHD 친화적인 상담사와의 상담)은 여러분이 한자리에 앉아서 하는 것이 아니라 여기저기 돌아다니면서 일을 할 수 있도록 해주는 그런 직업을 찾는 데 도움을 줄 수 있을 것인데, 이렇게 되면 앞서 말한 그런 엉뚱한 조합을 막을 수 있을 것입니다. 마찬가지로 성인 ADHD에 익숙한 임상의는 이러한 문제를 해결하는 데 도움을 줄 수 있습니다. 우리는 구직활동을 할 때 현실적인 요소, 즉 소득이 있어야 한다는 사실을 깨닫습니다. 생계를 유지하기 위해서는 추천되는 직업을 수락하고 그것을 최대한 활용해야 할 때도 있습니다.

그러나 ADHD를 관리하기 위한 중요한 하나의 대처전략은 확실한 자기주장입니다. 9장에서 언급했듯이, 확실한 자기주장은 항상 여러분이 원하는 것을 얻을 수 있다는 것을 의미하는 것이 아니라, 여러분의 필요에 따라 질문하고 상황을 협의하는 데 여러분이 능동적이어야 함을 강조합니다. 여러분에게 주어지는 혜택에 대해 능동적으로 될 수 있는 하나의 상황은 바로 취업 면접입니다. 잠재적인 고용주와 인터뷰하는 것이 틀에 박힌 것처럼 보일 수 있지만, 인터뷰는 직업, 환경 및 기대에 대한 정보를 얻을 좋은 기회이며 오히려 좀 더 객관적인 결정을 내리는 데 도움이 됩니다. 비록 여러분에게 주어지는 그 일자리를 거절할 수 없는 형편이라 하더라도, 그 일을 잘 해내기 위해 취해야 할 앞으로의 조치에 대한 감을 잡을 수 있습니다.

예를 들어, 자신의 기억이 나쁘다고 알고 있음에도 레스토랑 일자리를 얻을 수 있는데, 이로 인해 한꺼번에 여러 사람의 주문을 받을 때는 엄청난 스트레스를 받게 될 것입니다. 그러나 친구 또는 직장 동료에게 어떻게 주문을 잘 기억할 수 있는지에 대해 물어볼 수는 있습니다. 여러분은 식당 손님들과 관계에서도 확실한 자기주장 방식을 사용할 수 있는데, 그들에게 자기들이 주문한 내용을 되풀이해 주거나 누가 무엇을 주문했는지 기억하는 것을 도와주길 부탁하는 것 등입니다. 어떤 사람들은 이러한 종류의 상황을 처리하기 위한 수단으로 유머를 사용하기도 합니다(예를 들어, "저는 ADHD를 가진 웨이트리스이어서 미리 양해를 부탁합니다. 제가 이 주문을 제대로 받았는지 확인해서 여러분이 기분 좋은 식사를 할 수 있도록 해드리고 싶습니다").

직장에서의 여러분의 개인적인 장점을 알아내고 그것을 활용하는 것은 중요한데, 이는 여러분의 약점을 보충하는 데 도움이 됩니다. 앞의 한 웨이트리스의 사례는 그녀의 사교적인 성격과 자기주장을 적응적으로 사용한 사례인데, 이렇게 되면 테이블 주문을 받을 때 다른 대응전략을 사용하기도 쉽게 됩니다. 어떤 경우에는 이렇게 말할 수도 있습니다. "저는 기억력이 나빠서 여러분의 주문을 받은 후에 테이블로 다시 와서 제가 제대로 주문을 받았는지 확인할 것입니다"라고 말하면서 자신의 ADHD 진단에 대해서는 말하지 않을 수도 있습니다.

계획, 구성 및 시작

작업 환경은 직장별로 천차만별이지만, ADHD를 가진 대부분의 근로자들이 직면하는 중요한 문제점 중 하나는 일을 시작하고 완결할 때까지의 유지입니다. 우리는 많은 환자들이 사무실에서 처음 몇 시간을 대충 보내거나 낮은 우선순위 업무에 너무 많은 시간을 할애하기 때문에 결국은 늦게까지 사무실에 남아야 한다는(즉 과도한 시간을 직장에서 보낸다는) 보고를 들어왔습니다. 자영업 환자들의 경우, 자기의 주 업무는 잘하는데 기타 행정적인 일이나 계획 짜기, 청구서 작성과 같은 일 때문에 힘들다고 종종 말합니다.

이것을 피해 갈 방법은 없습니다. 하루를 계획하는 데는 시간이 필요합니다. 우리는, 사무원의 경우, 사무실에서 처음 10분은 그날의 할 일을 계획하는 데 보내라고 합니다. 이 시간의 일부분은 하루 일과 계획에서 그 날의 작업을 확인하고 우선순위를 정하는 데 보내야 할 것입니다. 또 하나의 현실은, 여러분이 집에서도 개인적인 시간의 일부를 회사 일에 쓰게 될 것이라는 사실입니다. 이렇게 회사 일에 여분의 시간을 또 쓰는 것은 여러분이 선택한 직업의 현실이거나 ADHD의 영향을 만회하는 데 필요한 단계일 수 있습니다. 어떤 업무를 미뤘다가 밤을 새워 또는 주말에 허겁지겁 처리하는 것을 피하기 위해서는 저녁에 또는 주말에 작업에 할애할 수 있는 시간을 파악하는 것이 중요합니다. 이전 장들에서 설명한 바와 같이, 작업은 행동적인 말로 구체적으로 표현돼야 하며 작업에 소요되는 시간과 에너지를 잘 통제하기 위해 합리적인 시간 내에 완료하도록 계획해야 합니다. 이 접근법은 여러분의 나머지 시간과 에너지를 휴식, 긴장 완화, 또는 다른 취미생활을 위해 보호해주는 역할을 합니다.

여러분은 다양한 상황에 따라 하루 종일 바뀌는 유동적인 근무 일정을 가질 수도 있습니다. 예를 들어, 새로운 고객을 만나기 위해 시간을 급하게 내거나 응급 복구를 위한 전화에 응대해야 할 수 있습니다. 이러한 상황이 발생하면 전체 일정을 재조정하기 위해 잠시 시간을 내야 합니다. "이제 나의 일정은 엉망이 되었고 회복할 수 없다"라는 생각을 떨쳐버리는 게 중요한데, 그것은 사람을 자포자기하게 만듭니다. 사태를 수습하고 원상 복귀할 수 있는 방법을 알려주는 하루 일과 계획이라는 중심을 꽉 잡고 있으면 예기치 않은 상황에 대처하고 목표 우선순위를 다시 설정하는 데 도움이 됩니다.

기획 단계는 여러 다른 작업과 프로젝트를 두고 저울질할 때 매우 중요합니다. 학생이 여러 과목의 과제를 놓고 생각하고 정리하는 것과 마찬가지로, 여러분은 여러가지 일을 처리할 수 있는 시간을 배정하기 위해 하루 그리고 한 주를 계획합니다. 꼭 해야 하지만 전략적으로 나중으로 미루어야 할 일에 대해서는 하루 일과 계획을 사용하여 미래의 시간대를 확보하십시오. 이렇게 하면 이런 작업은 일단 잊어버리고 보다 긴급한 프로젝트에 집중할 수 있습니다. 나중으로 연기된 작업을 위해 그 주 또는 그 달의 어떤 특정 시간이 예비되는데, 그때 연기된 그 작업을 처리할 수 있습니다. 스프레드시트 또는 화이트보드를 사용하여 여러분이 참여하고 있는 여러 프로젝트에 대한 직원 공용게시판을 유지할 수도 있습니다.

각종 편의: 불완전한 적합성에 대처하기

최고의 대처기술과 준비에도 불구하고, 직장은 ADHD 근로자에게 많은 도전을 안겨줍니다. ADHD는 여러분이 환경을 보다 더 잘 통제할 수 있는 가정에서조차도 사실 관리하기가 쉽지 않습니다. 그러나 대부분의 ADHD를 가진 성인은 직장 동료들과 함께 아주 산만한 곳에서 일합니다. ADHD를 앓고 있는 부모들은 자녀 양육과 자기 건강상의 필요사항들, 수면 시간, 맞춤 식사, 기분 등과 관련된 예측하기 어려운 일들을 모두 처리할 만큼 충분히 융통성이 있어야 하는 일상에 처하게 됩니다.

대학생들과 마찬가지로, ADHD 진단만으로는 미국 장애인 법(Americans Disabilities Act: ADA)의 보호 대상이 되지 않습니다. "보통의 정상적인 사람"이 동일한 일을 수행할 때에 비해 ADHD가 어떤 개인의 기능을 그 일에서 실질적으로 제한되고 있다는 것이 문서화되어 장애를 구성할 정도의 손상이 있음이 입증되어야 합니다. 또한, 그 사람은 만약 ADHD만 아니라면 그 일을 수행할 자격이 있다는 것이 입증되어야 합니다. 마지막으로 미국 장애인 법(ADA)에 따라 직장 보호를 받을 수 있는 자격을 갖추려면 가능한 한 빨리 고용주에게 장애 사실을 공개해야 하는데, 이는 이 장의 마지막 부분에서 논의할 '결정'입니다(See Latham & Latham [2007] and Ramsay [2010] for discussions of ADA issues relevant to adults with ADHD).

여러분의 공식적인 편의 요구에 상관없이, 직장을 여러분의 ADHD 스타일에 맞게(적어도, 약간은 더 좋게) 만들기 위해 취할 수 있는 비공식적인 조치들도 많이 있습니다. 일부 근로자가 취하는 조치는 단순히 직장에 늦게까지 머물거나 다른 개인적인 시간을 사용하여 일을 따라 잡는 것인데, 이는 일을 끝내는 데 다른 사람들보다 시간이 더 오래 걸리기 때문입니다. 예를 들어, ADHD가 있는 어느 유치원 교사는 조금 일찍 출근해서 조금 더 늦게 퇴근하는데, 낮 동안에 미처 처리할 수 없는 교실 자료를 정리하기 위해서입니다.

여러분은 직장에서 ADHD를 충분히 관리하는데 필요한 여분의 시간이 하나의 시련이 될 수 있는데, 이것은 여러분이 직장에서 과도한 시간을 보내게 되는 것을 의미하고 결국 이것은 여러분의 삶의 다른 영역에 피해를 끼치게 됩니다. 또한 여러분은 시급을 받을 수도 있는데, 고용주가 여러분의 추가 근무에 대해 초과 근무 수당을 승인하지 않으려고 할 가능성이 큽니다. 여러분은 고용주로부터 조정된 혹은 탄력적인 근무 시간을 요청할 수도 있습니다. 즉, 하루 종일 일하는 것은 같지만 아침에 생산적이지 않으면 오전 9시가 아니라 10시에 출근해서 5시가 아니라 6시에 퇴근하는 것입니다. 여러분은 이런 것을 협의할 때 ADHD를 언급할 필요가 없습니다. 대신, 여러분은 그런 제안이 여러분 삶의 여러가지 상황 간에 균형을 맞출 수 있게 해 준다고 표현할 수 있습니다. 또한, 이러한 조정은 여러분의 능력 향상으로 인해 직장의 요구를 더 충족시키게 되어 결국 고용주에게도 유리하다는 것을 밝혀주면 좋은데, 그런 주장이 맞는지는 몇 개월간 지켜보면 알 수 있습니다.

여러분이 취할 수 있는 간단한 대처들도 많은데, 이런 것은 업무참여를 촉진하기 위해 우리가 충고한 것과 유사한데, 11장에서 논의된 작업공간 설정과도 관련이 있습니다. 사무실 전화와 휴대 전화를 끄거나 음소거를 하면 전화 수신에 대한 충동을 줄이는 데 도움이 됩니다. 이런 조치가 직장의 성격 또는 자녀 관련 학교 통화로 인해 불가능한 경우, 전화 응대를 위한 구체적인 계획이 있어야 합니다(예를 들어, "학교나 내가 통화하려고 했던 고객이 아니면 안 받기").

개인 생활을 계획할 때와 마찬가지로, 컴퓨터와 보조기술은 어디에나 있어서 직장에서의 요구에 대처하기 위해 노력하는 ADHD 근로자들에게 큰 도움이 될 수 있습니다. 스케줄링 체계 외에도 프로젝트 구성 및 추적에 도움이 되는 소프트웨어 프로그램이 있어, 여러분이 작업을 목표 마감일과 함께 구체적인 단계로 나누는 데 도움을 줍니다. 음성으로도 작동하는 소프트웨어의 사용을 포함하여 읽기 및 쓰기 작업에 도움을 주는 다양한 보조기술 및 별로 사용되지 않고 있는 표준 소프트웨어 프로그램의 기능들이 있습니다.

이런 작업 관리 기술의 가용성에도 불구하고, 구두로 소통되어야 하고 정확한 기록과 조직화를 요구하는 많은 정보가 있습니다(이러한 정보 관리용 팁은 9장 참조). 스마트폰의 녹음 기능, 디지털 녹음기 또는 주요 요점을 적기 위한 간단한 공책 사용을 포함하여 회의 또는 토론 중에 프로젝트에 대해 전달된 정보를 기록하는 방법을 갖는 것이 매우 중요합니다. 우리 모두는 이해의 정확성을 확인하기 위해 들은 말을 반복하고 요약하는 간단한 의사소통 전략을(즉, "내가 이것을 제대로 이해하고, 제대로 적었는지 확인하고 싶습니다" 등) 과소평가하는 경향이 있습니다. 후속 이메일 확인을 자신에게 보내게 하거나, 프로젝트에 관련된 다른 사람들에게 보내는 것은 토의된 사항을 재확인하는 (및 기록하는) 방법입니다.

프로젝트의 진행 상황을 검토하기 위해 상사나 동료와 회의를 하는 것은 업무성과를 추적하는 유용한 방법입니다. 이러한 종류의 회의는 작업에 대해 피부로 느낄 수 있는 실질적인 "마감 시간"을 제공합니다. 회의를 하고 다른 사람에게 업데이트를 제공해야 하는 의무로 인해 여러분의 작업이 더욱 늘어나는 듯이 보입니다. 예를 들어, 비록 확인용 회의가 하루 일과 계획에서는 금요일로 일정이 잡혔지만, 수요일에 벌써 그 프로젝트 작업에 힘을 쓰도록 영향을 미치며, 하루 일과 계획에 그 작업이 들어가게 합니다.

직업별로 그리고 상황별로 구체적인 다른 편의들이 많이 있는데, 예를 들어 ADHD를 가진 의사가 약물작용에 대해 급히 재확인하기 위해 스마트폰 앱을 사용하거나, 혹은 연구 조교가 연구를 위한 잠재적 주제를 선별할 때 기억에 의존하지 않고 필수 제목의 체크리스트를 사용하는 것 등입니다. 이러한 자가 대처기술은 여러분의 ADHD 진단을 공개하지 않고도 비공식적으로 수행할 수 있습니다.

확실한 자기주장과 협상

ADHD 근로자는 자신에게 배정된 업무를 관리하는 데 있어 자신이 보다 더 적극적인 역할을 수행할 수 있다는 것을 종종 과소평가하기도 합니다. 대처기술 용어로 표현하면, 자기변호, 또는 자기주장은 성인 ADHD를 관리하는 하나의 방법입니다. 9장에서 우리는 충동적 순응을 다루는 방법과 잊어버리기 전에 정보를 기록하는 것을 포함하여 직장에서의 정보 관리를 위해 적극적 자기주장을 이용하는 많은 방법에 대해 논의하였습니다.

적극적 자기주장을 다른 곳에 사용해보면, 작업 마감 시간을 협상할 때 선제적이며 현실적이 될 수 있습니다. 즉, 여러분의 상사가 금요일 오후 5시까지 프로젝트를 완성하여 넘겨줄 것을 요청하면, 여러분은 이 계획에 본능적으로 동의하겠지만, 곧 상충하는 다른 프로젝트들 때문에 그것이 비현실적이거나 혹은 적어도 불확실하다는 것을 깨닫게 됩니다. 마법적인 사고를(예를 들어, "그때까지 내가 끝내지 못해도 어떻게든 해결되겠지 뭐") 하기 보다는, 이러한 우려에 즉시 대처하는 것이 현명합니다(예를 들어, "저는 몇 가지 상충되는 다른 프로젝트와 마감 시간이 있어서 금요일까지 마감하는 것이 불가능합니다. 저는 비현실적인 기대를 설정하고 싶지 않습니다. 다음 주 수요일에는 마감된 프로젝트를 충분히 전달해 드릴 수 있습니다. 이것을 받아들일 수 있습니까?"). 감독관이 계속 금요일 마감을 고집한다면 다른 프로젝트를 좀 늦추도록 타협할 여지를 마련할 수도 있을 것입니다. 혹은 얻은 것이 전혀 없다 하더라도, 여러분은 상사에게 적어도 어려움에 대해 알리고 해결책을 찾으려고 했다는 것입니다. 이것은 아무것도 말하지 않고 있다가, 상사가 제 때에 그 제품을 받을 것으로 예상하고 있는 상황에서 여러분이 허겁지겁 늦게 전달하여 큰 사건이 터지는 것보다는 훨씬 나은 시나리오입니다.

적극적 자기주장을 사용하라고 하는 것은 건전한 충고로 와 닿을 수 있지만, 그것을 실제로 사용하는 데 방해가 되는 여러가지 본능적인 생각들이 있습니다. 우리가 흔히 듣는 반응 중 하나는 다음과 같습니다: '나는 이미 프로젝트에 늦은 상황에서, 혹은 이미 어느 정도 특혜를 받고 있는 상황에서 더 이상 특별대우를 요청할 수가 없어." 이런 생각은 '일관성 없는 성과 때문에 직장에 이미 부채(=피해)를 많이 쌓아서 내 계정에서 더 이상 인출할 수가 없다'는 견해에 근거한 전형적인 수치 반응입니다. 이것들은 별개의 문제입니다. 여러분은 실수를 좀 저질렀을지도 모르고, 그래서 그런 것을 만회하려고 여러가지 조치를 취하고 있을지도 모릅니다. 그런데 실제로는, 여러분은 "특별한" 대우를 요구

책갈피 목록 14.1.

업무에 대처하기

1. 자신과 현재 직업 또는 미래의 직업과의 적합성을 고려하십시오.
2. 부적합한 경우에는, 상황을 관리하는 자신의 능력을 향상시킬 수 있는 편의가 (공식적 또는 비공식적으로) 제공되는지 결정하십시오.
3. 자기주장과 협상의 기술을 사용하여 직장에서의 업무 및 마감 기한을 잘 관리하십시오. 여러분은 적극적으로 상사에게 요청할 수 있으며, 업무 능력을 향상시킬 수 있는 제안을 할 수 있습니다.
4. 잊어버리기 전에 정보를 잘 적어 두십시오.
5. 하루 일과 계획 및 할 일 목록(및 기타 기술)을 직장에서 사용하십시오.

하는 것이 아니라 오히려, 기대에 부응하기 위해 필요한 조치를 취하고 있는 것입니다. 자기주장은 더 좋은 성과를 낼 수 있는 상황을 만들어서 더 잘 대처하려는 여러분의 시도이며 직장에서 든든한 울타리를 만들어가는 긍정적인 방법입니다.

고용주에게 ADHD가 있다고 말해야 하는가?

ADHD를 가진 근로자는 고용주에게 자기가 ADHD을 가지고 있다고 말해야 하는지 여부를 종종 묻습니다. 여러분의 사장에게 ADHD 진단을 공개할지 여부에 대한 질문에 명확하고 쉬운 대답은 없습니다. 자신의 상황과 관련된 요소를 충분히 고려하여 사례별로 선택해야 합니다. 고려해야 할 한 가지 질문은 “무슨 목적으로 공개하는가?” 입니다.

여러분이 ADHD 진단을 고용주에게 의무적으로 알려야 할 유일한 경우는 미국 장애인 법(ADA)에 정한대로 공식적인 직장 편의를 요청할 때입니다. 그런 경우, ADHD 환자는 인터뷰 동안에 혹은 가능한 한 빨리 그 정보를 공개하도록 권고합니다. 여러분의 고용주가 ADA 법의 적용을 받고 있는지 여부를 알아내는 것도 중요한데, 모든 기업이 다 그런 것은 아니기 때문입니다.

ADHD를 가진 대부분의 성인은 인터뷰 과정에서 자신의 진단을 밝히면 그것이 자신에게 불리하게 작용하여(겉으로는 다른 이유이지만) 결국 그 일자리를 얻지 못하게 될 것이라는 현실적인 우려를 하고 있습니다. 면접 중의 공개 위험을 고려하기 위해 우리도 어느 정도는 회의적 시각을 채택하고 있지만, ADHD 진단이 응시자에게 꼭 불리하게 작용하지 않고 다른 사람이 정당하게 고용된 것일 수도 있습니다. 실제로 다음과 같은 주장이 성립될 수도 있습니다: 인터뷰 중 ADHD 진단을 차라리 공개하지 않으면 응시자가 해당 직업에 대해 “ADHD만 아니라면 고용될 자격을 갖춘 자”로 간주될지 여부를 고용주가 제대로 판단할 수 있다는 것입니다.

종종 우리는 이미 자리를 잡은 근로자들이 비공식적인 도움을 요청하기 위하여 자기의 진단 사실을 상사에게 알려야 할지 아니면 일관성이 없는 작업성과에 대해 그냥 변명을 하고 지나갈지 고민하는 것을 봅니다. 우리의 경험에 비추어볼 때 ADHD 근로자가 이미 어떤 직위에 확실히 자리를 잡고 해당 직무에서 어느 정도의 역량을 보여주고 있는 경우에는 진단의 공개가 유익할 수 있다는 것입니다. ADHD 진단의 공개는 매주 일정확인 회의, 작업 요약서 작성, 또는 작업의 사소한 조정과 같은 합리적인 편의 요청과 관련하여 일어납니다. 진단 사실의 공개는 비공식적일 수도 있는데, 프로젝트팀 동료에게만 말한다든지, 또는 훈련 연수 상황에서 ADHD 관련 어려움에 관해 의견을 말할 때 등입니다.

이 공개의 정확한 성격과 관련하여, 긍정적인 결과와 관련된 구체적인 요소는 다음과 같습니다: (1) 여러분이 ADHD를 가지고 있다는 사실(그리고 ADHD를 해결하기 위한 적극적인 조치를 취하고 있다는 사실); (2) ADHD가 특정 직무 과제를 어떻게 더 어렵게 만드는지 또는 (3) 어떻게 하면 여러분이 직무를 더 잘 수행할 수 있도록 해 줄 것인가에 관한 여러분의 요청과 계획입니다. 예를 들어, 어떤 ADHD 근로자는 다음과 같이 말할 수도 있습니다.: "저는 ADHD가 있다고 말씀드려야겠습니다. ADHD로 인해 제가 원하는 만큼 효율적이고 조직적으로 업무를 수행하는 것이 어렵습니다. 저는 몇몇 대처기술을 사용하여 어려움에서 벗어나려고 하고 있지만, 때로 막상 일을 해야 할 때가 되면 회의에서 토론한 것을 기억하는 데 애를 먹습니다. 여러분과 제가 회의가 끝날 때 잠시 시간을 내어, 제가 해야 할 일을 제대로 이해하고 있는지 확인할 수 있도록 해 준다면 큰 도움이 될 것입니다. 저는 세부 사항을 적어 두겠지만, 그 프로젝트에서 제가 맡은 일의 마감 1주쯤 전에 진행 상황 확인 회의를 하면 제게 큰 도움이 될 것입니다."

직장에서 ADHD를 관리할 때 고려해야 할 몇몇 요점은 자신이 직면하고 있는 어려움의 구체적인 분야를 확인하는 것입니다. ADHD와 관련된 개인적인 문제가 눈덩이처럼 불어나 여러분의 기술과 장점들을 가려버리기 쉽습니다. 이러한 어려움을 헤쳐나갈 수 있는 많은 대처 방법이 있습니다. 추가 지원이 필요한 경우, 자기주장은 중요한 기술인데, 이것은 여러분의 업무성과에 유익한 도움을 적극적으로 요청하는 것입니다.

15장

대인관계, 가족, 그리고 성인 ADHD

실행기능에 대한 장문의 고찰(Dr. Russell Barkley 2012)에서, 대인관계 기술이 생존에 유리한 점을 검토했습니다. 친족이 아닌 큰 무리에서 살아남는 데 대인관계 기술이 유용하다는 사례를 제시했습니다, 생존에 중요하기 때문에 자기-조절 기술을 가지는 것이 유리합니다. 즉, 인간은 가족이 아닌 타인들과의 관계에서 상호의존과 신뢰가 아주 중요하기 때문에, 이러한 대인관계 능력은 생존에 더욱 중요합니다.

ADHD와 실행기능 장애는 일상생활의 수많은 관계와 사회상호작용에 계속해서 영향을 미치고 있습니다.

이런 관계에는 결혼처럼 헌신적인 관계를 포함하며, 낭만적인 관계, 부모, 형제, 자녀, 친척과의 관계, 친구 관계, 그리고 동료, 고객, 고용주와의 상호관계가 포함됩니다. 실행기능은 대인관계에서 공감능력과 사회적 부채를 파악하는 역할도 합니다. 그래서 남에게 신세를 지는 편인지, 호의를 베푸는 편인지의 균형을 파악할 수 있습니다.

목표 지향적인 행동을 주어진 시간 내에 효과적으로 준비할 수 있는 능력은 "사회적 협력"을 창출합니다. 즉, 더 많은 약속과 프로젝트를 이행할수록, 다른 사람들이 더 많이 우리를 찾고 더 협력하기를 원합니다.

관계에서 문제를 일으킬 수 있는 실행기능 장애와 ADHD의 흔한 현상은 다음과 같습니다.

- 대화의 산만함
- 타인에 관한 중요한 문제를 망각함
- 언어적 충동성–타인이 말하는 중에 말함
- 언어적 충동성–"잘못된 것"을 말함
- 약속 위반(실수 행동, 예: 가계 지출예산의 한도를 지키기로 하고서도 고가물건을 구매함)
- 약속 불이행(행동 누락, 예: 세탁물 찾아오는 것을 잊음)
- 자신의 행동이 타인에게 미치는 영향을 간과함(예: 공동계좌의 신용카드로 과도한 결제를 함)
- 좌절을 견디기 힘듦, 분노(예: 아이의 행동에 과민 반응)
- 실수를 감추기 위해 거짓말하기
- 신뢰를 감소시키는 충동적 행동(예: 부적절한 로맨스, 불륜)

대인관계에 미치는 ADHD의 영향은 다루기 힘든 주제입니다, ADHD로 영향받은 정서적 애착의 문제를 치유해야 하기 때문입니다. 결혼관계 혹은 다른 파트너 관계에서 한 명 이상이 ADHD를 가지고 있는 경우 관계에 미치는 영향에 대해서 관심이 높아지고 있습니다(Orlov, 2010; Pera, 2008). 성인 ADHD를 해결하기 위해 연구 중인 접근법들이 몇 가지 제시되기는 하지만, 현재로서는 근거가 확인된 커플 치료 혹은 가족치료는 없습니다.

근거가 마련된 접근법은 없지만, 우리는 대인관계에 미치는 ADHD의 영향을 조절하기 위해서 몇 가지 방안을 제시하겠습니다. 어떤 것은 ADHD를 조절하기 위한, 다양한 상호관계에 응용되는 일반적 대처 능력을 포함합니다. 다른 것은 대인관계에 더 특화되어 있고, ADHD 성인들이 일반적 대인관계에 적응하기 위한 전략을 제시합니다.

이 장의 구성내용은, ADHD 성인들은 애정관계 혹은 파트너관계상의 문제 때문에 치료를 받으러 갈 가능성이 매우 크기 때문에, 이 문제에 대한 해법제안은 애정 관계를 개선하는 부분에 초점을 맞추겠습니다. 그리고, 이런 대처전략들은 직장 동료나 친구, 자녀 등, 생활 속의 여러 대인관계를 위해 사용될 수 있습니다.

ADHD 치료 시작하기

만약 자신이 ADHD 성인이라면, 다른 사람들과의 관계를 개선하기 위해 취할 수 있는 첫 번째 치료단계는 개인적인 ADHD 치료입니다. 대인관계 치료는 부가적이고 특수한 치료분야일 수 있습니다. 모든 대인관계 문제가 ADHD 때문은 아닙니다. 하지만 ADHD의 현상을 치료하는 과정에서 대인관계가 향상되리라 예상됩니다. 그리고, 결혼관계 또는 헌신적 파트너관계에서 ADHD를 다루는 것은 양측 파트너들이 인식하고 주목해야 할 중요한 주제입니다.

실행기능의 기복과 동기 결여는 다른 사람들에게 자주 문제적 파급 효과를 일으킵니다. 앞서 제시한 흔한 문제 현상 목록에서 보듯이, 계획된 행사에 늦게 도착하거나 약속을 지키지 않거나, 물건을 잃어버리거나, 약속을 수행하지 않으면 타인들은 이를 그들을 향한 모욕으로 간주하기도 합니다. 대인관계에서 수행할 중요한 대처 방안과 계획들은 앞부분 몇 장에서 논의되었습니다. 친구에게 약속한 일은 일일 실행 목록에서 우선순위가 되어야 하고, 아내에게 약속한 심부름은 계획표에 기재되어야 합니다. 일 처리를 게을리할 때, 행동변화를 위해서, 대인관계를 뚜렷한 동기로 삼아야 합니다.

중요한 대화를 위한 시간 내기

중요한 업무를 위해 약속시간을 잡듯이, 중요한 대화를 위해 이런 방법이 도움이 됩니다. 이런 대화를 하기 위해서 특정한 "예약된" 시간과 장소를 확보하는 것은 그 대화가 중요하다는 뜻입니다. 그런 대화는 근무시간을 유연하게 조정해 달라고 사장님께 요청하거나, 가계 재정에 대해 가족과 함께 의논하는 자리 일수도 있습니다.

중요한 문제에 대해 이야기하기 위해서 시간을 예약하는 것은, 논의를 억지로 하려는 것이 아닙니다. 돈 문제처럼 쉽사리 꺼내기 힘든 주제에 대하여 중요한 이야기를 나누거나, 지나치기 쉬운 불편한 주제에 대해서 진지하게 대화하려는 의도입니다. 약속시간이 다가오는 것을 인식하면, 준비하고, 전략을 생각하고, "대화모드"로 전환하기가 쉬워집니다. 이런 대화모드를 준비하면서, 상대방의 말에 끼어들지 않고 주의하여 경청하기, 들은 말을 따라 말하면서 확인하기, 불명확한 것을 명확히 하기, 상대방의 피드백을 나에 대한 공격으로 생각하기보다 그 사람의 행동 양상으로 알아차려서 듣기와 같이, ADHD를 다루는 대처 방안들을 되돌아보게 됩니다. 이런 과정들을 통하여, 대화가 협력적이고 건설적으로 흐르고, "향후 추가 논의를 더 해보자"를 포함하여, 어떤 협의점에 도달할 가능성이 높아진다.

하지만, ADHD 성인들은 쉽게 산만해져서 대화모드에 진입하기가 어렵고 대화모드에 머무르기가 어렵습니다. 다른 사람이 말하는 것에 집중이 안 되거나, 다른 생각으로 빠질 수도 있습니다, 또는 그 주제가 자신에게는 스트레스받는 것이라서 집중력이 흐려졌을 수 있습니다. 누군가가 "너는 내 말을 절대로 듣지 않는다"라고 말한다면, 화가 나고 허를 찔린듯한 느낌이 들 것입니다, 그래서 화내기가 쉽고, 상황에 맞지 않는 방어적인 대응을 하기가 쉽습니다(부적절하고, 과다한 대응으로, 관계에 해로울 수도 있습니다). 이런 종류의 정서적 반응은 생각을 혼란스럽게 해서 산만하게 하고 집중력을 떨어뜨리고, 탈진하게 만듭니다.

감정을 느끼면 안 된다고 말하려는 것이 아닙니다, 사실, 분노는 꽤 자연스럽고, 많은 정보가 들어 있고, 건강한 반응입니다. 실제로, 우리의 감정은 대부분의 ADHD가 아닌 사람들이더라도, 같은 상황이라면 경험할 수 있는 것과 유사할 수 있습니다. ADHD가 감정을 알아차리는 기능을 약화시켜서, 적절한 대처기술을 사용할 수 있는 능력을 감소시킵니다. 종종 감정 표현의 크기를 극대화하게 되거나, 감정으로 인해 행동이 제어가 안 되거나, 자신이 가진 유용한 장점들을 간과하게 됩니다.

이런 와중에서, 팽팽하게 토론하는 가운데 우리 자신을 알아차릴 수 있는 기회가 있을 것입니다. 이런 경우, 우리는 감정에 압도되거나, 예상치 못한 대화에 놀라서 생각할 시간이 필요하다고 말하고, 중간휴식을 요청할 수 있습니다. 사장실에서 사장님을 만나기 전에 업무를 마무리하는 것처럼, 몇 분이라도 여유 시간을 가진다면, 논쟁보다는 건설적인 논의를 이끌어낼 수 있습니다.

정기적인 체크인(점검) 미팅 일정 잡기

회의 일정을 잡는 것도 중요하지만, 상황이 나빠지기 전에, 관련사항을 관계자와 정기적으로 조율하는 것이 더 좋습니다. "문제예방이 문제해결이다"라는 격언처럼 예방은 중요합니다. 14장에서 우리는 프로젝트에 대하여 감독자나 동료와의 정기적인 미팅을 하는 것이 업무진행 상황을 관리하고 일어날 문제를 사전에 예방할 수 있는 좋은 방법이라고 제안한 바 있습니다.

"점검 모임"을 관련자와 정기적으로 하는 것은 대인관계에 영향을 미칠 수 있는 문제들을 예상하는 데 도움이 됩니다, 이는 차를 정기적으로 유지 관리하는 것과 비슷합니다. ADHD를 겪고 있는 커플들을 상담할 때, 상담자는 우선적으로 점검항목을 숙제로 냅니다(Ramsay, 출판 준비 중). 커플이 한 공간에서 다른 방해요인(예: 텔레비전, 자녀, 핸드폰) 없이, 얼굴을 마주하고 앉아서 온전히 대화에만 집중을 할 수 있는 시간을 적어도 한주에 2번을 마련하기 권합니다. 점검 시간을 통해서 나와 파트너는 간단한 가정 문제나 일상생활의 어떤 업무에 대해 논의하는 시간을 가질 수 있습니다. 이 방법을 구축하면 재정 및 육아와 같은 좀 더 까다로운 문제를 논의할 수 있으며, 서로에게 긍정적인 연결을 재구축하거나, 단순히 긍정적이고 즐거운 대화를 나눌 수도 있습니다.

점검이 점점 익숙해짐에 따라, 걸으면서 이야기하거나 차 타고 물건을 사러 가는 중에도 기본 원칙을 유지하면서 대화할 수 있습니다. 이런 기본적 방안은 서로 간의 연결이 충분치 못하다는 것을 알아차릴 때 되돌아갈 수 있는 기준점입니다.

공감 행동 및 정서적 규칙

인간관계에서 가장 흔한 인지적 왜곡은 독심술입니다. 이 왜곡은 우리가 누군가 다른 사람이 생각하는 것을 "그냥 안다"라고 추정하는 것이고, 혹은 상대가 말하지 않았는데 그 사람의 행동 뒤의 "진짜" 동기를 구분할 수 있다는 추정입니다. 한 예로, ADHD 남편이 기차역에 차로 마중 나올 시간에 늦었을 때 아내는 "이제 나를 제시간에 태우러 오지 않는 걸 보니 관심이 식었구나!"라고 해석할 수도 있습니다. 남편이 지각하는 버릇이 변화되지 않는다 할지라도, 이런 섣부른 추정으로 인해서 남편의 ADHD적 요소를 미처 생각하지 못하거나, 기차역으로 가는 길이 예기치 못한 사고로 막힐 수도 있다는 것을 고려하지 못할 수도 있습니다. 이와 유사하게, 지각하는 ADHD남편은 자기만의 독심술에 빠져 있을 수도 있습니다. "아내는 바로 이런 걸 좋아해, 내가 일을 망치면 그녀는 신이 날 거야. 앞으로 몇 년 동안 이 이야기를 나에게 하겠지."

독심술의 장점은 인간의 독특한 능력인 공감 능력이거나 타인이 어떤 상황에서 어떻게 느끼고 생각할지를 상상하는 능력인데, 이런 기술은 대인관계에서 중요합니다. ADHD 증상인 주의력저하, 산만함, 그리고 충동성은 친밀한 관계에서 무관심한 행동으로 보일 수 있습니다. 어색하지만, 공감적 행동을 연습하고 활용할 수 있습니다(Burns, 1989).

피드백 받을 때 요약하기와 경계풀기(혹은 비방어적 태도)는 소통에 매우 중요한 두 가지 전략입니다. 사람은 공격당한다고 느끼면, 방어하려 할 것입니다, 비판하거나, 깎아내리거나, 예상된 비난에 반박을 늘어 놓습니다(예: "맞아, 그러나 당신이 도착한 시간은 몇시야..."). 그러나, 이러한 대응은 종종 말싸움을 일으키고 원래의 초점에서 벗어나는 논쟁으로 변하기도 합니다.

경계풀기는 상대의 말에 동의하거나 합당하다고 생각하지 않더라도, 그 말 속에 있는 일말의 진실을 찾는 것입니다. 이 기술의 목적은 여러분들에게 양보하라고 하는 것은 아닙니다(예: "네 말이 맞아, 난 형편없는 사람이야"); 그보다, 상대방을 경청하고 수긍할 수 있는 부분을 찾아내는 것은 감정의 긴장을 줄이고 더 효과적인 대화를 가능하게 합니다(예: "내가 늦었고 당신을 기다리게 해서, 당신이 상처가 되고 실망했다는 것이 이해가 되요. 나의 관심이 식었다고 당신이 생각하는 것이 나는 속상하고, 내가 실망스럽고 후회가 되요"). 요약하기(와 명료화)는 상대방의 말을 경청하고 그 표현의 요점을 되돌려 표현해줌으로써 내용을 이해했다는 것을 확인시켜 줍니다("당신의 말은.... 이거였구나").

생각하고 공감하는 것은 타인의 입장으로 소통 상황에서 상대방이 어떤 경험을 했는지 상상해 보는 것입니다. 이 또한 비방어적인 방법으로 진행합니다. 목표는 상대방의 경험을 이해하고, 상대가 이해받는다고 경험하게 하는 것입니다. 다음과 같은 표현을 사용해 보십시오. "내가 당신을 완전히 잊어버렸다고 당신이 생각한다는 상상을 해. 당신은 집으로 가는 다른 방법을 찾을지, 더 기다릴지 결정하기 힘들었을 거야." 그리고 "만약 당신의 입장이었다면, 나도 속상하고 화나고, 혼란스러웠을 것 같아." 다음과 같은 질문도 상대방이 그 상황에서 경험한 감정을 공감하는 데 좋습니다. "내가 혹시 놓친 것이 있어?"

비방어적인 청취자가 되는 것도 중요하고, 이런 만큼 자기주장 기술도 중요합니다. 나의 요점을 적극적인 방식으로 표현하는 것이 좋습니다. 기본적인 방법은 "나 대화법'을 사용하는 것입니다. 반대로 "너 대화법"을 사용하면 상대방이 방어적인 반응을 유도할 것입니다. 부정적인 꼬리표를 붙이기보다 상대방의 행동 또는 상황을 표현하기(예: 지각했으니 당신은 신뢰할 수 없는 사람이야 라고 말하기보다-당신이 지각했어 라고 표현하기), 나의 반응을 묘사하기, 해결방안에 대해 바램을 표현하기, 이런 세 가지는 나의 표현을 조직화하는 좋은 방법입니다. 이 3단계 접근법은 XYZ전략으로 기억될 수 있습니다. "X가 일어나면, 나는 Y를 느끼고, Z할 수 있으면 좋겠다." 또는 "X가 일어날 때, Z가 되지 않아서, 나는 Y를 느낍니다."

이런 방법들이 완벽하지는 않을 것이지만, 위기상황에서 조절되지 못한 감정에 휘둘리기보다, 이런 방법을 통해서 반응을 조직화하고 통합하는 구조를 가지게 됩니다. 이 방법을 더 연습하면, 더 익숙하게 사용하게 될 것입니다. 게다가, 일상에서 상대적으로 중립적인 주제에 대해서 이런 기술들을 연습할 기회가 많습니다.

대인관계 중에 발생하는 감정 다루기

공감기술을 사용하는 것 이외에도, 상황 속에서 자극된 감정을 다루는 대처방안을 가지는 것이 유용합니다. 수행을 향상시키기 위한 "임무수행 지침서 만들기"의 방법과 유사하게, 이 상황을 해결하기 위한 단계가 있습니다. 먼저 이 상황에 나의 일과 역할을 구체화합시다. 이는, 내 역할이 "나는 사장의 말을 경청하는 직원이야" 또는 "나는 아내의 의견을 경청하는 남편이 될 거야" 일 수도 있습니다. 관계에서 나의 역할을 구체화하는 것은 감정조절방법을 포함한 행동대처방안을 만드는 데 도움이 됩니다.

대인관계 상황에서 우리의 역할이 무엇이든 간에, 스트레스가 되는 정보를 자주 듣게 됩니다. 그래서, 다음 단계는 우리가 좋은 경청자가 되는 것과 말하는 상대방을 방해하지 않도록 주의를 기울이는 것입니다. 수용적인 마음챙김 전략으로, 우리는 우리의 반응을 알아차리고 느낄 수 있습니다, 그러나 이런 감정을 느끼는 것이, 그 감정대로 행동해야 한다는 말은 아닙니다. 호흡을 알아차리고 팔이 축 늘어진 느낌처럼 근육의 이완을 유지하려고 노력하는 것은 도움이 됩니다. 공감적 행동과 표현들은 대인관계에서 활용할 수 있고 이는 대화에 집중하도록 합니다.

마지막으로 상대방과 대화를 마친 후, 그 상황과 대화 내용을 되짚어 보는 약간의 시간이 필요합니다. 사실, 스트레스 상황에서도, 그 상황을 되짚어 보는 몇 분의 시간이 있다면 더 합리적이고, 감당하기 쉬울 것입니다(비록 ADHD관련된 정서조절불능으로 인해서 약화될 수 있기는 하지만).

대인관계를 어떻게 처리하느냐가 결과에 영향을 미칩니다. 상대방의 말을 경청하는 것은 상대방에 대한 헌신을 표현하는 것입니다. 공감기술을 사용하는 목적은 건설적이고 '지금 여기(here and now)'의 태도로 대화에 참여하기 위함이고, 피드백을 받을 수 있고, 피드백을 처리할 수 있게 하는 것입니다. 우리가 방어적으로 대하기보다 상대방에게 "여러분이 옳아"라고 말해주면 상대방은 분노를 상승시키기 어렵습니다.

성인 ADHD에서 상대방의 피드백을 다루는 것은 민감한 부분이기 때문에, 그것을 다루는 공감기술과 다양한 대화기술을 소개했습니다. 하지만, 내가 상대방에게 피드백을 전달할 때, 민감한 주제를 끄집어낼 때, 도움을 요청할 때에도 이런 방식을 사용할 수 있습니다. 예를 들어, 열쇠와 핸드폰을 잃어버리지 않도록 대문 옆에 비치한 보관용 바구니를 배우자가 자주 치운다면, 속상할 것입니다, 예를 들어, XYZ 전략을 이용하거나 일상도구들을 일정한 위치에 두는 것의 중요함을 설명함으로써, ADHD를 잘 대처하고자 하는 나의 바람을 파트너에게 표현할 수 있습니다.

예측 가능한 환경을 위한 계획 세우기

종종 직면하지만 잘 다룰 수 없는, 어려운 사회적 상황을 관리하기 위해서, 혹은 적어도 우리의 평균을 향상시키기 위해서, 대처방안을 세우는 것은 현명한 하루 일 것입니다. 이러한 설정에는 직장 회의, 가족 모임, 특별 만찬회의 또는 육아 상황에 관한 회의가 포함될 수 있습니다. ADHD를 앓고 있는 어른들이 언급하는 어려움은 종종 잘못된 것을 말하는 것, 너무 길게 말하고, 다른 사람들이 말하는 것을 허용하지 않고, 충동적인 분노 등을 포함합니다. 이러한 행동들이 일어나는 상황들은 자주 예측되는 상황들이기 때문에, 우리는 그것들을 대비할 기회를 가질 수 있습니다.

잘못된 시간에 잘못된 표현하는 것은 성인 ADHD의 언어적 충동성의 현상입니다. 말한 내용이 악의가 없겠지만, 시기적 적절성과 문맥에 맞지 않습니다(예: 회사에서 부서 회의 중에 익살스러운 언급하기). 반면에, 친구나 파트너와 사적으로 이야기하면 좋았을 법한 언급이나, 부적절한 말을 불쑥 내뱉을 때도 있습니다.

언어적 충동성의 위험을 관리하기 위한 전략은 다가올 상황과 상황 속에 할 역할을 예측하는 것입니다. 이것은 할 일을 정리하고 말하는 것을 정리하는 데 도움이 될 것입니다(그리고, 행하거나 말하지 말아야 할 것들을 정리하는 것도 매우 중요합니다). 직원회의에서 "경청하자, 그리고 내 업무에 중요한 정보를 듣고, 내 차례가 되면 내 프로젝트와 관련된 정보를 공유할 수 있다"라고 나의 역할을 정의할 수 있습니다; 반면에, "내가 유머러스한 생각을 한다면, 나는 그것을 공유하지 않을 것이다" 혹은 "새로운 복리 후생 정책에 대한 불평을 늘어놓을 때가 아니다"라고 생각할 수도 있습니다. 비슷하게, 만약 내가 배우자의 동료들과 저녁 식사를 하러 간다면, 참석자들과 친한 사이일지라도 말하거나 말하지 않을 것이 어떤 말인지에 대한 대처방안을 가지고 있는 것이 중요합니다(예: 수지가 그녀의 남편과 헤어지려는 것을 고려 중이라는 사실을 누구도 모른다, 그러니 저녁 식사 중에는 언급하지 말자).

ADHD를 앓고 있는 개인들에게 발생하는 또 다른 문제는 생각을 정리하는 데 어려움을 겪고 있는데, 이런 결과로 생각을 정리하면서 동시에 표현하려 해서 장황한 독백을 하게 됩니다. 그 결과는 종종 주제를 벗어나고 우리가 다른 사람에게 전달할 요점을 잊어버려 불안해지며, 어떻게 타인에게 다가갈 수 있을지 걱정을 증가시킵니다.

간단한 대처법은 3문장 법칙입니다(Rosenfield, Ramsay, & Rostain, 2008). 그 아이디어는 3문장으로 자신을 표현하는 제한을 두고서, 잠깐 멈춘 후, 진행합니다. 그 잠깐 멈춤은 이해를 확인하는 점검의 역할을 합니다. 예: "내가 무슨 말을 하는 건지 이해가 돼?" 또는 다른 사람이 먼저 말하도록 허용한 후에 진행합니다.

마지막으로, 분노와 좌절감을 다루는 것은 ADHD를 앓고 있는 부모들이 자녀의 행동을 관리할 때, 특히 어린이가 ADHD를 앓고 있고 특별한 인내심과 이해력이 필요한 경우, 종종 직면하는 중요한 문제입니다. 앞서 논의한 감정적 관리 전략은 육아 문제에도 적합합니다. 부모로서 역할과 상황을 스스로 잠시 되새겨보는 것은 시간을 좀 벌어주고, 당면과제에 순응하고, 좌절감을 느끼는 것을 줄여주어서 도움이 됩니다. 인지적 관점에서 보면, 떼쓰기, 나이에 맞게 따지기, 많은 다른 행동 등, 육아와 양육의 전형적인 스트레스에 대해서 관점(그리고 탈재앙화)을 견지하는 것은 도움이 됩니다. 비록 우리가 그 순간에 개입하는 것이 중요할지도 모르지만, "우주의 웅대한 계획안에서" 그 상황은 결국 해결될 것이고 잊혀 버릴 것이라는 것을 기억하십시오. 자녀에 대해서 긍정적인 관점을 유지하고 적절한 대응의 모범이 되는 것은 유용합니다. 분명하지만 온화한 목소리로 말하는 것은 목소리를 높이는 것 보다, 아이의 주의를 높여줄 가능성이 크고, 우리의 목소리를 높이면, 우리와 자녀의 감정을 고조시킬 것입니다.

이러한 지침은 우리의 감정을 완전히 억제할 수 없지만, 우리의 감정을 감당할 수 있는 수준으로 감시하고 유지하는 데 도움이 될 수 있습니다. 우리는 내면의 분노를 느낄 수 있겠지만, 문제 관리와 문제 해결이란 용어를 구분해서 사용하는 것과 유사하게, 여기서 중요한 주제는 감정 해소가 아닌 감정 관리입니다.

우리와 우리 아이에게 좌절감을 불러일으킬 수 있는 상황을, 예를 들어, 식당에서 테이블을 기다리는 긴 기다림과 같은 상황을 예측할 수 있을 것입니다. 전략적으로 이런 상황을 피하는 것(예: 음식을 살 때는 쉽게 지루해 하는 아이를 데리고 다니지 않는다) 또는 사전에 예매하기(예: 영화관에서 개봉된 후 몇 주간 기다렸다가 덜 붐빌 때까지 기다려서 관람한다)는 완벽하게 일관성이 있고 받아들일 수 있는 문제 관리 방법입니다. 피할 수 없는 상황에 처해 있는 경우, 합리적으로 발생할 가능성이 있는 상황을 관리하기 위한 대처방안을 고안해 낼 수 있습니다. 이러한 계획은 우선 문제를 피하기 위한 긍정적인 행동에 대한 보상과 주위 끌기를 사용합니다. 이런 연속선에서 "아수라장"인 상황에서는 단순히 자녀를 이동시키는 "퇴장 전략"을 수립할 수 있습니다. 실제 양육 상황에서 사용할 수 있는 방법을 제공할 수 있는 유용한 행동적 육아 자원이 많이 있습니다. 우리의 대처전략과 마찬가지로, 어떤 것도 완벽하지는 않지만, 계획을 가지고 이런 상황에 진입하는 것이 계획 없이 진행하면서 해결해 나가는 것보다 훨씬 좋습니다.

주장과 협상

ADHD를 앓고 있는 많은 어른들은 다른 사람에게 사회적으로 빚짐이 누적되는 경험을 합니다. 영화시간에 지각하기, 계획을 잊어버리거나 마지막 순간에 계획을 취소하기, 약속이행을 잊어버리기, 또는 다른 많은 위반의 예들은 이 빚들을 결코 다 갚을 수 없다는 느낌이 들게 합니다. 그래서, "이미 그녀를 난처하게 했는데, 어떻게 자초지종을 다 이야기할 수 있겠어?"라고 생각하며 타인에게 호의를 부탁하거나, 타인에게 반대하거나, 혹은 나의 욕구를 챙기는 것이 내키지 않습니다.

관계의 실수에 대한 이런 생각 방식은 독심술과 과잉일반화 오류의 조합입니다. 관계에서 저지른(ADHD와 연관된) 진짜 실수들의 증거를 찾을 수 있다는 것은 의심의 여지가 없습니다. 그러나, 우리는, 예를 들어, 모임에 통상적으로 늦게 도착하기 때문에, 친구에게 호의를 부탁하는 것이 허락되지 않는다는 포괄적 결론을 내립니다. 우리는 마음속 대화에서 두 개의 목소리를 가지고 있고, 나의 마음속에서 그 친구의 실제 목소리가 아닌 그 친구의 생각이 그려지고 있습니다. 친구가 과거 나의 지각을 언급하면서, 나의 요청을 거절할 수도 있습니다. 하지만 그녀가 거절할 가능성이 더 큰 이유는 그녀가 직업적인 약속과 같은 타당한 갈등을 갖고 있기 때문입니다. 마지막으로, 사실은, 그녀가 어떤 ADHD-관련 불편함을 중요하게 여기기 보다 우정의 가치를 봐서, 우리의 부탁에 동의할 가능성이 가장 크다는 것을 잊지 맙시다.

성인 ADHD를 관리할 때 자존감과 자기주장의 또 다른 사용방안은 도움을 요청하기입니다. 도움을 구하는 것을 흔히 방해하는 생각은, "이것을 혼자 해내야만 해" 그리고 "다른 사람들은 내가 필요한 만큼 도움이 필요하지 않아 보여"입니다. 우리는 다른 사람들이 얼마나 많은 도움을 받는지를 과소평가할지도 모릅니다. 자신에게 가하는 엄격한 기준은, 도움이 없이는 문제를 해결할 수 없지만, 필요한 도움을 요청하는 것을 스스로 금지하는 이중잣대로 인하여, 문제 상황을 벗어나지 못하게 합니다. 이 상황은 운전 중 길을 잃었지만 길을 물어볼 수 없는 남성 운전자의 전형적인 모습과 유사합니다.

도움을 요청하는 것은, 의사에게 다른 예약시간을 요청하는(예: "이 시간대는 교통이 많이 막혀요, 조금 더 이른 시간이나, 늦은 시간에 빈 시간이 있나요?"), 치료목표를 수정하는(예: "ADHD가 가족 내 관계에 어떻게 영향을 끼치는지 토의하는 시간을 가져 볼 수 있을까요?"), 또는 다른 합리적인 것과 같은 조그마한 요구를 포함합니다. 결과와 상관없이, 우리는 자신을 위해 말한 후에 기분이 나아질 것이고 만족스러운 결과를 얻을 가능성을 크게 증가시킬 것입니다.

대처 알림을 외부로 보이게 하기

다른 장들과 마찬가지로, 이 장에서 대처 능력에 관해 주요한 점은 유용한 기술들을 기억해서 실시간 상황에서 사용하는 것입니다. 계획에 대한 기억과 약속을 상기하는 것을 돕기 위해 대처 알림이나 대처카드를 미리 만들어 외부에 보이게 하는 것이 유용합니다. 따라서, 무엇을 해야 할지(예: 월간 보고서 제출 기한에 대한 설명을 요구하기.) 그리고 무엇을 하지 말아야 할지(예: "이번 회의에서는 농담하지 말기".)를 떠올릴 수 있는 알림을 메모한 종이판, 색인카드를 직원회의에 들고 들어갈 수 있습니다. 이런 종류의 "컨닝페이퍼"는 자녀의 행동을 관리하기 위한 대처단계를 기억나게 하기 위해서 사용되거나, 배우자와 대화 나누기 전에 새로운 경청과 공감기술들을 기억나게 하기 위해서 사용될 수 있습니다. 독심술과 같이 흔하게 왜곡된 생각을 다루는 알림은 각자 상황에 맞게 대처카드에 기록합니다(예: "타인의 생각을 내가 대신해서 생각하지 말자"). 아마도 낯선 도시를 길을 찾아 빠져나가기 위해서 GPS를 사용하는 것은 아무런 거리낌이 없을 겁니다: 이러한 대처 카드들은 다양한 상호 작용과 상황들 사이를 운행해서 빠져 나가는 간단한 기술입니다.

책갈피 지침 15.1.

ADHD-영향받은 관계를 대처하기

1. ADHD의 파트너를 위한 진료를 받고 개별적인 치료를 받으십시오.
2. 체크인 스케쥴을 정기적으로 잡으시오. 아이들, 휴대 전화, 텔레비전 등의 방해를 받지않고 최소한 10분 동안 앉아 있어야 합니다.
3. 일상생활의 업무를 조정하기 위해 체크인 시간을 이용하고, 서로 확실한 시간과 활동을 조율하기 위해서도 체크인 시간을 이용합시다.
4. 소통과 다양한 상호관계에서 감정을 다루기 위해 공감과 대화기술을 사용하십시오.
5. 성인 ADHD에 익숙한 의사와 커플치료를 하는 것은 유익할 수 있습니다.

16장

건강, 행복과 성인 ADHD

성인 ADHD의 실행기능 및 동기 부족의 문제는, 미래의 유익한 성과를 이루기 위한 시간과 노력의 조직화와 유지의 어려움으로 나타납니다. 이 장에서는 성인 ADHD가 건강과 행복을 관리하는 주요 영역에 미치는 장기간 영향들에 대해 광범위하게 다룰 것입니다. 건강증진을 위한 생활개선은 ADHD의 치료로 간주되지는 못하지만, 건강하지 못한 행동은 ADHD에 부정적 영향을 줄 수 있으며, 더 나아가 상태를 악화시킬 수 있습니다(Kooji, 2013, Nigg, 2013). 건강한 생활습관관리는 치료의 좋은 방향을 제공해줄 뿐만 아니라, 건강한 계획과 결과를 위한 근본적인 토대가 됩니다.

수면

ADHD 성향의 사람들은 자주 잠들기 힘들어하거나, 잠을 자더라도 수면의 질과 양에 대한 불편함을 많이 호소합니다. 대부분의 사람들이 부족한 수면에도 그 다음 날 큰 어려움 없이 지내지만, ADHD 성향을 가진 사람들에게는 때로 많은 어려움을 초래할 수 있습니다. 수면 문제의 횟수가 증가하고 만성화될수록, 건강과 행복에 영향을 주는 부정적 영향은 점점 더 커지게 됩니다. 수면 부족은 집중의 어려움, 산만함의 증가, 일, 수업, 대화 집중에 어려움과 관련이 있습니다. 또한 ADHD 군에게 필요한 다양한 자기 조절 기능들을 방해합니다. 자정까지 잠을 이루지 못 하는 올빼미형 생활이 지속되고 수면 스케줄을 관리 하지 못하면, 이 변화는 식욕 및 기분 등의 다른 생체 리듬에 부정적 영향을 주고, 암의 위험성 증가와 연관되어 있음이 밝혀졌습니다(Kooji, 2013, 리뷰). 야간에 더욱 생기를 찾는 올빼미형 생활 습관은, ADHD의 장점으로 잘못 미화된 특성인 과집중, 멀티태스킹등의 결과로 나타나는 현상일 수 있습니다.

만성적인 수면 문제가 유발하는 증상들은 그 자체만으로도 ADHD 증상군 들과 매우 유사합니다. 사실, 지속적인 수면 무호흡과 같은 일차성 수면 장애를 치료받지 않은 사람들은 ADHD가 있는 것으로 오인 받을 수 있습니다. 역으로 ADHD의 병력이 있는 많은 사람들도 공존하는 수면 문제를 가지며, 이는 임상적으로 많이 주목받고 있는 부분입니다.

성인 ADHD 성향을 보이는 많은 사람들은, ADHD 증상의 직접적인 영향으로 인해 매우 좋지 않은 수면 양상을 나타냅니다. 가장 많이 호소하는 어려움은, 멈추지 않고 계속되는 생각들, 특히 신체적인 피곤함에도 불구하고 늦게까지 텔레비전을 보거나, 게임 또는 다른 온라인 활동을 하는 등의 수면 미루기들 입니다. 이러한 요인들이 장기간 지속될 경우, 수면-각성 리듬의 변화가 생길 수 있습니다. 눈이 빛에 노출되는 것은 주간 각성과 명료함에 영향을 주며, 멜라토닌은 잠을 잘 오게 하는데 도움을 줄 수 있습니다. 역으로 저녁 시간 빛의 노출이 줄어드는 것은, 수면을 돕기 위한 멜라토닌 분비와 관련이 있습니다. 아침에 일찍 일어나고 낮에 활동하며 밤에 잠을 자는 아침형 일주기성향인 사람들의 기능이 더 좋습니다. ADHD 특성을 가진 사람의 수면이 지연되면, 야간형 인간처럼 보이는 과도한 저녁형 일주기 성향이 됩니다. 이러한 생활은 부적응적인 수면-각성 주기를 당연한 것으로 받아들여 신체의 조절 과정을 방해합니다.

여러분 생각처럼, 충분한 수면을 취하는 것은 ADHD 증상 관리를 위해 결정적으로 중요한 부분 입니다. 대부분의 사람들은 이를 너무 가볍게 여겨, 부족한 수면이 기능을 방해하기도 합니다. 성인 ADHD는 "무엇을 해야 하는지 알지만, 단지 그것을 실행하지 못하는 것이다"라는 이 책의 주제를 상기하며, 매번 밤이 아닌 적절한 시간에 규칙적으로 잠자리에 드는 것이 중요하다는 것을 스스로에게 이야기해야 합니다. 그러나 매일 밤, 컴퓨터에 앉아있거나 의도한 것과는 달리 일을 미루는 자신을 발견합니다. 아마도 합리적 시간에 잠자는 노력 자체를 스스로 단념할지도 모릅니다. 매일 더 많은 수면을 취하려고 하지만, 문제는 여러분이 그렇게 하기 위한 구체적 실행 계획이 없다는 것입니다.

첫 번째 단계는, 수면 관리 자체를 제일 우선 과제로 여기는 것입니다. 눈을 뜰 수 없을 정도까지의 각성 및 활동 상태를 유지한 후 잠을 이루기보다는, 잠 관리를 위해 반드시 해야 하는 실행 자체(나는 11시에 잠자러 갈 것이다)가 목적 행동이 되어야 합니다. 취침 시간을 계산하기 위해서는, 먼저 아침 몇 시에 일어날지를 결정합니다. 그리고 충분한 수면(그럭저럭 최소한이 아닌)에 필요한 시간들을 거꾸로 계산 하여, 수면과 취침 시간을 정합니다.

약속들을 객관적으로 점검하여, 학교나 해야 할 일들을 준비하기 위해 아침에 일어나 침대에서 나오는 시간을 기록한 하루 일정 계획표가 결정하는 실질적인 도구가 됩니다. 만약 정오까지 첫 수업이 없거나 두 번째 교대 조여서 이른 아침 시작이 필요 없다면, 아마도 침대에서 많은 시간을 보내거나 재시작하는 느낌을 받지 못하는 자신을 발견할 것입니다.

일단 현실적인 기상 시간을 정한 이후에, 8, 9시간을 거꾸로 빼서 자야만 할 시간을 산출합니다. 어쩔 수 없이 7시간밖에 잘 수 없는 근무자 이거나, 세 아이를 키우는 미혼모처럼 충분한 수면을 취할 수 없는 다양한 예외 사정들이 흔히 있을 수 있습니다. 그럼에도 불구하고 가능한 현실적인 적용 방법을 찾아보아야 하며, "더 이상 일찍 잘 수 있는 방법은 없다"라는 고정 관념에 대해, 오히려 냉정하고 정직한 평가와 도전이 필요함을 제안합니다.

우리는 독립적으로 자유로운 생각을 할 수 있으며, 삶을 어떻게 관리할지에 대해 스스로 결정을 할 수 있습니다. 만약 잠을 잘 자서 쉬는 것이 낮 동안의 생활을 더 좋게 한다는 것을 느끼려면, 적어도 최소한 1~2주 동안 이런 실험을 하도록 권유합니다. 여러분이 잠을 안 자고 밤에 일이나 학업이나 레크레이션을 하는 것보다, 낮에 이를 수행했을 때 더 큰 만족감을 경험할지 모릅니다. 이러한 실험은 스스로에게 야간형 행동의 변화와 "자신이 야간형 인간이며 이는 변할 수 없다"는 고정된 사고에 변화를 줄 것입니다.

스스로 어떻게 잠드는가에 대해 생각해 보십시오. 수면의 실제적 과정은, 자신이 하는 많은 노력보다는 몸과 뇌가 잠들게 하기 위해 수행하는 일련의 반응 결과입니다. 목표로 한 수면 시간을 정한 후 다음 과정은, 수면을 촉진하는 일련의 행동 단계로 실제 업무 작업들을 세분화해서 나누는 것입니다. 반복되는 적용을 통해, 이러한 과정은 몸과 뇌가 조금 더 빨리, 자동으로 반응하여 쉽게 잠을 잘 수 있도록 훈련시키고 치료될 것입니다.

아이들이 계획을 짜고 실천하는 것처럼, 밤마다 규칙적으로 하는 의식이 필요합니다. 수면의 시작을 확인할 때마다, 침대에 들어가는 시간을 확인하는 것이 필요합니다. 어떤 사람들은 베개에 머리를 대자마자 빨리 쉽게 잠이 들어, 침대에 들어가는 것 외에 다른 의식이 필요 없을지도 모릅니다. 일부 사람들은 긴장을 풀거나 마음을 진정시키는데 어려움이 있어, 잠들기까지 침대에 누워있는 시간이 더 필요합니다.

침대에 들어가기 전, 하루를 멈추고 수면을 준비할 수 있도록 계획된 규칙적인 일상을 가지는 것이 유용합니다. 다음날 직장이나 학교에서 해야 할 일들을 준비하는 것, 아이들을 위해 책가방과 점심을 싸는 것 혹은 불을 끄고 일을 멀리하는 것 등을 함으로써 잠자리 준비를 시작할 수도 있습니다. 다음 날, 일을 하기 위해 입어야 할 옷을 꺼내거나 커피메이커를 설정하는 것도 시간을 절약하는 유용한 행위로, 이는 주요한 "수면 답안"을 돕게 됩니다.

우리는 잠자기 전, 적어도 90분 전에 컴퓨터나 책상, 스마트폰을 한쪽으로 치워놓거나 떠나는 것을 제안합니다. 이러한 요소(예: 나는 자기 전에 두어 개의 이메일을 처리해야 할 필요가 있어. 혹은 나는 이 프로그램을 더 봐야 해.)가 여러분의 수면 계획 위반에 대한 합리화를 촉발시킬 수 있습니다. 컴퓨터나 태블릿, 그리고 스마트폰 화면으로부터 나오는 블루라이트가 뇌를 햇빛처럼 인식하게 하여, 수면을 촉진시키는 멜라토닌 생산을 방해한다는 명확한 연구 결과가 있습니다(Wood, Rea, Plitnick & Figueiro, 2013). 멜라토닌 억제와 함께, 이 빛은 수면 입면 과정의 한 부분인 신체적 긴장을 푸는 것과 체온 보정에 어려움을 초래합니다. ADHD 성인의 반 이상이 수면위상지연증후군을 보입니다(Kooij, 2013). 빛 조종이 가능한 적정 어플과 전자 기계를 이용해 볼 수도 있습니다(부록 E).

휴식 시간을 적절히 가지는 것도 수면 모드로 들어가는데 도움을 줍니다. 일부는 독서에 너무 열중하기도 하지만, 대부분의 사람에게는 책 읽는 시간이 이러한 휴식 기능 역할을 하는 것으로 알려져 있기도 합니다. 수면을 위해서는 다소 지루한 교과서, 짧은 장으로 나누어진 책 혹은 즐길 수는 있으나 많이 읽어서 쉽게 옆에 놓을 수 있는 책과 같은 몇 가지 수면용 책자들을 준비해 두도록 제안합니다. 여러 번 읽어 익숙한 오래된 잡지가 이러한 목적에 적합할 수 있습니다. 잠자기 전에 스트레칭을 하거나 가벼운 요가를 하는 사람들도 있습니다. 이완 전략은 수면에 들어가기 전이나 누운 후에도 수행할 수 있습니다.

ADHD에 대한 대처와 이완에 대한 핵심 언급은 매우 가치 있는 부분입니다. 직면한 과제에 대응할 때 마음수용의 방향과 불편함을 견딜 수 있는 능력에 이완을 적용하듯이, 수면을 향상시키는데도 유용할 수 있습니다. 수면의식이 끝났음에도 졸음을 느끼지 않는 경우라도, 계획과 준비가 실패하였거나 피곤하지 않다는 것을 의미하지는 않습니다. 피곤함처럼 신체 현상을 통해 나타나는 단서들을 통해 자신을 느끼거나 집중해 보는 자기 점검 과정이, ADHD 성향의 사람에게는 쉽지 않은 일입니다. 규칙적인 수면은, 뇌와 몸이 스스로 더 건강한 수면을 할 수 있도록 유지하는 구조 틀을 제공합니다. 그러므로 마음수용이라 함

책갈피 16.1.

규칙적인 수면

1. 숙면을 제일 중요한 첫째 과제로 여기십시오.
2. 규칙적인 기상 시간을 명확히 하십시오.
3. 정해진 기상 시간에서 필요한 수면 시간만큼 거꾸로 계산하여, 명확한 취침 시간을 정하십시오. 이 수면 시간은 수면 계획에 포함되어야 합니다.
4. "수면 모드"로 잘 들어가기 위해 규칙적인 순서를 작성하십시오. 다음날 입을 옷이나 물품 준비, 침대에 들어가기 90분 전엔 전자장비를 켜지 않는 것, 독서나 기타 여유 활동 하는 것 등이 이 루틴에 포함됩니다.
5. 일정 시간 이후에는 카페인 포함 음료를 마시지 않는 것, 알코올 사용을 제한하는 것, 침대는 수면을 위해 사용하는 것, 늦은 시간에 운동을 피는 것, 침실을 편안한 온도로 만드는 것, 낮잠을 제한하는 것과 같은 기본적인 수면 위생 원칙들을 고수하십시오.
6. 수면에 대한 사고 오류나 편견을 염두에 두십시오. 잠을 충분히 못 잤다 하더라도, 다음날 적절히 기능할 충분한 힘을 가질 수 있습니다.
7. 밤에 깨더라도 시계를 보지 마십시오.
8. 잠이 오지 않는다면, 10분 정도 책을 읽거나 침대 밖에 앉아 있는 것이 필요합니다.

은, 아직 졸리지 않다고 하더라도 자신의 몸이 휴식에 들어가는 것을 인지하는 것입니다. 무엇보다도 침대에 눕는 것이 다른 자극 있는 활동보다, 휴식과 안정으로 들어가는 더욱 편안한 방향일 것입니다.

침대에 누워있는 동안 이완 전략을 적용해 볼 수 있습니다. 이완의 필수 동작은, 일상적인 걱정으로 인해 산만해진 마음을 진정하고 특정 횟수만큼 숨을 들이마시거나 내뿜는 것과 같이 규칙적인 호흡을 하는 것입니다. 그게 전부입니다.

마음속에 중립적인 이미지, 색채 등을 떠올리거나, 걱정스러운 생각이 많이 나오더라도 조용히 이를 받아들이면 마음을 안정시키는 데 도움이 됩니다. 호흡을 지속적으로 느리게 하는 것에 집중하면 신체를 안정시키는 데 도움이 됩니다. 침대에 내 몸이 놓여 있는 것, 그 자체에 집중함으로써 근육 이완과 함께 긴장을 줄일 수 있습니다.

일반적인 다른 수면 위생 수칙들-예를 들어 오전 시간에만 카페인 섭취하기, 낮 시간 운동(취침 가까운 시간에는 운동 안 하기), 밤에 깨어도 시계 보지 않기 등-은 수면을 향상시키고 일주기를 재설정하는 데 매우 유용합니다. ADHD 증상 치료를 위해 약 처방받을 때는, 취침 전 마지막 복용 용량의 시기와 수면에 미치는 영향에 대해 담당 의사와 상의해야 합니다.

운동

운동이 수면 향상을 포함하여 건강상의 많은 이익을 준다는 점은 놀라운 사실이 아닙니다. 운동은 시간 대비 주의력과 기분을 더욱 향상시켜 줄 뿐 아니라 특별히 성인 ADHD 환자들에서 여러 이점이 많다는 연구 결과가 있습니다(Ratey, 2008). 운동의 장기적인 효과로, 우려되는 질병의 예방과 더 나아가 위험 증상 방지도 가능할 것이라는 연구 결과가 어린이 ADHD 환자들의 성인기까지 추적 연구를 통해 확인된 바도 있습니다. 이들은 성년기에도 지속되는 ADHD 증상 외에, 관상 동맥 심장 질환 위험성을 높이는 생활습관을 가지고 있기도 합니다(Barkley, Murphy, & Fischer, 2008; Nigg, 2013). 아직 명확한 것은 아니지만, 성인 ADHD 환자들이 정적인 생활방식과 나쁜 식습관을 가지며 니코틴 섭취와 같이 건강하지 않은 행동 습관을 지니고 있는 경향이 많습니다. 결과적으로는, 스스로 건강한 활동 수준을 유지하고 관리 하기 위한 방법을 찾는 것이 필요하겠습니다.

건강과 신체단련은 구분해서 봅시다. 튼튼한 체력을 가지고 있지 않아도, 건강할 수 있습니다. 어떤 사람들에게는 어느 정도의 신체 단련이나 운동 능력을 갖추는 것이 운동 하게 만드는 가치 있는 목표가 되지만, 운동의 목표가 꼭 그러할 필요는 없습니다. 이보다는 현실적인 건강 행동을 구체적인 용어로 정의하고, 이를 시작하기 위한 첫걸음에 초점을 맞춘 다음, 이 계획을 실행하기 위해(시작 시각과 종료 시각을 정하여) 스스로 약속을 정해나가기를 바랍니다. 시간이 지나면서 여러분이 이 운동요법을 확립하고 지속하게 되면 좋겠습니다.

어떤 계획이 지속할 가능성 높은 계획인지 확인하는 가장 쉬운 방법은, 그 계획이 간단한지, 쉬운지, 돈이 적게 드는지에 달려 있습니다. 걷기는 대부분 사람들이 쉽게 실행에 옮길 수 있는 방법입니다. 기존 스케줄에 큰 변화를 주지 않고도 걷기 운동을 시작할 수 있는 방법이 많이 있습니다. 예를 들어, 직장에서 엘리베이터 대신 계단을 이용하는 것, 기차역에서 사무실까지 셔틀을 이용하는 대신 걷는 것, 점심

시간이나 다른 쉬는 시간에 산책하는 것, 퇴근 후 애완견 산책 시간을 늘리는 것 등이 있습니다.

애완견을 산책시키는 일 혹은 동료나 배우자와 산책을 계획하는 일과 같이 다른 누군가와 약속을 하는 것은 계획 실행을 촉진시키고 관계도 이롭게 합니다. 비슷하게, 요가 수업에 등록 하거나 소프트볼 팀에서 활동하는 일은 다른 이들에 대한 책임을 다하게 해주고 계획을 계속 실천해나갈 수 있는 가능성을 높여줍니다. 자전거를 타거나 주 3회 체육관을 가는 것과 같이 다른 형태의 운동을 선호할 수도 있습니다. 중요한 것은 계획을 지속해나갈 수 있는 운동 혹은 일련의 활동들을 찾는 것입니다.

많은 사람이 운동을 시작하지 않으면서 “나는 시간이 없어”라며 합리화를 합니다. 무심결에 그렇게 단정하기보다 일일 계획표를 들여다보고, “운동할 시간을 언제 낼 수 있을까?”라고 생각해봅시다. 다시 말하지만 여러분이 생각하는 운동의 종류를 분명히 하는 것이 도움이 됩니다. 시간 여유가 없거나 비용 부담으로 체육관에 갈 수 없을지라도, 직장에서 엘리베이터 대신 계단을 이용한다거나, 직장 또는 가게에 갔을 때 출입구 가장 멀리에 주차를 해서라도, 하루 중 어떤 식으로든 더 많이 걸을 수 있는 시간을 찾을 수 있습니다.

물론 운동은, 특히 미루기 쉬운 일이고, “난 너무 피곤해”, “지금 운동할 기분이 아니야”, “내일 운동하면 되지”와 같은 부정적 생각을 갖게 하는 일 중 하나입니다. 일반적으로 어떤 대본이나 인식 속에서 미루는 버릇을 설명할 때(ADHD 상태와 관련 없이), 우리는 운동을 예로 많이 들곤 합니다.

스스로 이러한 미루기 생각들의 방어 기제를 확인하고 이에 저항하는 것이 중요 합니다: “일 마치고 피곤하지만 일단 운동을 시작하면 기분이 더 좋아지고 활력을 느낄 수 있을 거야", "운동할 기분이라는 것은 없어. 일단 TV를 끄고 일어나서 운동복으로 갈아입는 것에 집중해 보자", "나는 운동에 대한 부정적 생각에 치중되어 있고 운동이 주는 긍정적 효과를 간과하고 있어. 최소 15분 동안 운동을 해보고, 이게 오늘 내가 할 수 있는 최선이라면 그간 할 거야." 운동 하면서 갖게 되는 긍정적인 마음과 운동을 마쳤을 때 오는 만족감에 초점을 맞추는 것이 의사 결정하는 데 도움이 됩니다.

사람들은 흔히 어떤 행동이 습관이 되기 위해 시간이 얼마나 걸리는지 묻습니다. 이 질문에 명확한 답변을 줄 수 없지만 주중과 주말 포함, 최소한 2주 이상이 경험적으로 좋다는 것을 발견하였습니다. 여러분이 건강한 생활 자세로 매일 산책하기와 같은 실천을 통해, 그것이 더 습관화되어 힘을 들이지 않고서도 실천할 수 있게 되도록 격려하며 응원합니다.

건강한 식습관

운동과 마찬가지로 건강한 식습관을 유지하는 것이, 건강을 전반적으로 증진시키고, ADHD 증상을 잘 관리하기 위해 건강한 기초를 형성하는 좋은 방법입니다. 음식 선택, 식사 시간과 섭취량에 유의하는 것, 충동 제어 등을 포함하여, ADHD와 관련된 건강한 식습관을 구성하는 몇몇 요소들이 있습니다.

도파민 활성 치료 성분을 처방 받아 복용하는 경우에는, 흔히 나타나는 부작용인 식욕 감퇴를 경험할 수 있습니다. 처방된 ADHD 치료 약물을 복용하는 어린이나 청소년에게 식욕감퇴가 나타나면, 이들이 식사를 통해 충분한 열량과 영양분을 섭취하고 있는지 확인하기 위해, 관심을 가지고 충분히 관찰해야 합니다. 젊은 사람들, 특히 대학생들은 적절한 식습관과 음식 섭취 유지에 유념해야 합니다. 건강이나 영양 상태에 대한 우려가 없다고 하더라도, 배고픔으로 나타나는 몸의 신호들에 스스로가 소홀해지고, 여기에 부실한 계획과 충동 욕구가 더해지면 건강하지 않은 즉석식품에 지나치게 의존하는 결과를 초래할 수 있습니다. 또한 성인 ADHD 환자들은 배고픔의 증가와 혈당 감소가 기분, 충동 조절, 그리고 정신 집중에 어떤 영향을 주는지를 과소평가할 수 있습니다.

세 번의 정해진 식사 시간마다, 상대적으로 소량이라고 할지라도, 무언가 확실히 먹도록 하는 것이 도움이 됩니다. 제대로 된 식사나 최소한 더 든든한 간식을 먹을 수 있을 때까지, 극심한 배고픔을 방지하기 위해 크래커나 그라놀라 바와 같이 영양분과 기운을 보완 할 수 있는 적절한 간식거리를 가지고 다니는 것도 유용한 방법입니다. 또 중요하게 고려할 사항은 수분을 충분히 섭취하는 것입니다. 수분 섭취를 소홀히 하면 탈수 위험에 처하게 될 수 있고, 증상이 가볍게 나타날지라도 더 심하게 느껴질 수 있습니다. 많은 약물치료에서 구강건조증이 흔한 부작용으로 나타나며, 수분섭취는 칼로리 걱정 없이 기본적인 건강관리와 함께 쉽게 적용할 수 있는 좋은 방법입니다.

자극 조절은 건강한 식습관을 위해 가장 기본이 되는 내용입니다. 준비하는 식료품을 정보와 상황에 근거하여 선택하는 것은, 주변 환경 조절로 관리에 도움이 되는 환경공학의 한 형태를 전형적으로 보여줍니다. 예를 들어, 냉장고에 아이스크림이 없다면 늦은 밤에 아이스크림 한 통을 먹을지 말지 고민하는 스트레스는 없을 것입니다. 이러한 고민은 건강식 대용 전략을 찾아 다루어 보도록 제안합니다(예를 들어, 바삭바삭한 감자 칩 대신 아삭아삭한 과일). 목표로 삼은 이러한 변화들은 구체적이고 합리적인 건강 행동 과제들로, 전반적인 대처 계획의 일환이 될 수 있습니다.

성인 ADHD 환자들은 마치 작은 즐거움도 즐길 수 없는 것처럼 이야기하며 절제와 관리를 강조 하지만, 사실 우리는 식사에 관해서도 '모 아니면 도'라는 식의 흑백 논리 사고방식을 취하지 않기 바랍니다. 또한 "절제를 포함하여, 매사에 중용을 지켜라"라는 벤자민 프랭클린의 격언을, 충동적 행동에 대한 다른 합리화로 쓰지 않도록 주의해야 합니다. 어쩌다 보니 저녁형 인간이 되어버린 성인 ADHD 성향 인들이 수면 습관을 다시 건강하게 확립해 가는 것처럼, 성향 따라 되어버린 "정크 푸드 중독자" 식습관도 기준의 재설정과 관리 연습으로 건강하게 바꾸어 갈 수 있습니다.

한 가지 실행 대상에 집중하여, 건강한 행동 한 가지를 늘리고, 건강하지 못한 행동 한 가지를 줄이면서, 이 변화과정을 시작해 보기를 제안합니다. 예를 들어, 한 주간 건강한 간식용으로 감자 칩(아니면 몸에 좋지 않은 다른 간식) 대신에 사과(혹은 여러가지 과일)를 사볼 수 있습니다. 특정한 간식 종류에 건강한 변화를 주는 것, 예컨대 극장에서 동맥을 막히게 할 수 있는 초 대량의 버터 팝콘 대신에 버터를 바르지 않은 전자레인지용 팝콘을 먹는 것도 하나의 방법입니다. 어떤 일을 시작할 때 미루려는 버릇을 극복하는 것과 비슷하게, 일단 한 가지 건강 대용식을 선택하면, 그동안 자신이 얼마나 "건강에 나쁜 음식 없이 못 살 것처럼" 상황을 크게 받아들였고, 건강 대용식을 먹는 즐거움에 대해 평가 절하 해 왔었는지 깨닫게 될 것입니다. 결국 목적은, 건강에 좋지 않은 음식들을 모두 없애자는 것이 아니라, 먹는 것에 대해 바로 알아 현명한 결정을 내리고, 더 건강한 방향으로 변화를 주며, 자신의 행복에 미치는 충동의 영향을 줄이는 것에 있습니다.

시간 경과에 따른 건강 상태 모니터링

성인 ADHD 환자의 건강을 악화시키는 위험의 또 다른 요인은 정기적인 건강 검진을 소홀히 하는 것입니다. 연간 신체검사, 2년마다의 치과 검진, 연간 산부인과 방문 및 기타 권장된 검진들은, 현재 여러분의 건강 상태를 평가하고 연령에 맞는 조기검사를 받을 수 있는 중요한 기회입니다. 그러나 이러한 정기 검진은 1년까지는 아니라 하더라도 수개월 전에 예약되며, 잊거나 취소하거나 건너뛰기가 쉽습니다. 특히, 진료소의 문자 메시지, 이메일 및 전화를 포함한 여러 알림 기능들이 활성화되었음에도 불구하고, 약속을 지킬 필요가 없다고 판단되는 경우에 더 그렇습니다. 많은 성인 ADHD 환자들은 주치의가 없어서 이러한 검사들이 애초에 잡혀있지 않을 수도 있습니다.

일일 계획표와 실행 목록을 사용하여 이러한 검진 예약을 미리 계획해두면, 훨씬 전일지라도 이를 완수할 가능성을 높일 수 있습니다. 예를 들어 다음 번 치과 방문을 계획할 때, 이것을 기록할 내년도 일일 계획표 종이가 없을 수 있습니다. 하지만 새로운 계획표에 작성할 수 있기 전까지 현재 계획표의 뒷면을 활용하여 다가올 일정들을 표시해 둘 수 있습니다. 스마트폰의 일정관리 기능을 사용하여 이러한 경우의 검진 약속에 대해 알림을 설정할 수도 있습니다. 병원에서 제공하는 어떤 알림 기능이든지 신청하는 것은, "우리는 얼마 동안 여러분으로 부터 소식을 받지 못했습니다"와 같은 안내 메시지와 같은 것을 포함하여, 안내 지원을 받을 수 있는 또 다른 방법입니다.

건강관리 검진을 유지하는 것은 높은 콜레스테롤 수치나 고혈압과 같은 위험 요소의 징후를 감지할 수 있는 기회를 줍니다. 여성들을 위한 자궁 경부 세포진 검사와 유방촬영, 남성들을 위한 전립선 검사나 대장암 및 직장암 검사와 같이 다른 정기적인 검진들도 받을 수 있을 것입니다. 이러한 검진들을 통해 잠재적으로 생명을 위협할 수 있는 상황들을 조기에 발견할 수 있게 도움받을 수 있지만, 무계획성과 부실한 계획은 검진을 미루게 하는 전형적인 변명에 힘을 실어주게 됩니다.

여성 건강 문제와 ADHD

전반적인 건강 계획의 일환으로, 정기 산부인과 방문 이외에도 ADHD 증상들 및 이와 밀접한 관련이 있어 서로 영향을 주는 여러 여성 건강 문제들이 있습니다. ADHD와의 연관성과 관련된 대부분의 문제는 여전히 탐구되고 있으며, 아직 구체적으로, 뒷받침할 근거가 있는 지침은 아직 없습니다. 아래에 논의된 여성 건강 문제들은 ADHD 상태와 상관없이 발생할 수도 있는 문제들입니다. 하지만 이러한 문제들이 ADHD 증상이 있는 여성들에게는 더 많은 대처 어려움을 주고 있어, 이에 대해 알고 있는 것이 중요합니다.

여성의 생리 주기와 관련된 호르몬 변화는, 다양한 인지적, 신체적 증상, 가볍고 성가신 정도에 지나지 않는 기분에서부터 현저하게 파괴적인 기분 및 신체 증상에 이르기까지, 여러 양상의 감각과 관련이 있는 것으로 알려져 있습니다. ADHD 증상이 있는 많은 여성이, 생리주기 동안 집중력 부족과 주의 산만 증상이 심해지는 것을 느낍니다. 발달 연속성의 한쪽 끝에서 보면 사춘기에 접어들어 생리를 시작하는 ADHD 여학생들은, 이 시기에 ADHD 증상이 더욱 심해지고, 이를 관리할 수 있는 능력도 떨어질 가능성이 큽니다. 반대쪽의 폐경기 전후와 폐경기를 거치는 여성들은, 기분 부전 증상에 더하여 안면 홍조, 빠른 심장 박동, 수면 부족과 같은 신체적 증상과 건망증, 주의 산만과 같은 인지적 증상을 함께 경험하게 될 것입니다. 폐경기의 많은 여성 ADHD 환자들은 증상이 악화되는 경험을 합니다. 실제, ADHD가 없는 폐경기의 많은 여성이, 마치 자신이 새롭게 ADHD를 앓게 된 것처럼 느낄 수도 있습니다.

여성 ADHD 환자들에게 임신은, 약물치료를 중단해야 하는 필요성과 부담뿐 아니라, 그 자체만으로도 도전을 가져다줍니다. 늘어난 태아 검진 및 건강상 고려할 사항들, 부모가 되기 위한 다양한 준비들은 일정 수준의 체계성과 시간관리를 필요로 하며, 이는 조정하기에 쉽지 않은 일들입니다. 임신으로 인해 나타나는 다양한 신체적 변화들과 특유의 변동 심한 반응들은, 실제 실행 기능에 큰 타격을 입힐 수 있습니다. 역으로, 어떤 여성들은 그 유명한 “화색이 도는” 경험을 하며 임신 중에 상태 호전이 나타나기도 하고, 임신이 일의 우선순위를 정해주는 자연적 수단으로 제공될 수 있습니다. 또한 임산부들 대부분은 다른 다양한 태아 검진 및 기타 건강상 필요한 요구사항 들을 수용한다는 점에서 이득을 볼 수 있습니다.

부모가 되어 가며 늘어나는 다양한 요구 사항과 더불어 더 많이 요구 되는 실행 기능의 문제로 인해, ADHD 증상이 있는 어머니들은 산후에 많은 어려움을 경험할 수 있습니다. 이러한 적응 문제들은 심각한 산후우울증과 염려로 인해 발생하기도 하고, 출산 후 호르몬 분비 재조정과 함께 나타나는 추가적인 인지적 간섭에서 기인되기도 합니다. ADHD 증상이 있는 많은 어머니는 이미 돌봐야 할 기존 자녀들이 있고, 한 부모 가정이며, 출산 후 일터로 서둘러 복귀해야 하고, 다른 복잡한 생활 문제들로 어느 때보다도 더 많은 책임을 처리해야 합니다(그것도 잠을 줄여가면서). 가족의 도움을 받거나 안정적인 배우자가 있는 어머니라고 할지라도 늘어난 생활 스트레스 요인들과 그 규모가 벅찰 수 있습니다. 그럼에도 불구하고 ADHD 증상이 있는 어떤 어머니들에게는, 비록 갓난아이를 돌보는 일들에 집중하는 것이 고단하고 부담이 크더라도, 실제 해야 할 일들을 단순화하고 우선순위를 두게 해주는 긍정적 효과도 있다고 말합니다.

생리, 폐경기 전후, 폐경기와 관련한 증상들, 감각들, 기분 부전증을 다루는 약물치료와 호르몬 치료가 다양하게 있습니다. 실행 기능에 주는 이들의 영향을 고려해 볼 때, 이 시기에는 처방 의사 및 산부인과 의사와 ADHD 약물치료량 조정 방안을 상의해야만 합니다.

임신 중 약물치료는 더 까다로운 문제입니다. 임신 중 혹은 모유 수유하는 중 약물 사용을 절대적으로 금지하는 법은 없습니다. 약물 사용이 태아에게 위험성을 높인다는 결정적 연구 근거는 어디에도 없습니다. 하지만 ADHD 약물치료와 임신에 관한 연구들이 너무 적기 때문에, 우리가 이렇다저렇다 할 만큼 충분히 알지 못하는 것 또한 사실입니다. 현재 전문가의 의견은 임신 중일 때와 이후 모유 수유를 하는 경우, ADHD 증상이 있는 임산부들에게 약물치료 중단을 권고한다는 것입니다. 약물 도움이 없이도 이 안내서에 논의된 대처전략들, 동료들이 저술한 책들과 다른 자료들(부록 B를 참조)이, 약물을 복용하지 않는 기간 동안 일상에서 ADHD를 관리하는 유용한 대처전략을 제공해 줄 것입니다.

모성과 ADHD

어머니가 된다는 것은 여성 ADHD 환자들에게 엄청난 도전을 의미합니다. 이전에 자신을 스스로 정돈하는 것도 충분히 도전적이었던 상황에, 이젠 여러분의 자녀를(혹은 쌍둥이) 책임져야 하는 요구들과 마주하게 되며, 어쩌면 기존의 자녀들도 고려해야 할 상황일 수도 있습니다. 모성과 관련하여 덜 논의된 사안들로는 입양, 위탁 부모, 재혼가정 안에서 의붓자식에 대한 양육 역할을 맡는 것, 또는 집에서 도움이 필요한 웃어른이나 건강관리에 상당히 주의해야 하는 다른 가족 구성원을 돌보는 이들의 부담에 관련된 사항들이 있습니다. 이렇듯 특정한 상황을 더 복잡하게 만들 수 있는 다른 가능한 경우들도 많이 있습니다. 비록 아버지들이 육아에 직접 관여하는 것에 많은 진전을 보이고는 있지만, 육아의 핵심은 여전히, 일반적으로 어머니들의 몫입니다(우리는 동성애자 가정에서 주된 육아의 책임을 맡은 ADHD 환자 또는 ADHD를 가진 편부도 같은 어려움에 직면한다는 점을 인정하지만, 여기서는 간단하게 어머니라는 용어로 통일합니다).

ADHD를 가진 어머니들은 구조적으로 많은 부담을 짊어지고 있습니다. 다른 어른의 역할들을 감당해야 할 뿐만 아니라 아이들의 시간관리, 보육 시설이나 건강 검진을 위해 병원에 데려다주는 일, 그리고 빨래, 장난감, 책가방, 숙제, 품행 교육 등과 같은 일들을 관리하는 것을 포함해서 말입니다. 여러분은 납부금 관리, 보험 문제 등을 처리해야 하는 것은 물론, 어느 순간에 자녀가 ADHD 진료나 정기 특별 검진과 처방을 요하는 어떤 상태를 발견하게 될지도 모릅니다. 예술적인 또는 운동 기술에 필요한 수업이나 연습을 위해 일일 계획표에 일정을 추가해야 하는 경우도 있을 수 있습니다.

연구에 따르면, ADHD를 가진 어머니로서 여러분이 할 수 있는 가장 좋은 일 중 하나가 ADHD 치료를 잘 받고 기분이 안정되도록 하는 것입니다. 스스로 치료를 이행해 나가며 가족 일들을 돌보기 위해 대처 기술들을 사용할 때, 치료를 위해 충분한 시간을 구별해서 사용할 때, 여러분의 자녀에게도 긍정적인 파급 효과가 있을 것입니다.

성 건강

ADHD와 관련한 주제 중 중요하게 다루어야 할 또 다른 문제가 성 건강입니다. ADHD는 계획에 없던 임신을 하게 될 가능성이 4배나 높은 점과, 그에 상응하여 안전하지 않은 성행위로 성병에 걸릴 위험도 있습니다(Barkley et al. 2008). 성 건강에 대한 책임은 사귀는 관계 양쪽에게 있으며, 단 한 번의 성적 접촉을 고려하는 두 사람일지라도 마찬가지입니다. 하지만 순간적인 욕망에 휩싸여 잠재되어 있는 장기적인 결과들을 생각하지 않고 반응하게 되기가 매우 쉽습니다(예를 들어, "이번 한 번은 괜찮을 거야"). 성병으로부터 지켜 줄 콘돔이나 다른 예방 조치들을 준비하고, 확실히 가지고 있도록 하기 위해서는 일정 계획이 필요하며, 이는 ADHD 성향의 사람들이 잘하는 분야는 아닙니다.

성병과 더불어, 앞서 언급했듯 뜻하지 않은 임신이 ADHD 증상을 가지고 있는 청소년 및 젊은 층에서 증가하고 있습니다. 다시 말하면 피임에 대한 책임은 양쪽 모두에게 있지만, 실제 임신으로 인한 육체적, 감정적인 부담(어려움)을 직면하는 대상은 여성들입니다. 여성들은 피임약을 지속해서 복용하기 위해 계획을 세워야 합니다. 수중에 콘돔이나 다른 피임 기구를 가지고 있도록, 또는 이것들을 각자 보관하는 장소에 채워 놓기 위해서도 계획을 해야 합니다. 피임 기구는 친밀하고 흥분된 상황에서 서로의 자제가 어려울 경우에도, 성병으로부터 안전하게 지켜 주는 방법으로 유용합니다.

운전

건강과 행복의 또 다른 분야로 중요하게 다루어야 할 주제는, 성인 ADHD 환자들의 자동차 운전 문제입니다. 운전은 아마도 현실에서 매번 적용 되는 가장 직관적인 실행기능 테스트 중 하나일 것입니다. 여러분에게 예정된 시간에 목적지에 도착하는 임무가 주어집니다. 이동하는 여정에서 속도와 조종 장치를 주시하고,(흔히 거울로) 다른 운전자와 보행자를 파악하며, 정신 집중과 감정을 잘 유지하면서, 다양한 도전들이 주어지며,(예를 들어, 교통 혼잡, 다른 제한속도, 다양한 신호등과 교통 표지들, 기상 상태와 같은) 여러 도로 위에서 1톤이 넘는 자동차로 길을 찾아야 합니다.

운전 시뮬레이터와 운전 기록 자료에서 측정된 바와 같이 ADHD 증상이 있지만 치료를 받지 않은(즉, 약을 투여하지 않은) 운전자들은, ADHD 증상을 가지고 있지 않은 운전자들보다 훨씬 더 안 좋은 운전 태도를 가지고 있습니다. 실제 한 운전 시뮬레이션 연구에서, 치료를 받지 않은 ADHD 운전자들의 운전 능력이 ADHD 질환을 가지고 있지 않은 운전자들이 음주 운전을 할 때와 비슷한 것으로 보고되었습니다.

과속은 성인 ADHD 환자들의 확실한 증상으로 밝혀져 왔습니다(Barkley et al. 2008). 좌절 내성의 부족, 즉 참지 못하고 좌절 상황을 견디지 못하는 성향은 공격적인 운전, 운전 중 분노, 또는 잘못된 판단을 일으킬 수 있는 성급함으로 이어질 수 있습니다. 운전 중의 부주의는 핸드폰 사용을 포함한 차 내에서의 방해 때문에 정지 신호를 놓치게 만들거나 다른 길로 가게 될 수 있습니다. 핸드폰으로 통화하면서 앞을 똑바로 보고 있을지라도, 앞에 놓여진 도로 위 상황에 주의를 충분히 기울이고 있는 것이 아닙니다. 마지막으로, 어떤 운전자든지 운전 중 문자하는 것은 결코 정당화할 수 없습니다. 명확하게, 이러한 위험 요소 중 어떤 것이든, ADHD 증상이 있는 운전자들에겐 그 위험성이 더욱 커집니다. 거기에 더해 음주나 다른 불법 약물의 어떤 사용이라도 있다면 그 위험은 더욱 커질 것입니다.

ADHD 증상이 있는 여러분의 운전 능력을 향상시킬 수 있는 가장 좋은 방법은, 처방된 대로 약을 복용하고, 운전 중에 몸 안에서 약효가 반드시 작용하게 하는 것입니다. 각성제의 이점 중 하나가 반감기가 짧은 것이며, 이는 대사 작용을 하고 몸에서 빠르게 나간다는 의미입니다. 그러므로 학교, 직장에 있을 때, 아니면 필요할 때만 복용을 해도 됩니다. 하지만 이런 유연한 유동성은, 여러분이 운전 중일 때와 같이 약이 필요한 상황에서 이를 과소평가하게 할 수 있는 단점을 안고 있습니다. 따라서 여러분의 주치의와, 운전을 행복의 중요한 분야로 여기고, 각성제 추가 복용 등의 방법 등을 고려하면서 함께 논의해 볼 것을 권장합니다(아토목세틴과 같이 ADHD 치료제 중 비 흥분제 약물의 이점은, 처방대로 복용하면 하루 24시간 몸속에서 지속해서 작용한다는 점입니다).

앞에서, 다른 일들로 산만해질 가능성을 줄이기 위해 "계획을 가지고 방에 들어가라"라는 대처전략에 대해 언급한 바 있습니다. 비슷한 맥락으로 "계획을 가지고 차를 타는 것"이 도움이 됩니다. 이는 모든 운전자들에게 좋은 대처 방법이 되지만, ADHD 성향의 운전자들에게는 겉보기에 작은 불편함 일지라도, 그 습관이 잠재적으로 나타날 수 있는 심각한 비극적 결과들을 예방해 줄 수 있습니다. 어떤 전화 통화나 문자에도 주의하고, 운전을 시작하기 전에 GPS를 작동하기 바랍니다. 노선을 충분히 파악하고 목적지 도착 시간을 현실적으로 추정하는 일은 여유 시간을 충분히 확보하고 혼란을 줄이는 데 도움이 될 것입니다(실제 많은 주요 고속도로에 주행 거리와 현재 분기점까지의 시간 추정치를 담은 전자 광고판이 있는 이유가, 이 정보를 바탕으로 사람들이 예상 시간을 조정하게 함으로써 혼란을 줄이기 위함입니다 [Vanderbilt, 2008]).

여러분이 늦을 수 있다는 점을 자각하면, 미리 전화해서 상대방에게 알릴 수 있습니다(물론 운전을 시작하기 전이나 차를 도로변에 세운 이후에). 차를 타기 전에 일일 계획표를 활용하여 통근 시 "여유 시간"을 계획하는 것은 예정보다 늦어질 가능성을 줄이는 데 도움이 됩니다. 운전 중 늦는 것에 대한 파국화 또는 심리적 공황 현상에서, 자신의 감정을 지키며, 당황함에서 벗어나는 것은 매우 유용한 인지 기술입니다. 시간관리를 잘하기 위해 노력하고 있겠지만, 일단 자신이(비효율로 인해 또는 여러분이 통제할 수 없는 일들 때문에) 늦는다는 것을 알게 되었을 때 유용한 재구성 전략은, 일단 그 상황을 받아들이고 이를 해결하는 방법에 집중하는 것입니다.

마지막으로, 운전 시 스스로 구체적인 목표들(즉, 실행 계획)을 정할 수도 있습니다. 예를 들어 적절한 운전 속도를 지키는 것, 노란 신호등에서는 속도를 줄이는 것, 또는 쏜살같이 달리기보다 끼어들거나 차선을 변경하는 운전자들이 앞서 갈 수 있도록 비켜 주는 것과 같은 실행 가능한 목표들입니다. 또한 여러분이 운전하기 전에 충분히 휴식을 취했는지, 여러분에게 운전 능력을 떨어뜨릴 수 있는 술이나 다른 물질의 영향이 있는지 확실히 하는 것도 중요합니다. 여담으로, 속도위반 경고가 많은 ADHD 성향의 운전자일수록, 자동차 등록을 갱신하지 않거나, 보험료 납부를 빠뜨리거나, 연례 자동차 검사를 받지 않는 것과 같은 관리상의 실수 등도 많다는 점을 발견하였습니다. 이러한 행정적인 일들 또한, 다음번 오일 교환 시기나 자동차 보험료 납부 기한과 같이 일일 계획표 목록에 들어가기에 적합한 항목들일 것입니다.

해로운 습관 고치기

성인 ADHD의 물질 사용 문제(국한되어 있지는 않지만)로는, 가장 흔히 술, 대마초 또는 니코틴 사용의 증가와 관련이 있습니다. 또한 카페인 함량이 높은 에너지 드링크를 이용해서 스스로 증상을 완화시키려는 많은 젊은이들처럼, 안 좋은 수면 습관이 생기고 이로 인한 졸음을 깨우기 위해 다시 카페인을 지나치게 섭취하는 악순환 행동을 반복할 수 있습니다.

이렇게 건강하지 못한 습관들이 발생하게 된 이유는 다양합니다. 가족 내에서 그런 상황에 노출되었을 수도 있으며, 이는 물질 사용에 대한 유전적 위험을 나타냅니다. 또래 친구들의 압력으로 인한 충동이 청소년기에 약물을 접하게 만들 수 있고, 이들은 정리되지 않는 ADHD 증상을 자가 치료하는 수단으로 부분적 물질 남용이 지속될 수 있습니다. 이러한 행동들은 시작 과정과는 상관없이, 살아가면서 물질 남용과 관련된 여러 문제를 발생시키고 ADHD에 대처하는 것을 더욱 어렵게 만듭니다.

마약이나 술에 완전히 중독된 경우, 먼저 약물 중독 치료 프로그램을 통해 치료를 받아야 합니다. 약물치료 프로그램 이용자 중 25%가 ADHD 내력이 있다고 추산됩니다. ADHD가 이러한 문제들을 야기하는 명백한 요인이긴 하지만 약물치료, 사회 심리적 치료, 혹은 다른 어떤 방법으로 ADHD 증상을 다루기 전에, 약물을 중단하고 술을 마시지 않는 시간을 먼저 가져야 합니다. 중독에 대한 과거력과 감정 또는 불안 등의 공존 증상들이 같이 있을 때, 임상 상황과 치료적 요구들을 더 복잡하게 하고, 재발 위험성에 대한 추적 관찰을 더욱 어렵게 만듭니다.

대부분의 물질 사용 문제는, 입원 재활 치료받을 정도로 심하거나, 중독으로 간주할 정도로 심한 상태는 아닐 것입니다. 하지만 ADHD 증상 관리에 방해되고, 주의 산만 또는 도피의 한 형태로 나타난다는 면에서, 일종의 습관성 중독 문제로 인식될 수 있습니다. 예를 들어, 잠을 청할 때, 스트레스나 잡념을 없애기 위해, 대마초나 술을 사용할 수 있습니다. 하지만 이러한 행동 습관들은 수면 지연의 악순환, 회피, 그리고 능력 저하에 머물고 문제를 지속하게 만들 수 있습니다. 유사하게, 니코틴과 카페인에 지나치게 의존하는 것은 짧은 시간에 일의 집중력을 높여 줄 수는 있지만, 이러한 작은 이점을 능가하는 더 큰 손실의 건강 위협 요인이 될 수도 있습니다.

책갈피 16.2.

건강과 행복에 대응해 나가기

1. 충분한 수면이 최우선 순위입니다.
2. 일과표에 적정한 활동/운동량을 정하고, 우선 과제로 삼으십시오.
3. 최소한 한 가지 건강한 식습관을 실행에 옮기고, 한 가지 나쁜 식습관을 줄이는 것에 집중하십시오.
4. 일일 계획표를 활용하여 여러분의 건강 행동을 계획하고 추적 관찰하십시오.
5. 여성들은 생리 주기, 임신, 폐경 전후기, 폐경기로 인한 증상 변화를 겪을 때 주도적으로 도움을 요청하십시오.
6. 피임 기구 사용을 포함해서, 성병으로부터 자신을 보호할 수 있는 안전한 성관계를 하십시오.
7. 운전할 예정이면, 매일 처방대로 약 복용하기, 절대로 술 마시지 않기, 운전 중에는 절대 문자나 통화를 하지 않기 등 안전 운전을 실천하십시오.
8. 건강하지 못한 행동들, 즉 니코틴과 과도한 카페인 섭취를 포함한 물질 남용을 줄이기 위해 추적 관찰하고(치료를 받아 보는 일을 포함하여) 필요한 조치들을 취하십시오.

건강하지 못한 행동 습관들이 성인 ADHD 증상 대응의 어려움을 증가시키는 원인이 됨을, 스스로 인정하는 것이 바로 치료가 시작 되는 첫걸음입니다. 일단 치료에 들어가면, 이러한 행동들이 치료 개입의 주목표가 됩니다. 핵심 증상을 완화시키는 ADHD 약물치료가 일 관리와 자기 조절 능력을 향상시켜서, 결과적으로 스트레스와 어려운 감정들에서 벗어나기 위한 다른 물질들 사용을 막아 주는 좋은 결과로 나타나기 바랍니다.

인지행동치료에서 중독 행동 목적에 대한 기능적 평가 또는 역설계(reverse engineering)가 물질 사용 행동의 치료에 포함될 수 있습니다. 우리는 종종 ADHD 증상에 대처하거나 증상을 피하기 위해, 그리고 일상생활 문제들에 대처하며 생기는 불편한 감정들에서 벗어나기 위한 수단으로 중독 행동이 발생하게 되는 것을 발견합니다. 습관성 중독을 이렇게 이해하는 접근법은, 이러한 상황들을 더 똑바로, 효과적으로 다룰 수 있도록 대체할 만한 효과적인 대처기술을 찾는데 도움이 될 것입니다.

성인 ADHD를 다루는 데 있어 한 가지 중요한 이슈는, 남용이나 중독의 전형적인 개념과 딱 맞아떨어지지 않을지라도 중독 성향으로 발전 될 수 있는 행동들이 많다는 것입니다. 특히, 기술 활용과 전자 및 온라인 활동들을 구성하는 다양한 요소들이 성인 ADHD 환자들에게 해로운 행동 양식으로 발전할 수 있어 개입이 필요하며, 이에 대해서 다음 장에서 다루어 보겠습니다.

17장

디지털 기기와의 관계

좋은 하인과 형편없는 주인

심각한 약물 중독에서 벗어나고 싶다면, 약물 중독 치료 프로그램을 시작해 볼 수 있습니다. 치료 기간 동안, 중독 약물이 제어된 환경 속에서 감독받으며, "신체 정화 시간", 즉 금단 증상을 이겨내고, 신체에서 중독 물질을 제거하는 시간을 갖습니다. 이때 약물 없는 건강한 생활 방식을 만들고 유지하기 위해, 생활 습관의 변화를 갖거나 다른 추가 치료들을 찾아볼 수 있습니다.

ADHD 성향을 가진 사람들, 특히 젊은 층은 디지털 기기와 인터넷 이용 시 문제가 될 만큼 과도하게 사용할 위험이 큽니다. 대부분의 경우 중독으로 볼 수 있는 수준까지 이르진 않겠지만, 많은 성인 ADHD 환자들이 그 유혹을 물리치기 위해 계속해서 고군분투하고 있습니다. 즉, 온라인에 접속하고, 메시지를 주고받으며, 컴퓨터 게임을 하고, 다른 디지털 오락에 참여하기 위해, 더 중요한 우선적 과제들에 쏟아야 할 시간과 에너지를 소모합니다. 악화되는 분명한 문제들이 드러남에도 불구하고 집요하게 그 행동이 계속되는 만큼, 결국 중독 현상과 비슷한 수준의 치명적 손상을 일으키는 극단적인 경우들을 보게 됩니다.

게다가 필요한 기기들의 영향에서 벗어나는 것은 사실상 불가능합니다. 21세기를 사는 누군가가 기기(예를 들어 핸드폰, 인터넷 접속 등) 없이 충분히 활동할 수도 있겠지만, 아미쉬 파와 같이 현대 기기를 멀리하기로 알려진 집단들조차(적어도 몇몇 분파들은) 상거래에선 기기 사용을 허용하기도 하였습니다.

우리는 기기 활용의 문제를 섭식 장애와 유사한 것으로 봅니다.—일정 기간 음식에 대한 해독 과정을 거친다고 해도 완전히 단식할 수는 없습니다. 오히려 음식과 건강한 관계를 형성해야 하는 것과 마찬가지로, 필요 기기들과 건강한 관계를 형성해야 합니다. 문명의 이기가 행복을 방해하는 요소가 아니라, 적응 기능과 행복을 촉진하는 것이 되어야 합니다.

이번 장에서는 기기가 ADHD 증상 관리에 주는 이점을 기회로 삼고, 단점은 축소하기 위해, 기기와의 건강한 관계를 발전시키는 몇 가지 전략을 살펴볼 것입니다. 기기를 더욱 잘 활용할 수 있도록 이전 장에서 논의되었던 대응 전략들을 채택하는 방법에 대해 알아볼 것입니다.

ADHD 증상 관리에 있어 기기가 주는 이점

성인 ADHD 증상을 다루는 데 있어 기기가 주는 이점은 많습니다. 일반적으로 3장에서 논의된 바 있는 종이 일일 계획표나 할 일 목록표 사용을 권고하긴 하지만, 스마트폰, 태블릿 PC, 컴퓨터의 달력, 노트패드의 작업 목록 기능들이 유용한 백업을 제공하며, 많은 사람이 손쉽게 사용할 수 있도록 기능 개선도 이루어져 있습니다. 회사 주간 회의나 정기적인 치료 예약과 같은 고정 약속들을 입력하고, 한 번의 터치로 이 일정들에 대해 미리 알림을 설정함으로 엄청난 시간을 절약할 수 있습니다. 다른 업무나 개인 일정 조정은 물론, 가족이나 동료들과도 일정 달력을 공유하고 동기화할 수 있습니다. 여러 다양한 알림 기능들은 시기적절하게 예정된 약속과 계획들을 상기시켜 줍니다. 이러한 여러 기능이 성인 ADHD의 특성인 실행 기능 결핍의 다양한 문제들을 보완해줍니다.

또한 공과금 자동납부와 일상의 여러 사안을 정리하고 유용한 정보를 관리하기 위한, 이메일 계정의 폴더 및 디지털 파일 사용 등은 유용합니다. 강력하고 다양한 전자기기들의 휴대 편의성이 커지면서, 대기실이나 통근 기차에서의 휴식 시간을 활용하여 사용 가능하며, 적절한 때 일 처리가 더욱 수월하게 되었습니다.

기기의 오락과 즐거움 제공 기능이, 과업 완수에 대한 보상으로 활용 될 수 있습니다. 잡일을 하면서 인터넷 라디오를 듣거나 수업 과제인 보고서를 끝내고 컴퓨터 태블릿에 내려받은 영화를 보는 것 등으로, 스스로에게 보상을 해 줄 수도 있습니다. 동기 부여가 되는 몇몇 앱 들을 설치해서, 과업 완수에 대한 보상으로 포인트나 다른 인센티브를 부여할 수도 있습니다. 하지만 기기의 보상적 측면에 더 끌려 우선적으로 해야 할 과제를 무시하고 순서를 바꾸어 곧바로 즐거운 활동에만 빠지게 되는 예도 있을 것입니다. 이것이 기기가 갖는 결점 중 하나인데, 다음 본문에서 이 내용을 다룰 것입니다.

관리에 있어 기기가 가진 결점들

전자기기와 인터넷은 주의를 산만 하게 하고 중요 실행을 미루게 하는 무수히 많은 이유을 만들어 냅니다. 컴퓨터, 비디오, 스마트폰 게임들, 소셜 네트워크 서비스, 그리고 다양한 관심사와 이를 전문적으로 다루는 웹사이트들이 항상 자극과 관심을 유발 시키고 있으며, 그 유혹은 강력합니다. 게다가 관심을 끄는 매우 자극적인 방법으로 노출되기 때문에, 이것들에 본능적이고 즉각적으로 주목하게 됩니다. 그러므로 일을 하기 위해 이러한 방해들을 물리치는 것이, 특히 ADHD를 가진 누군가에겐 매우 어려운 것입니다.

기기와 전자 제품이 주는 재미는, 본래 적응 기능을 활용하려 하던 의도와 의지를 방해합니다. 그것이 더 중요하고 시급한 일이라 할지라도, 기기가 주는 즐거움에서 벗어나기란 어렵습니다. 컴퓨터 솔리테르처럼 간단하고 위험하지 않은 게임 하나를 예로 생각해봅시다. 그만해야 한다는 것을 알면서도 벗어나기 어렵게 만드는 인지적 순환이 발생하게 됩니다.–개인 규칙 #1 = "패배한 채로 끝낼 수 없어, 이겨서 마무리를 잘해야만 해." 개인 규칙 #2 = "이긴 상태로 그만둘 수 없어, 내가 언제까지 계속 이길 수 있는지 봐야만 해." 어쩌면 ("회사에서 게임하는 모습을 상사에게 들키면 안 돼"와 같은 규칙 외에는) 게임을 중지하거나 자발적으로 끝내는 규칙은 없습니다.

많은 젊은 층이 손목시계를 차는 대신 스마트폰을 시계로 사용합니다. 하지만 시간을 확인하기 위해 사용하지 않습니다. 일을 순조롭게 진행하기 위해 저장한 하루 계획과 할 일 목록을 충분히 점검하지도 않기 때문에 전자기기 본연의 목적은 사라집니다. 스마트폰이나 태블릿을 잃어버릴 가능성이 있지만 계획표나 다른 정리 도구를 사용해도 이는 마찬가지입니다. 하지만 전자기기를 사용하기 위해선 그것이 충분히 충전되어야 하고 전원 연결 혹은 와이파이가 가능해야 합니다. 이들 중 어떤 한 가지에라도 문제가 생기면(예를 들어 "핸드폰 충전하는 것을 깜빡했어") 기기가 주는 이점은 약화되고 도피와 회피의 길을 내주게 될 것입니다.

이러한 실용적인 문제들 외에 기기가 제기하는 주요한 문제는 단 한 번의 클릭만으로 주의를 딴 데르 돌리게 할 수 있다는 사실에 있습니다. 왼쪽 아이콘을 클릭하면 스프레드시트를 열어 일하는 것이고, 오른쪽 아이콘을 누르면 조니 뎁의 필모그래피를 검색하거나 새로운 Doctor Who 게임 온라인 토론을 정독하는 것입니다. 이러한 즐거운 활동들을 과제 수행에 따른 보상으로 하기보다 먼저 하는 것은, 첫째로 우선순위가 높은 일을 먼저 완료하고, 둘째로 완료한 것에 대해 바랐던 보상을 받는 것이 낫다는 프리맥 원리(6장에서 다룬)를 어기는 것입니다. 이것은 우리가 모두 알고 있는 조언이지만 ADHD는 이를 지키기가 훨씬 더 어렵기 때문에, 더욱 주도적이고 적극적인 대처가 중요합니다.

이번 장의 나머지 부분에서는 기기와 건강한 관계를 형성하고 유지하는 방법을 제시할 것입니다.

"계획을 갖고 기기를 켜라"

2장에서 우리는 "계획을 갖고 방에 들어가라"라는 대처전략을 제시했습니다. 그것은 방을 들어가면서부터 여러분이 무엇을 할 것인지, 분명하게 그 순간의 과제를 설정하는 것입니다. 이런 종류의 실행 전략에는 그 상황에서 발생하는 방해 요인들을 어떻게 다룰 것인지에 대한 계획도 포함됩니다(예를 들어, "우편으로 도착한 고지서들을 발견하면 원래 자리인 작은 상자에 넣고 소득 신고서를 작성하는 일을 다시 시작 할 거야").

"계획을 갖고 기기를 켜라"도 비슷한 제안입니다. 컴퓨터와 같은 전자기기를 사용하는 작업 계획을 진행할 경우, 현실적이고 구체적인 행동책이 나와 있어야 합니다(예를 들어, "지난번에 작업할 때 남겨 놓은 노트를 보면서, 보고서 파일을 열어 처음 5분간은 이미 했던 일들을 검토하고, 그 이후에 다음 것에 주력할 거야"). 실행 계획에 컴퓨터 본연의 내재한 유혹을 뿌리치는 대책을 포함 시키는 것은 매우 큰 도움을 줍니다(예를 들어, "웹사이트에 접속하고 싶은 충동이 일어날 때, 과제에 1시간만 투자하면 된다고 자신에게 상기시킬 거야. 마치면 놀 수 있어"). 인지 전략과 방어 기제를 적용해서, 계획된 일을 방해할 수 있는 다른 합리화에 맞설 수 있도록 활용 합니다(예를 들어, "이 작은 불편은 다스릴 수 있어, 마지막 35분은 이겨내고 나서 휴식을 취할 거야. 지금 내가 어려워하고 있는 그 단락을 다시 읽을 거야. 그래도 나아지지 않으면 다른 부분으로 넘어가면 돼").

미루기의 위험 요소들을 인식하라

일을 미룰 때 혹은 도중에 갖는 휴식 시간(일로 돌아가지 않은 채)을 끝내려고 할 때, 유혹하는 웹사이트, 게임 또는 다른 방해들로 구성된

책갈피 지침 17.1.

계획을 갖고 기기를 켜라

1. 기기 사용의 이유를 명시하십시오. 목적은 무엇이고 그것이 왜 가치가 있습니까?
2. 일에 집중하기 위해 취할 행동 단계들 혹은 조치들을 규정하고, 일의 목적에 맞는 방법으로 기기를 사용하십시오.
3. 어떻게 일에서 벗어나게 되는가? 목적을 방해하는 것은 무엇일까? 기기를 사용할 때 마주할 수 있는, 일을 벗어나게 하는 방해 거리를 예상하십시오.
4. 주의 산만을 어떻게 다룰 것인가? "IF-THEN" 계획(~면 ~할 것이다)을 사용하여 이 장애물/방해를 다룰 전략을 고안하십시오("내가 X에 맞닥뜨리면, Y를 함으로써 이것을 다룰 것이다").
5. 계속 진행을 하고 "계획을 갖고 기기를 켜고" 여러분의 단계별 계획을 따라가십시오.

"평소 용의자 목록" 즉, 여러분의 "기기 산만 대책"을 작성해 볼 수 있습니다. 이러한 방해 요인들은 가책을 동반한 즐거움일 수도 있고, 아니면 정보를 찾기 위해 일견 타당해 보이지만 일과 전혀 무관한 어떤 것일 수도 있습니다(예를 들어, "내일 일기 예보는 어때?").

이러한 주의 산만의 위험성을 인정하고 미리 인식하는 것이, 미루지 않고 "기기 대본"에 따라 성공할 가능성을 높입니다. 아마도 그 인식이 충분하지 않을 수 있지만, 준비 대본에서 벗어난 작은 일탈 행위가, 다른 길로 빠져드는 조기 신호로 인식되는 것이 중요합니다. 실질적으로 위험 관리를 위한 구체적 적용 계획을 다양하게 개발하는 것이 유용합니다(예: "날씨를 확인하기 시작하면 그것이 벗어난 행동의 징조임을 다시 한 번 기억하자. 나는 당면한 과제에 초점을 맞추고 그것을 마무리하는 데 얼마 남지 않았다는 사실에 다시 집중할 거야"). 이러한 전략을 통해 작업을 완수하고 기기를 긍정적인 보상으로 활용할 수 있습니다.

자극 조절

자극 조절에는 주의 산만과 유혹 제거 단계가 포함됩니다. 그것은 기계적 대처와도 같습니다. 피할 수 있는 상황은 해결된 문제로 볼 수 있습니다. 유명한 작가인 조나단 프란젠(Jonathan Franzen)과의 한 인터뷰에서, 그는 인터넷 기능이 없거나 자신의 글쓰기 작업 중 잠재적인 이탈 자극을 줄 가능성이 없는 오래된 랩탑 컴퓨터를 사용하여 글을 썼다고 밝혔습니다. 기기적인 주의 산만에 저항하는 것 외에도, 그것을 피하는 조치도 유용합니다.

대부분의 기기 장치는 아주 새롭고, 심지어 오래된 모델들도 산만해질 수 있는 여러 알람으로 구성되어 있습니다. 그러함에도 불구하고 산만 함을 막을 수 있는 장벽을 설정하면, 대처 단계를 통해 업무를 수행할 수 있는 시간(즉, 금지)을 얻을 수 있습니다. 장치에서 Wi-Fi가 자동으로 연결되지 않고 사용할 때마다 적극적으로 연결해야 하도록 설정하면, 사용자가 의도를 돌아보게 하는 유용한 단계가 만들어 집니다. 웹 사이트, 앱 또는 기기에서 웹사이트나 게임에 대한 접근을 중지하거나 최소한으로 사용하도록 제한할 수 있습니다(예: 비밀번호를 먼저 입력해야 함).

중심점의 대처전략

일상의 중요한 중심점에서 기기와 상호 작용 할 때, 주의 산만과 충동성의 위험성을 관리하기 위한 대처전략을 가지는 것은 특히 유용합니다. 특별히 산만해지기 쉬운 시간은 하나의 업무에서 다른 업무로 전환할 때입니다. 이러한 휴식 시간 동안, 무심코 전자 메일, 텍스트, 트윗을 확인하거나 뉴스 웹 사이트 또는 열심히 일해서 얻은 작은 보상들을 확인할지 모릅니다. 이런 휴식 때 시간을 제한하고 계획을 돌아보게 한다면, 그것은 좋은 하루가 될 것입니다. 그러나 휴식이 디지털의 소용돌이로 빠지는 경우, 기기는 주의 산만과 일탈의 원천이 됩니다.

하루 중 일부 특정 시간은 기기로 인한 주의 산만에 특히 취약합니다. 직장이나 학교(또는 적시 출발을 요구하는 다른 약속)로 출발하기 전, 한 번 더 전자 메일을 확인하고자 하는 충동 때문에 출발이 중단되고 지연 될 수 있습니다. 저녁 시간이나 주말은 온라인상에서 쓸모없게 소모될 수 있습니다. 마지막으로 컴퓨터, 태블릿이나 다른 온라인 등을 늦은 시간까지 사용하는 것은, 수면에 악영향을 줄 수 있습니다. 무엇인가 제대로 하겠다는 의도는 있으나, 기기 사용에 빠지기 쉬운 유혹과 일탈의 순간은 하루의 여러 생활 흐름 중, 조용하고 은밀하게 나타납니다. 대표적으로, 수업 시간 정각에 도착하기 위해 움직이거나, 휴식 시간 후 일하러 돌아갈 때, 집안 일을 관리하거나, 잠을 자기 위해 잠자리에 들기는 했지만, 기기로 인해 산만해져 실망스러운 결과를 낳아 완성의 문턱에서 패배를 경험하게 합니다.

기기와의 상호 관계를 이해하는 데 유용한 재구조화는, 음식과 유사한 것으로 보는 것입니다. 즉, 언제 그리고 얼마나 먹을지 항상 주의해야 합니다. 따라서 점심시간에는 매운 요리를 즐길 수 있지만, 취침 전 점심에 남은 음식을 조금 먹으면 잠자기 전 소화 불량을 경험할 수 있습니다.

매운 음식도 즐길 수 있으려면 개인적인 적용 방법을 발달시켜, 즐거움과 소화 기관에 미치는 균형 잡힌 영향을 만들어 갈 수 있습니다. 마찬가지로, 작업 및 즐거움에 필요한 역할뿐만 아니라 기기가 미치는 장, 단점에 대해서도 균형 있게 다루어야 합니다. 스스로 "수면을 취하는 것이 우선이라면 오후 10시 이후의 기기사용은 없다" 또는 "집에서 정시에 떠나는 것이 우선이라면 사무실에 도착할 때까지는 어떤 텍스트에도 응답하지 않을 것"과 같은 가이드라인을 설정하고, 잘 지켜야 할 것입니다.

과제 완료 보상이나 또는 휴식 중 기기를 사용할 때, 그것에 지나치게 몰입하게 되면서 그 상황으로부터 벗어날 수 없는 성향을 다룰 수 있도록 적절한 실행 계획을 갖는 것, 즉 일종의 출구 전략을 통해 적절한 도움을 받을 수 있습니다. 첫 번째 단계는 휴식의 시작과 종료 시간을 정하는 것입니다. 휴식 시간에 따라 전자기기를 사용하는 대신, 동료와 커피를 마시거나 짧은 산책 등을 할 수 있습니다. 기기 중단을 선택하면 계획대로 장치를 켜는 것 외에(예: "10분간 휴식을 취하고 전자 메일을 확인한 다음 좋아하는 야구 팀 웹 사이트를 들어가 봐야지"), 이후 그것을 더 사용하려는 유혹에 대처할 계획이 있어야 합니다(예를 들면, "다른 웹 사이트로 가면, 나는 밖으로 나가고 물 한잔 마시고 내 책상으로 돌아와서 나는 다음 일의 가장 작은 단계부터 시작하겠다"). 또한 알람이나 타이머가 시간을 추적하는 데 도움이 되는 경보를 제공합니다.

계획된 주의 산만 시간

ADHD 성향이 있는 성인들의 중요한 문제는, 목표를 정하고 계획을 통해 처음부터 끝까지 실행할 수 있는 능력이 부족하다는 것입니다. 따라서 이 안내서의 대부분은, 가치 있는 작업에 참여할 수 있도록, 시간과 노력을 조직하고 관리하는 법을 강조합니다. 그러나 또한 일일 계획표를 사용하여 휴식과 레크리에이션, 여유와 즐거움을 위한 시간을 계획 하기도 지지합니다. 저녁 여유 시간에, 자신의 즐거움을 위한 특정 자유 시간을 설정해 보는 것도 유용할 수 있습니다. 특별한 경우, 원 없이 온라인에 접속하거나 비디오 게임을 하는 특별 "기기 시간"을 가져 볼 수 있습니다.

기기가 여러분의 시간을 지배하는 것처럼 보이는 경우, 다른 대안 활동을 고려해 보는 것도 필요합니다. 전자기기가 주요 수단이 아닌 다양한 신체 활동에 참여할 수 있습니다. 산책이나 자전거 타기, 체육관에서 운동하기, 친구들과 모임 일정 잡기 등의 활동들은 활동의 균형을 유지하는 데 도움이 됩니다. 운동 중에 음악을 듣는 것처럼, 전자기기가 이러한 활동의 동반자가 될 수는 있습니다. 이런 경우 전반적인 건강을 유지하는 데 매우 유용합니다.

기기의 사용은 ADHD 증상을 관리하기 위한 것-대부분의 직업 및 학교 과제에 필요한 도구, 커뮤니케이션의 수단 및 오락의 원천-으로 그 장점과 단점들 사이의 건강한 균형을 요구합니다. 기기 사용이 여러분을 도와주면서도 주의 산만 및 꾸물거림이나 미루기의 원천이 될 수 있다는 위험성을 인정할 수 있어야, 스스로 ADHD 증상 대처노력을 유지할 수 있습니다.

책갈피 지침 17. 2.

기기 관리

1. 문제가 되는 전자기기 사용 습관을 파악하십시오.
2. 이 습관이 언제 여러분에게 가장 위험할까요? 아침 기상 시간에? 늦은 밤에? 일하려고 할 때? 지루할 때? 취침 시간 전?
3. 이 습관에 대한 여러분의 오래된 행동 대책은 무엇입니까?
4. 보다 실질적이고 현실적인 새로운 행동 대책은 무엇입니까? 이 대책을 수행하거나 "수행"할 수 있는 단계는 무엇입니까?
5. 이 새로운 행동 대책은 왜 유익하고 가치가 있습니까?
6. 새 계획을 실행하려고 할 때, 어떻게 "오래된 습관"에 빠지게 될까요?
7. 예전 습관으로 이동하면 어떻게 처리할까요? "만약 X가 발생하면 Y를 할 것입니다." 프레임 워크(framework)를 사용하여 이 이탈(drift)을 처리하기 위한 전략을 세우십시오.
8. 새로운 계획을 시도해보십시오.

18장

성인 ADHD 영향의 제거

1장에서 우리는 이 책을 사용하는 방법에 대해서 살펴보았습니다. 그것은 상황을 다루는 방법, 특정 전략을 제공하는 데 도움이 되는 자원(go-to resource)을 의미하며, 계획을 세우거나, 일에 직면하거나, 삶에 미치는 ADHD의 영향을 관리하는 것이었습니다. 이러한 전략은 각자의 요구에 맞게 변형되어 개인화될 수 있습니다.

우리는 이제 장기간에 걸쳐 이 책을 지속해서 사용하는 것에 초점을 맞추려고 합니다. 이러한 전략은 삶에서 ADHD의 영향을 없애고, ADHD를 좀 더 효과적으로 관리할 수 있게 하고, 가치 있는 목표를 계속 추구할 수 있도록 지속해서 유지되어야 합니다.

"대처 이탈(Coping Drift)" 다루기

행동의 변화는 어려운데, 특히 성인 ADHD를 겪고 있는 사람에게서는 더 그렇습니다. 여러분에게 도움이 될 대처 단계를 회피하는 것은 너무도 쉽지만, 시행하는 것은 어렵습니다. 과거 습관으로 돌아가는 재발률은 100%입니다.-여러분은 어쩔 수 없이 때때로 넘어질 것입니다. 현실적으로 새로운 습관을 형성하는 것에는 지속적인 성실함이 필요합니다.

"대처 이탈"의 증후는 처음에는 미미한데, 이 책에서 다룬 일상의 규칙을 준수하는 것에서 조금씩 느슨해지는 것과 같이, 좋은 대처전략에서 서서히 벗어나는 것이 이를 반영합니다. 각각의 대처 규칙의 위반, 그 자체는 아마도 경미하며 중요하지 않겠지만, 서서히 쌓여가고, 결국 과거로 돌아간 자신을 "발견하게 될" 것입니다. 우리가 원하는 것은 이러한 실수가 발생하느냐 아니냐가 아닙니다.-그것은 대부분 확실히 일어납니다.-오히려 재발 혹은 악화, 실패로부터 돌아오는 것을 돕기 위해, 이러한 실수를 어떻게 다루느냐 하는 것입니다.

첫 번째 단계는 초기에 대처 이탈이 일어나는 데 관여하는 요소를 고려하는 것입니다. 다른 행동들처럼 현재 지점에서부터, 멀어지기 시작한 시점으로 돌아가 대처 이탈을 고치는 것이 유용합니다. 거기에서 자신의 행동 수칙을 인식하고 대안적인 행동 수칙을 발전시킬 수 있습니다.

예를 들면 존(John)의 상사가 그가 직장에 늦는 것을 지적하고 제시간에 출근하라고 지적하였습니다. 존도 그가 종종 늦곤 했다는 것을 알았지만 그것을 다른 사람들이 알고 있으리라고는 깨닫지 못했습니다. 존은 그 변화를 추적하다가 그가 커피메이커와 알람을 맞춰 놓는 저녁 시간의 일과가 중단된 시점(왜 그렇게 중단했는지 명확하게 기억할 수는 없지만)까지 추적할 수 있었습니다. 대신 존의 아침 일과에 출근 도중 커피숍에 들리게 되는 일과가 포함되었습니다. 사실상 출근 시간에 몇 분이 추가되는 것이지만 그는 "잠깐이면 될 것이다"라고 생각했었습니다. 게다가 매일 아침 스누즈 버튼을 누르는 것을 합리화시키느라(또 다른 10분이 추가됨), 아침에(1~2분 정도 소요되는) 보온병을 더 이상 준비해 놓지 않았습니다.

두 번째 단계는 두 가지인데, 여러분이 하려는 행동을 명확히 정의하고, 이러한 행동이 여러분의 목표에 어떤 가치가 있는지를 아는 것입니다. 존은 다시 집에서 커피를 내려 먹으려고 노력하였습니다. 그는 그것이 시간과 돈을 절약해 준다는 것을 깨달았습니다. 더 중요한 것은 그것이 일에 대한 긍정적인 평가를 받게 해 주고, 업무에도 늦지 않게 해준다는 것에 가치를 두었습니다.

우선순위의 변화

위의 존의 경우는 효율적인 대처 일과에서 벗어났다가 다시 그 일상으로 돌아오는 직접적인 예를 보여 줍니다. 동기적인 관점에서, 존은 그의 상사로부터 지각에 대해서 지적받았을 때, 당황하였지만, 그의 직업적 향상에 어두운 그림자가 드리워지게 하고 싶진 않았습니다.

하지만 몇몇 경우에서 대처 이탈은 환경의 변화나 우선순위의 변화를 반영하기도 합니다. 원래 가치 있어 보였던 목표가 현재는 중요한 것이 아닐 수도 있습니다. 예를 들면 존이 커피숍에 들렀던 것은 그것이 좋았기 때문일 수도 있습니다. 출근 시간의 다른 아침 일과를 조정하는 것으로 그의 관심사가 옮겨 갈 수도 있습니다. 사실 일부 ADHD 성인은 차근차근 일하기보다 과제의 마감 시간 직전에 밤늦게까지 남아 일을 하거나, 결정하기도 합니다. 우리는 이 책을 읽는 독자들이 완벽주의적, 흑백 논리적(all or nothing) 사고에 빠져 제시하는 모든 제안을 따르거나, 이 책에서 제시하는 대처만이 전부라고 생각하지는 않길 바랍니다. 대처 계획의 효율성을 측정하는 가장 좋은 방법은 그것이 여러분에게 얼마나 잘 작동하느냐 하는 점입니다. 이와 같이 여러분의 대처 이탈을 점검한다면 행동 목표를 재평가하거나, 현재의 우선순위에 따라 목표를 수정하는 기회를 얻을 수 있습니다.

대처 이탈은 우선순위의 변화를 반영하기보다 여러분이 한꺼번에 너무 많은 변화나 목표 때문에 압도되어 있음을 드러내기도 합니다. 여러분은 아무것도 소용없다고 결론 내리거나 모든 목표, 생각을 포기하려 할 수도 있습니다. “나에게 아무것도 소용이 없었어.” 많은 ADHD 성인이 “잃어버린 시간”을 만회하기 위해 지금 당장 삶을 바꾸고 싶어 조급해합니다. 하지만 변화는 어렵기 때문에 “작게 시작(start small)” 하고 대처전략을 쌓아 갈 수 있는 소수의 변화 목표에만 집중하길 권유 드립니다. 이전 장에서 지적했듯이 여러분은 작은 성공에서 오는 만족이 동기를 유지해 준다는 사실을 과소평가하기도 합니다. 게다가 여러분의 계획이 효과가 없는 것처럼 보인다면, 자신에게 무엇이 문제인가보다는, 자신의 계획에 무엇이 문제인가에 집중하십시오. 여러분 성격의 결점을 바꾸는 것보다는 문제행동을 바꾸는 것이 쉽다는 것을 기억하십시오.

이런 단계에서 갈팡질팡하는 많은 ADHD 성인들이 삶을 바꾸기 위해 추가적인 전문가의 도움을 찾습니다. 이 책은 성인 ADHD 인지행동치료의 한 분야로 대응 전략의 개괄적인 내용을 보여줍니다. 하지만 다양한 계층의 독자들을 대상으로 책을 쓰더라도, 인지행동치료 전문가와의 작업을 대체할 수 있는 서적은 없다는 것을 발견합니다. 비슷하게 대부분의 ADHD 성인에게 약물치료가 효과적이지만, 치료 계획은 여러분 각각의 요구와 상황에 맞추어 개별화되어야 합니다(19장 참조).

치료를 고려하거나 도움이 되는 제안으로 이 책을 읽는 것이 ADHD를 어떻게 다룰까를 고민하는 것을 포함하는 과정일 것입니다. ADHD를 다루는 것은 여러분이 삶의 다양한 부분을 다루는 방식에서, 생활 방식을 변화시키는 것을 필요로 합니다. 이것이 다음 장에서 다루어질 부분입니다.

생활 방식의 변화로 ADHD에 대처하기

우리는 ADHD의 치료에서 성인 ADHD의 정확한 진단 자체가 치료를 향한 첫 번째 인지적 수정이라는 것을 살펴보았습니다. 일단 여러분이 ADHD를 앓고 있다는 것을 발견하면 과거의 어려움이 개인적인 실패에서 기인한다거나 안 좋은 성격으로 인한 것이라는 관점에서, 삶의 대부분의 영역에 영향을 미치는 신경정신과적 증후군으로서의 ADHD에서 기인한다는 관점으로 이동할 수 있습니다. 이러한 인식이 있어야 증후군의 영향을 설명해 주는 삶의 여러 측면을 어떻게 다룰지를 고민하게 됩니다.

사실상 ADHD로부터 안전한 성인 삶의 영역은 없습니다. 이것이 모든 사람이 모든 영역에서 장애를 경험한다거나 똑같은 정도로 경험한다는 뜻은 아닙니다. 일부 독자들은 일에서 스트레스를 유발하는 정도의, 일반적으로 경미하고 후유증이 없는(uncomplicated) 증상을 경험할 수도 있고, 어떤 사람들은 일상생활의 많은 영역에서 우울이나 불안을 유발하는 다양하고 연속적인 영향을 경험할 수도 있습니다. 당뇨병의 예가 자주 인용되었듯이, ADHD를 관리가 필요한 생활방식을 필요로 하는 증후군으로 생각하는 것이 좋습니다.

우리는 대처전략과 전술(tactics)을 완수하는 방법을 보여줌으로써, 틀(template)을 제공하기 위하여 성인 ADHD와 연관된 어려움의 많은 예를 보여 주었습니다. 여기서 소개된 전략적 기술들은 많은 사람들에게 도움이 될 것입니다. 반면에 ADHD가 없는 사람들은 지름길로 갈 수도 있고, ADHD가 있는 성인이 심각하게 여기는 긴요한 방법들을 사용하지 않고도 이룰 수 있을 것입니다. 우리는 많은 독자들이 과제를 시작한다거나 약속 시각을 지키는 것 이상으로 심각한 문제에 직면한다는 것을 잘 알고 있습니다. 장기적 연구는 ADHD가 교육의 포기, 실패, 실직, 대인관계의 문제, 감정적, 신체적인 건강의 문제와 같은 중요하고 부정적인 결과와 유의하게 연관되어 있다는 것을 보여줍니다.

우리는 ADHD의 영향에 직면한다는 것이 어떤 사람에게는 때때로 약한 삶의 문제와 직면하는 것이라는 것을 잘 알고 있습니다. 그것은 이렇게 말할 수도 있습니다. "작은 시작(starting small)"과 "수행 가능하고 관리 가능한 단계로 일을 나누는 것"이, 커다란 문제에도 적용 가능한 전략이라는 것입니다. 예를 들면 우리는 사람들이 큰일에서 꾸물거리듯이 작은 일에서도 그렇다는 것을 알고 있습니다. 이처럼 "작은 시작"은 꾸물거림과 관련된 좀 더 중요한 문제를 해결할 수 있는데, 매일 매일 학습하고 연습하는 대응기술을 포함합니다. 이것은 그 단계가 쉽다거나 해결이 빠르다는 것을 의미하는 것이 아니고, 일단 시작한다면 문제를 다루는 데 있어 여러분이 앞서 나가게 된다는 것을 의미합니다.

빚을 상환하고 담보를 설정하기

우리가 제시한 대응기술로부터 어느 정도는 즉각적인 효과를 얻을 수도 있을 것입니다. 아마도 미뤄왔던 업무를 시작할 수도 있고, 하루를 계획하는데 10분 정도를 사용해서 여러분의 하루가 좀 더 나아질 수도 있을 것입니다. 우리는 이러한 초기의 성공이 보람되기를 기대하고 삶의 다른 영역에서도 이러한 기술이 도움되길 기대합니다.

하지만 멀지 않아 여러분은 이런 모든 노력이 삶에서 ADHD의 누적된 영향들을 극복하는데 충분하겠냐는 의문을 갖게 될 것입니다. 많은 ADHD 성인들이 충동적인 소비, 과도한 신용카드 빚, 밀린 세금, 혹은 다른 재정적 문제를 가지고 있듯이, 문자 그대로 혹은 비유적으로 "빚의 상환"이라는 은유를 사용할 수 있습니다. 심각한 재정적 문제에 직면해 있지 않아도 여러분은 계속되는 어수선한 잡동사니 같은 환경, 시간을 잘 지키지 못한다는 나쁜 평판 때문에 받는 업무 배정에서의 불이익, 혹은 ADHD와 연관된 다루기 힘든 여러 문제와 직면하게 될 수도 있습니다.

이러한 영역에 있어 "상환 계획"을 대처기술로 사용한다면, 여러분의 삶에 있어 중요한 영역에 투자할 만한 가치가 있을 것입니다. 분명 "임시변통(quick-fix)"(혹은 복권 구입)을 바랄 수도 있고 너저분한 조각들을 쓸어버리고 처음부터 다시 시작하는 것을 바랄 수도 있습니다. 하지만 행동이 변화되고 유지되더라도 사람들의 평판(opinion)이 바뀌는 데는 수개월이 걸린다는, ADHD의 항적효과(wake effect)로 알려진 현상이 있습니다(de Boo & Prins, 2007). 예를 들면 여러분의 상사가 더는 여러분을 "항상 늦는 사람"으로 보지 않으려면 제시간에 오는 상황이 몇 주(week)는 유지되어야 합니다.

이러한 기술을 지속적이고 일관되게 사용해야, 계좌의 잔고를 늘리고 담보를 쌓을 수 있습니다. 여러분 자신에게 믿음을 주는 것이 중요합니다. 또한 여러분의 발전을 잘 지지하고(또한 실수를 도와주는) ADHD의 문제를 잘 이해하는 전문가나 치료자와 작업하는 것이 도움이 될 것입니다. 주변 사람들이 여러분의 성과를 알 수 있으려면 시간이 필요하니 인내심을 가지십시오. 여러분의 계획을 믿고 변화에 대한 지속적인 실행에 투자를 계속하십시오.

장기적으로 계획을 신뢰하라

이 장을 마무리하면서, 긴 시간에 걸친 여러분의 대처 계획을 신뢰하라고 독려하고 싶습니다. 이전의 여러분이라면 분명히 회피했을 일에 직면하는 것과 같은, 작고 일상적인 성공을 인지하는 것이 도움이 됩니다. 물론 일상적인 많은 실수의 예들이 있겠지만, 정원을 보는 것과 같은 예로, 잡초를 보기보다는 꽃을 보는 데 집중하라고 격려해 주고 싶습니다.

첨언이지만 우리 저자들은 과거 수년간 자전거를 타 왔습니다. 우리가 보기에 ADHD에 대처하는 방법을 보여주는 비유는 투르 드 프랑스와 같은 여러 날에 걸친 대규모 자전거 경기에 비유할 수 있습니다. 이러한 경기는 짧게는 3~4일, 길게는 3주까지도 지속됩니다. 어떤 때는 가파른 산악 도로를 오를 때도 있고, 수반 마을에 걸친 평평한 도로를 횡단할 때도 있지만, 모든 구간에는 결승선이 있으며, 혼자서 타야하고, 개인별 기록이 측정되며, "진실의 경기(the race of truth)"라고 알려진 그 거리를 최대한 빨리 주파해야 합니다. 하지만 여러 날에 걸친 경기의 최종 우승자는 모든 단계에서의 누적 시간이 가장 빠른 사람입니다. 그것은 어느 하루의 경기에서 결승선을 첫 번째로 통과한 선수가 아니어도, 매일매일 충분히 잘 타기만 한다면 우승할 수 있다는 것입니다.

ADHD를 관리하는 것은 인내심을 필요로 하는 스포츠와 비슷합니다. 여러분은 매일, 모든 날을 완벽하게 대처할 필요는 없습니다. 목적은 발전을 이루고, 충분히 잘 대처하고, 포기하지 않고, 차질(set back)이 생기는 것을 잘 다룰 수 있다면, 시간이 지남에 따라 여러분은 승리를 확신할 것입니다. 페달을 계속 밟아 나가십시오.

〈표 18.1〉 기억해야 할 일반적 대처방법

- **"즐겁기 위해서 즐거워야 할 필요는 없다"**(아론 랠스톤[2004]에서 마크 트와이트가 한 말).
  가치 있는 일 혹은 중요한 일이더라도, 그것이 항상 즐길 수 있는 것은 아닙니다. 시작하기 위해 어느 정도의 불편함을 감수할 수도 있는데, 그렇게 하는 것이 보람되고 만족스러운 것입니다.

- **크림을 넣기 위한 공간 남겨두기**
  커피에 크림 혹은 설탕을 넣기 위해 한 컵 가득 커피를 따르지 않고 여분의 공간을 남겨두듯, 이 장소에서 저 장소로 옮기는 일상 스케줄의 일 사이에 다른 일을 다룰 수 있는 충분한 완충제(buffer room)를 함께 두십시오.

- **부동표**
  일을 하기 위해서 100% 동기가 있을 필요는 없습니다. 일을 시작할 수 있을 만큼의 동기면 충분합니다. 의회에서 투표하는 것과 비슷하게 만장일치가 될 필요는 없고, 단순히 통과만 하면 됩니다.

- **연출**
  여러분의 일과는 해야 하는 일들의 목록뿐만이 아니라 수행하는 일의 순서이기도 합니다. 일과가 질서 있고 균형 잡히려면, 어떤 노력을 순서 있게 배치해야 하는지에 집중하는 것이 일과를 전체적으로 살펴보는 데 도움이 될 것입니다.

- **"알레르기/음식 과민성"**
  꾸물거림과 회피에 있어 여러분의 약점(예를 들면 최신 기술에 약점이 있을 수도 있다)이 무엇인지 아는 것이 중요합니다. 특히 이러한 위험을 알레르기와 비슷한 관점으로 보거나, 적어도 카페인과 같은 물질로 보는 것이 결정하는데 도움이 될 것입니다. 예를 들면 아침에 한 잔의 커피는 일에 집중하는 데 도움이 되지만, 취침 전의 커피는 잠을 방해할 수도 있습니다. 유사하게 컴퓨터 게임을 하는 것이

계속

일을 완료했을 때의 보상으로서는 좋을 수도 있지만, 일을 시작하려 하거나 보고서를 써야 할 때는 산만함의 원인이 될 수도 있습니다.

- **회귀 시간**(존 크라카우어 희박한 공기 속으로)
에베레스트 산을 오를 때에는 높은 고도에 적응하는 수 주간의 시간이 필요하며, 숙련된 전문가와 동반하는 것이 필요합니다. 정상을 정복하기 전에는 정상에 오를 수 있는지에 상관없이 반드시 멈춰서 캠프로 돌아오는 '회귀 시간'을 둡니다. "한 가지 더 일을 하고" 미팅에 헐레벌떡 늦게 뛰어가곤 하는 사람의 경우에도, 일에 상관없이 그만두고 떠나는 "회귀 시간"을 정해두는 것이 필요합니다.

- **선주(船主)의 조언**
어떤 일을 수행할 때 필요한 시간을 과소평가하는 경향에 대처하기 위한 추가 시간을 고려하는 전략을 토론할 때, 우리의 환자 중의 한 명이 선주들 사이에 통용되는 지시문을 이야기해 주었습니다. "배의 유지, 보수를 고려할 때 필요한 시간의 2배를 생각하라." 어떤 일이 2시간이 걸린다고 생각한다면, 아마도 4시간이 필요할 것이고, 4일이 걸린다고 생각한다면 아마도 8일이 필요할 것이라고 생각하십시오.

- **"지금 막 엄청난 정신분석 효과를 경험했어"**(우디 알런의 영화 "부부들(Husbands and Wives)"에서)
과거의 오래된 버릇대로 행동하던 것에서 새로운 행동양식으로 변화하는 변곡점에 있는 순간을 잘 인지해 내십시오. 그리하여 새로운 행동양식으로의 변화를 감행해내면 성공인 것입니다!

- **내가 이 정도의 변화를 만들어 낼 수 있는 약을 발명한다면 백만장자가 되었을 것이다.**
모든 행동을 100% 효율적으로 바꿀 수 없습니다. 하지만 만일 20% 정도만이라도 바꿀 수 있다면 그것은 유의한 향상인 것입니다. 새로운 대처전략과 행동 대본

계속

을 더 많이 사용할수록 더 친숙한 것이 될 것이고, 더 쉬워질 것이고, 더 많은 확신을 가지게 될 것입니다.

- **할 수 없다고 하지 말고, 재활용하십시오.**
  여러분의 강점과 능력을 잘 아는 것이 중요합니다. 비슷하게 긍정적 경험을 위해 필요한 단계를 완수한 여러분의 능력을 재확인하십시오. 그러면 다음에 일을 시작해야 할 때 긍정적 경험과 전망을 이끌어 낼 수 있을 것입니다.

19장

성인 ADHD 환자의 치료에서 약물치료의 역할

이 책에서 검토한 대처 방법들은 성인 ADHD의 조절에 있어서 우리들과 다른 이들에게 사용되는 인지행동치료(Cognitive Behavioral Therapy; CBT)적 접근을 반영합니다. 우리 각자는 다른 분야의 일에 종사하며 각각 특별하게 강조하는 분야가 있지만, 성인 ADHD에 있어 효과적인 대처기술은 상당 부분 겹칩니다.

성인 ADHD 환자를 위해 고안된 다양한 CBT 프로그램에 대한 연구는 이것이 효과적인 치료적 선택임을 입증하였습니다. 연구 결과에 따르면 동반되는 기분 증상과 불안뿐만이 아니라 ADHD 증상도 호전이 됩니다. 일반적으로 CBT는 부주의, 과잉행동, 충동성 같은 ADHD 증상 그 자체를 목표로 하지는 않지만, 이런 증상이 얼마나 일상의 기능에 영향을 미치는지 고려해 봅시다. 특정 증상을 치료해왔던 것은 ADHD를 치료해왔던 약물입니다. 실제로 대부분의(모두는 아니지만) 성인 ADHD 환자 CBT 연구의 임상적 결과물은 적정 용량의 약물치료에도 불구하고 일부 대처 능력의 어려움을 지속적으로 겪는 환자들에서 도출되었습니다.

우리는 성인 ADHD를 위한 CBT와 관련된 대처전략에 대한 개요를 제공하였지만, 아직 약물치료에 대해서는 논의하지 않았습니다. 이번 장에서는 약물의 역할과 흔하게 처방되는 여러 다른 종류의 약물을 포함하는 기본적인 약물치료에 대해서 돌아볼 것입니다. 약물 사용(그리고, 오용)에 대한 다양한 질문과 우려에 대해서 논의할 것입니다.

성인 ADHD 치료에는 다양한 치료적 선택이 있다는 것을 알아야 합니다. 성인 ADHD 환자에 대한 약물과 CBT의 효과는 과학적으로 확고하게 입증되어 있습니다. 그 외 다른 치료의 효과에 대한 입증 정도는 보고마다 차이가 있습니다. 다양한 선택에 대한 내용은 이 안내서의 범주를 벗어난 것으로 생각되며, 관심을 갖는 독자들은 좀 더 많은 정보를 얻기 위해서 성인 ADHD 환자의 비약물적 치료에 대한 Ramsay(2010)의 책을 참고하기 바랍니다.

왜 ADHD에 대해서 약물치료를 고려해야만 할까요?

ADHD 환자의 치료 방법 중 가장 널리 연구된 것은 약물치료입니다. 메틸페니데이트(Ritalin)가 처음 연구되었을 때 대부분의 치료 연구는 50년을 거슬러 올라가지만, 1937년부터 소아 '과잉활동 증후군(hyperkinetic syndrome, ADHD라는 진단 용어는 20세기 초부터 사용되었습니다)'에 약물치료가 효과적이라는 사실이 밝혀졌습니다. 이후로 ADHD 치료에 대한 여러 다른 종류 약물의 효과에 대한 수천 개의 논문이 발표되었습니다. 최근 25년 동안 많은 성인 ADHD 환자의 약물치료에 대한 연구 결과가 발표되었지만, 그 동안의 대부분의 논문은 소아와 청소년기와 관련된 것입니다. 그러므로 약물치료를 고려해야 하는 첫 번째 이유는 이와 같은 결과물의 연구 보고라 할 수 있습니다.

약물치료를 고려해야 하는 다른 이유는 ADHD의 뇌에 대해 알려진 지식에 기초합니다. 간단히 말하자면 이들의 뇌는 ADHD가 아닌 사람의 뇌처럼 효율적으로 작동하지 않습니다. 여러 방법들을 사용한 많은 연구 결과(신경심리 검사, 신경발달 평가, 행동 관찰, 신경 영상 등등)가 나와 있으며, ADHD 환자들의 정보처리와 조절은 대부분의 연구에서 유의미한 차이를 보입니다. 20세기 초, 이는 뇌 결함 혹은 손상-'미세 뇌 손상(minimal brain damage)'과 '미세 뇌 기능 부전(minimal brain dysfunction)'이라는 진단 용어에 담겨있음-때문이라고 추정되었으나, 실제로는 그렇지 않음이 입증되었습니다. 당시 과학자들은 행동을 조절하는 뇌 부분의 "손상(lesion)" 혹은 "기형(malformation)"으로 질병이 발생한다고 생각했지만, 이는 증거가 밝혀지지 않았습니다.

1900년대 중반, 정신과 질환의 신경화학 이론이 환영받으면서 정신 건강 종사자에게 관찰되는 다양한 상태가 화학적 불균형 때문이라는 가설이 세워졌습니다. 당시에는 소아 ADHD 환자는 도파민과 노르에피네프린의 대사 작용에 차이가 있으며, 이런 신경 전달물질을 증가시키는 자극제 약물이 ADHD 증상에 효과가 있다는 사실이 주목받았습니다. 이어지는 수십 년 동안 이와 같은 신경 전달 물질의 결핍이 ADHD의 원인이며, 비타민 C 결핍으로 초래되는 괴혈병을 감귤류 과일로 치료하는 것과 다르지 않게, 이와 같은 화학 물질의 충분한 공급이 ADHD 약물의 효과를 설명하는 것이라고 믿어 왔습니다. 비타민 결핍의 비유는 흥미롭긴 하지만, ADHD의 신경생물학적 기초를 설명하기에 충분하지는 않습니다.

지난 25년 동안, ADHD의 기전에 대한 좀 더 정교한 설명이 나왔으며, 우리의 수행 기능(정보를 처리하고, 작업 기억에 정보를 저장하고, 운동 행동을 억제하고, 지속되는 기간 동안 복잡한 행동을 계획하는 능력을 포함)을 관장하는 신경 회로가 ADHD 환자에서는 충분하게 혹은 적절하게 동기화(synchronized)되지 못하다고 설명하는 모델입니다. 이는 비효율적으로 문제를 해결하고, 일상적 과제를 달성하기 위해 과도한 에너지를 소비하게 합니다. 게다가 뇌의 보상 회로 또한 저작동(underpowered)하고 있어, ADHD 환자들은 쉽게 지루해하고, 보상을 갈망하고, 다른 사람들 보다 좀 더 빈번하게 자극이나 흥분을 추구합니다.

뇌에 대한 이런 새로운 모델은 ADHD 환자에 있어서 약물의 작용 기전에 대한 설명을 가능하게 합니다. 정리해보면, 약물은 신경 전달이 좀 더 에너지 효율적인 방식으로 이뤄지게 하며, 결국 뇌의 정보 처리, 문제 해결, 작업 기억, 주의 집중(focusing/concentrating), 과제에서 벗어나지 않고 차분하게 앉기 기능에 영향을 끼칩니다. 다르게 말하자면, 이런 약물들은 저작동(underpowered)하는 뇌가 좀 더 수월하게 과제 수행을 할 수 있게, 결국 사람들이 과제에 좀 더 오래 머물고 이전처럼 쉽게 지루해하지 않게 합니다.

마지막으로 다른 비약물적 접근에도 불구하고 증상이 여전히 기능을 방해하고 힘들게 하는 경우가 ADHD 약물치료를 고려해야 하는 때입니다. 수십 년이 넘게 병합 치료(즉, 정신사회 개입과 약물치료)는 증상 완화와 기능 회복의 측면에서 일반적으로 가장 나은 결과를 보인다고 알려져 있습니다. 이런 접근법들은 각각 다른 방식으로 작용하기에(약물치료는 '상향식(bottom up)', 정신사회 치료는 '하향식(top down)'), 생물-정신-사회적 접근을 적용할 때 동반 상승효과를 기대할 수 있습니다. 약물 사용을 회피하는 것이 틀렸다고 말하는 것은 아닙니다. 많은 사람들은 약물을 사용하지 않고 ADHD와 씨름합니다. 최고의 이상적인 결과를 얻기 위해 병합적 접근이 종종 최선의 방법이라는 것에 대한 많은 증거가 있다고 말하고 싶을 뿐입니다.

ADHD 치료를 위한 약물에는 어떤 것이 있는가? 어떻게 작용하는가?

ADHD 약물에는 자극제와 비자극제가 있습니다. 자극제는 암페타민 관련 계통(예를 들어, Adderall, Adderall XR, Vyvanse, Dexedrine)과 메틸페니데이트 관련(예를 들어, Ritalin, Concerta, Metadate, Focalin, Methylin, Quillivant, Daytrana) 약물로 나눠집니다. 암페타민은 1887년 베를린에서 최초로 제조되었으며, 미국에서는 1935년 코막힘 치료제(Benzedrine)로 처음으로 시판되었고, 곧이어 피로감과 경한 우울감을 물리치기 위해 사용되었습니다. 암페타민은 1960년대에 ADHD에 효과적이라는 것이 알려졌고, 그 때부터 지속적으로 시판됩니다. 메틸페니데이트는 1944년 처음으로 연구되었으나 10년이 지난 후에야 자극제로 인정되었습니다. 1960년대에 ADHD 약물로 소개되었으며, 이후 50여 년 동안 미국에서 가장 흔하게 처방되는 ADHD 약물로 남아있습니다(부록 F 참고).

메틸페니데이트는 두 가지 자극제 중에 좀 더 단순한 작용기전을 보입니다. 도파민과 노르에피네프린 신경전달 물질이 생성되고 저장되는 시냅스전 뉴런에서 이들 신경전달 물질의 재흡수를 막는 가역적 억제제로 작용합니다. 재흡수 억제는 시냅스에서 신경 전달 물질이 좀 더 오래 머물게 하고, 이로써 신경 전달 물질의 활성도는 연장되고 강화됩니다([그림 19.1] 참고).

도파민 신경전달에 대한 자극제의 작용

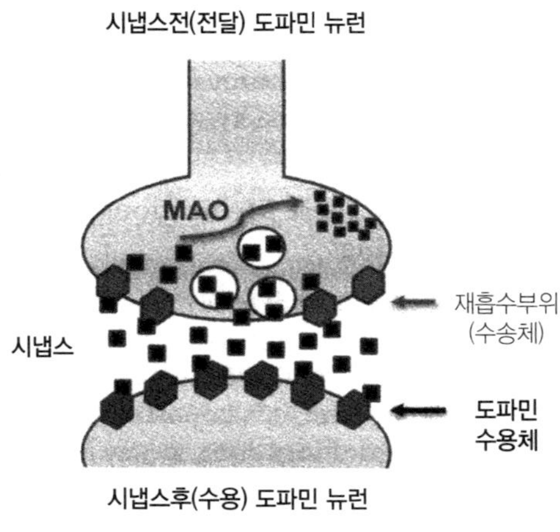

암페타민

- 소포에서 전달물질 방출
- 소포내로 전달물질 재흡수 억제
- 시냅스전 말단내로 전달물질 재흡수 억제
- 시냅스전 말단내로 전달물질 흡수시 방출 유도
- 시냅스전 전달물질을 증가시키는 모노아민산화효소(MAO)억제

메칠페니데이트

- 시냅스전 말단내로 전달물질 재흡수 억제

[그림 19.1] 자극제의 작용 기전

암페타민 역시 이와 같은 성상을 지니며, 이 외에도 도파민과 노르에피네프린의 분비를 촉진 시키고, 뉴런 내에서 이들 신경전달물질의 분해를 늦추면서, 결국은 메틸페니데이트 보다 좀 더 복잡한 효과를 내게 됩니다.

두 가지 자극제는 즉각적 효과를 내며 약효지속시간이 수 시간으로 짧은 편입니다. 이들은 중추 신경계에 존재할 때만 효과적이며, 이는 복용 즉시 효과를 내고 하루가 끝나 갈 때면 효과가 없어지는 이유를 설명합니다. 자극제의 다양한 종류의 제형은 작용 시간의 차이를 보이는데, 이는 일차적으로는 다양한 기간의 약물 분비 시간 때문입니다. 이런 혼합물의 작용 시간은 일차적으로 신체에서 혈중으로부터 얼마나 신속하게 제거(이는 간의 기능입니다)되는지에 좌우됩니다. 어떤 사람들은 신속하게 흡수하고 대사하는 반면, 좀 더 천천히 작용하는 경우도 있습니다. 이는 이상적 치료를 위한 용량이 환자마다 다른 이유를 설명합니다.

세 가지 주된 비자극제는 아토목세틴(ATX), 구안파신, 클로니딘입니다. ATX(예를 들어, 스트라테라)는 노르에피네프린 재흡수억제제(NRI)이며 다른 두 가지 약물은 알파-2 아드레날린 효현제로 알려져 있습니다. ATX의 경우, 시냅스에서 재흡수 기전(이는 노르에피네프린 전달체를 매개하여 이뤄짐)을 가역적으로 차단함으로써 노르에피네프린의 전환(대사회전(turnover))을 지연시킵니다. 노르에피네프린의 작용이 촉진되며 집중, 억제, 수행 기능의 신경 회로가 강화됩니다. ATX는 뇌에서 제대로 작용하는데 몇 주의 시간이 필요하며 각각의 알약의 작용 시간은 거의 24시간에 이릅니다.

클로니딘(Kapvay)와 구안파신(Intuniv)은 복합적인 작용 기전을 지닙니다. 사실상 도파민과 노르에피네프린 신경전달물질을 강화시키면서, 특히 전두엽에서 그러한데, ADHD 증상을 개선시킵니다. 이 약물들은 신경전달물질의 분비 혹은 흡수에 영향을 미치지 않으면서 ADHD와 관련된 신경 회로의 '신호 촉진제(signal boosters)'로 작용합니다. 이 약물들은 과잉행동, 충동성, 과각성을 줄이고 집중을 호전시키는데 도움을 줍니다. 또한 공격성, 불안, 틱을 줄이는 데 효과적입니다.

이런 약물로 무엇을 기대할 수 있을까요? 약물이 효과적으로 작용하는지는 어떻게 알까요?

앞에 소개한 약물들은 ADHD 증상을 경감시키기 위해 고안되었습니다. 자극제는 즉각적으로 작용하고, 알파 효현제는 효과가 나타나려면 수 일 정도 지나야하며, ATX는 충분한 효과에 이르기까지 8주가 소요됩니다. 약물이 도움이 되는지 여부를 결정하는 데는 여러 방법이 있습니다. 첫째로 과제를 시작하는 것이, 일을 수행하는 것이, 과제에 집중하고, 임무를 완수하는 것 등이 수월해졌는지의 여부를 관찰하고, 그렇다면 이런 것들을 해내는 것이 얼마나 더 쉬워졌는지를 측정하는 것이 중요합니다. 둘째로, 특별히 호전되기를 바라는 특정한 목표 행동이 있다면 약물을 복용하면서 변화 여부를 평가해야 합니다. 예를 들어, 중단 없이 책을 읽고자 한다면, 약물 복용 전후를 비교하여 중단 없이 얼마나 오래 책을 읽을 수 있는지 시간을 재는 것은 쉽습니다. 셋째로, 여러분의 임상의는 병원을 방문할 때마다 증상 설문지를 작성하도록 할 수 있습니다. 약물이 효과가 있다면 점수는 감소해야 합니다.

넷째로, 중요한 주변 사람들(배우자, 친구, 직장 동료)이 ADHD 증상의 긍정적 변화를 알아챌 수 있다면 그들의 견해를 취합해야 합니다. 마지막으로, 일부 환자의 경우에 있어서 집중 그리고/혹은 충동 조절에 대한 객관적 검사가 약물의 기능적 효과를 정량화하는데 사용됩니다. 치료 효과를 관찰하는데 필수는 아니지만 일부 기관은 컴퓨터화된 검사를 현재 시행합니다.

매일 약물을 복용해야 할까요?

처방된 대로 정확하게 약물을 복용하는 것을 권유합니다. 특히나 용량과 복용 시간에 있어서 그러합니다. ATX와 알파 아드레날린 효현제는 효과를 얻기 위해서 매일 복용해야하는 지속성 작용 약물이기 때문에 매일 복용해야만 합니다. 자극제는 절대적으로 매일 복용해야만 하는 것은 아니지만 ADHD는 생활의 여러 분야에 있어서 문제를 일으키기 때문에 일반적으로는 매일 복용하는 것을 권유합니다. 그렇다고는 해도, 상식적으로 받아들여진다면 융통적인 투약 스케줄도 괜찮습니다. 운전은 약물을 항상 투여해야 하는 중요한 활동인데, ADHD 환자는 운전 능력에 결함을 보이며, 약물 투여는 이를 역전시킬 수 있음을 시사하는 상당한 증거가 있습니다. 일부 사람들은 주말에는 좀 더 느긋해지고자 약물 복용을 거르는 것을 선호합니다. 이런 경우는 약물의 불쾌한 부작용을 나타내는 것일 수 있기에 약물을 조절해야 합니다. 이러한 사항들에 관하여 담당의사와 상의하는 것이 좋습니다.

어떤 부작용이 있을까요?

자극제 사용에 있어서 가장 흔한 부작용은 식욕 감소, 몸무게 감소, 복부 통증, 오심, 변비, 불면, 가벼운 정도의 혈압과 맥박 상승, 떨림(jitteriness), 과잉흥분(jumpiness), 운동 틱, 침울함(moodiness), 짜증, 혹은 부정적 기분입니다. 약물 효과가 떨어지면서 반동성 과잉행동 증상−약물이 효과적인 시간에는 조절되던 ADHD 증상의 재발현−을 보이는 것도 흔합니다. 매우 드문 경우지만 자극제를 복용하면서 심혈관계 기능 부전(숨가쁨, 운동 불내성), 빈맥, 혹은 부정맥 같은 심각한 부작용을 경험할 수 있습니다. 일부 환자의 경우에 있어서 자극제 복용으로 심각하게 불안정해지는 경향을 보이며 흥분, 조증, 우울증, 혹은 정신증의 소견을 보이지 않는지 관찰하는 것 역시 중요합니다(다음 section을 보십시오).

아토목세틴(ATX)의 가장 흔한 부작용은 어지럼, 두통, 짜증, 불안감, 고혈압, 복부 통증, 오심, 구토, 식욕 감소, 몸무게 감소, 입 마름, 변비, 배뇨 지연, 성욕 감퇴입니다. 드물게는 ATX를 복용하면서 간 기능부전이 발생할 수 있지만, 정기적인 간기능 검사를 할 필요까지는 요구되지 않습니다.

알파 아드레날린 효현제(구안파신, 클로니딘)의 가장 흔한 부작용은 졸림, 피로감, 어지럼, 입바름, 소화불량, 오심, 악몽, 그리고 역설적으로, 불면입니다. 때로는 불안 혹은 우울 증상도 발생할 수 있습니다. 위에 언급한 것과 같이, 고혈압성 위기(hypertensive crisis)가 발생할 수 있기에 갑작스런 약물 중단을 하지 않는 것이 중요합니다.

위험성이 있을까요?

ADHD 약물의 주된 건강 관련 위험은 심혈관 기능에 대한 것입니다. 자극제와 ATX는 맥박수와 혈압을 임상적으로 의미 있는 정도로 올린다고 알려져 있는 반면, 알파 아드레날린 효현제는 반대의 효과를 냅니다. 최근 여러 연구 보고에 따르면 대부분의 환자가 이런 약물들로 인한 심각한 심장 부작용을 경험하지 않는다고 합니다. 그럼에도 불구하고 심장 질환의 가족력, 혹은 어떠한 심장 문제 소견(운동 불내성, 숨가쁨, 빈맥, 가슴 통증)이라도 보이는 경우 약물을 복용하기 전에 이에 대해서 담당의사와 상의하는 것이 중요합니다. 그리고 일단 약물 투여가 시작되면 활력 징후와 몸무게를 측정하는 것이 중요하며, 일정한 간격으로 심장 증상에 대해 관찰하며 부작용이 없는 것을 확인해야 합니다. 때때로 이런 부작용 때문에 약물 용량을 조절하거나 변경하는 것까지도 필요할 수 있습니다.

ADHD 약물을 복용하면 안 되는 경우가 있을까요?

심각한 심장병 환자, 특히 부정맥 혹은 구조적 기형(예를 들어, 출구 폐색, 밸브 기형)의 경우 심장 전문의의 충고 없이 ADHD 약물을 복용해서는 안 됩니다. 가벼운 정도의 만성 심장 질환(예를 들어, 본태성 고혈압, 당뇨)의 경우 ADHD 약물을 피해야 하는 이유는 아닙니다.

일생 동안 약물 복용을 계속해야만 하나요? 언제 복용을 그만둘 수 있을까요?

ADHD 환자의 약물치료 기간에 있어서 고정 불변의 법칙은 없습니다. 본질적으로 약물이 효과 있는 한 복용할 수 있으며, 여러분의 담당의사와 상의해서 언제라도 중단할 수 있습니다. 자극제와 ATX는 신속하게 중단할 수 있는 반면, 알파 아드레날린 효현제는 '반동성 고혈압'을 피하기 위해서 서서히 감량하여야만 합니다. 하지만 약물치료 중단을 결정하는 데 어느 한 가지 알고리즘이 있는 것은 아닙니다. 어떤 경우에는 일정 기간 약물치료를 중단하고 어떤 일이 벌어지는지, 약물 없이 생활이 관리 가능한지 지켜보는 것도 타당합니다. 다른 경우에는, 지속적인-대부분의 시간 동안, 즉 약 효능의 중단(wearing off) 없이-약물 복용이 더 낫습니다. 약물이 더 이상 효과가 없다고 여겨진다면 담당의사와 상의하고, 약물을 증량하거나 변경해야 할 때가 아닌지 결정하는 것을 권유합니다.

우울증이나 불안증이라면 어떻게 해야 할까요?

대부분은 아니지만 많은 성인 ADHD 환자들은 우울 장애, 양극성 장애, 불안 장애, 혹은 약물치료를 받아야 하는 다른 공존하는 질병을 앓고 있습니다. 대부분의 경우에 있어서 ADHD 약물을 복용한다고 해서 기존의 약물치료를 변경할 필요는 없습니다. 담당의사는 약물 간에 야기될 수 있는 상호작용을 알고 있어야 하며 여러분에게 발생 가능한 문제에 대해 주의를 줘야 합니다. 예를 들면, SSRI(우울증이나 불안증 치료를 위한 세로토닌재흡수차단제)와 자극 약물의 병용은 거의 문제가 없지만, SSRI와 ATX과의 병용은 간 효소 활성도 간섭으로 혈액에서 약물이 제거되는 속도가 변화될 수도 있기에 주의하여야 합니다. 환자가 우울증 치료를 위해 부프로피온(웰부트린)을 복용하고 있는 경우 자극제를 추가하는 것이 과활성화와, 심지어 불안이나 흥분을 야기할 수도 있으므로 주의를 기울여야 합니다. 그리고 ADHD와 양극성 장애를 같이 갖고 있는 환자에서 자극제를 사용하기 전에 기분 안정이 선행되어야 함은 필수적입니다. 또한 ATX가 양극성 장애를 악화시킬 수 있기에 ATX을 피하는 것을 권유합니다.

약물 남용 문제가 있다면 어떻게 해야 할까요?

약물 남용은 ADHD 환자에게 매우 흔하며 관련된 이들에게 특별한 도전을 제기합니다. 환자에게는 ADHD 약물이 불법 약물의 갈망을 유발할 가능성이 중요한 도전입니다. 여러분의 담당의사와 어떤 중요한 임상적 정보라도 공유함으로써 남용 가능성이 가장 적은 약물(단기 작용보다는 장기 작용 자극제, 혹은 자극제 대신 비자극제 약물)을 선택하는 것은 매우 중요합니다. 많은 임상의사들은 물질 남용이 활발하게 진행 중인 경우에는 남용을 악화시키지 않을까 하는 두려움에 자극제 약물 사용을 피하게 됩니다. 이 같은 딜레마를 해결하는 방법은 ADHD 증상을 줄이는 것과 더불어, 문제되는 약물 사용이나 남용을 줄이는 것을 치료의 목표로 설정하는 것입니다. 이런 방식으로 환자와 임상의사는 도전에 다가가고 상호 존중과 책임에 입각한 치료 동맹을 형성하는 방향으로 협업해 나갈 수 있습니다.

추가적 조언과 정보

자극제의 오용(misuse), 유용(diversion), 남용(abuse)이 증가되는 것에 대한 사회적 관심이 커지고 있습니다. 오용은 처방된 적응증 이외의 용도, 혹은 처방된 용량과 다르게 규제 약물(controlled substance)이 사용되는 것입니다; 여기서, 오용은 장애(disability)나 기능부전(dysfunction)을 초래하지는 않습니다. 유용은 규제 약물을 다른 사람에게 제공하거나 판매하는 것을 포함합니다. 남용은 규제 약물이 정상적으로 받아들여지는 표준 사용 기준 이외의 용도로 사용되는 것으로(예를 들자면, 쾌감 추구, 알코올이나 다른 물질의 효과 증진을 위해), 장애나 기능부전('문제적 사용(problematic use)'으로 지칭되는)을 초래합니다. 규제 약물의 파국적 사용은 불법 활동을 포함하며 환자를 즉각적 손상(예를 들어, 자극제의 비강 흡입이나 정맥 주입)에 이르게 합니다. 이런 심각한 건강 문제를 고려해볼 때, 적절한 자극제 사용으로 무엇을 기대할 수 있는지 환자와 치료자가 가감 없이 드러내서 이야기해야 하며, 진료 일정 약속, 약물 사용에 대한 감시, 재처방(refilling prescription) 등에 대한 확고한 규칙 설정이 중요합니다. 분실되거나 잘못 사용된 처방전은 약물 오용, 유용, 남용 가능성에 대한 붉은 경계 신호가 켜진 것으로 언제나 고려되어야 합니다.

약을 사용한다는 개념에 대한 부정적 사고방식 혹은/그리고 무의식적 편견이 깊숙하게 박혀있기 때문에 환자들이 약물을 복용한다는 것에 대하여 심리적으로 불편해하는 것은 흔합니다. 어떤 이들은 약물을 개인의 자율성과 성취를 저하시키는 필요악이라고 여깁니다. 이것은 명백한 사실의 오류입니다. 실제로 ADHD 약물은 이런 장애 상태로 야기되는 환자의 제한과 한계를 극복하는 것을 도우면서 자율성을 증진시킬 수 있습니다. 게다가 과제를 완성시키고 프로젝트를 완결시키는 능력이 호전되고, 혹은 바라던 목표를 이루고 성취를 달성하는 것은 결코 약물만의 결과는 아닙니다. 그들의 성공을(혹은, 적어도 중단하기까지 좀 더 긴 시간 지속하게 되는) 가능하게 하는 것은 더 정확하게는 개인의 노력(부분적으로 약물의 도움을 받는)입니다. ADHD 환자는 개인적 작용 주체(예를 들어, 자발적인 활동)로서의 기능이 심각하게 저하되어 있을 수 있습니다; 같은 이유로 약물을 포함하여 ADHD 증상을 경감시켜주는 어떤 개입도 그것을 강화(영구적이지는 않지만)시킬 수 있습니다.

다른 한편으로, 일부 환자들은 자신의 치료 효과와 ADHD 약물이 인생을 변화시킨다는 설득력 있는 설명에 입각하여 약물에 대한 마술적 사고의 인지 오류의 위험에 빠져듭니다. 말하자면 그들은 인생을 바꿔 줄 약물을 찾는데 희망을 걸고 있을지 모릅니다. 사실상 대부분의 성인 ADHD 환자에게 필수적인 혜택을 제공하는 치료 계획에는 약물치료가 핵심적인 부분입니다. 하지만 인지행동 대처전략으로 해결하는 것이 더 효과적인 문제까지도 약물치료에 비현실적 기대를 거는 것은 위험합니다. 가령 대학을 다니는 ADHD 환자가 연속되는 학습 과정(marathon study session)에 참여하기 위해 좀 더 현실적(그리고 좀 더 효과적이고 건강한)인 학습 계획 대신에 흥분 약물을 추가로 높여 사용하는 것을 생각해봅시다. 약물이 증상을 경감하는데 도움을 주고, 기능 향상의 기회를 제공할 수도 있겠지만, 그것 자체로는 보고서를 완성하거나 시험을 통과한다거나, 작업 수행 점수가 올라가고, 혹은 약속 시간을 지킬 수 있는 것을 보장해 주지는 않습니다. 이를 포함한 다른 중요한 목표 달성을 위해서는 다양한 여러 개의 전략 유지가 필요합니다.

이러한 맥락에서, 치료 계획의 전체적 틀 내에서 약물치료의 역할에 대해 명심해야 합니다. 종종 병용 치료가 목적한 바를 이루는데 이상적입니다. 약물은 그야말로 치료 기간 동안 학습을 증진시키고('약물은 기술을 가르치지 않는다.'), 개개인의 목표 달성을 위해 고군분투하는 노력을 유지시키는 도구입니다. 약물은 대부분의 성인 ADHD 치료에 중요한 도구이지만 풍부한(well-stocked) 안내서를 가지고 있다는 것 역시 중요합니다.

마음속에 중립적인 이미지, 색채 등을 떠올리거나, 걱정스러운 생각이 많이 나오더라도 조용히 이를 받아들이면 마음을 안정시키는 데 도움이 됩니다. 호흡을 지속적으로 느리게 하는 것에 집중하면 신체를 안정시키는 데 도움이 됩니다. 침대에 내 몸이 놓여 있는 것, 그 자체에 집중함으로써 근육 이완과 함께 긴장을 줄일 수 있습니다.

일반적인 다른 수면 위생 수칙들-예를 들어 오전 시간에만 카페인 섭취하기, 낮 시간 운동(취침 가까운 시간에는 운동 안 하기), 밤에 깨어도 시계 보지 않기 등-은 수면을 향상시키고 일주기를 재설정하는 데 매우 유용합니다. ADHD 증상 치료를 위해 약 처방받을 때는, 취침 전 마지막 복용 용량의 시기와 수면에 미치는 영향에 대해 담당 의사와 상의해야 합니다.

20장

결론

ADHD와 연관되어 주로 나타나는 실행기능 및 동기의 결여는, 매우 심각한 근본 문제로 환자들의 일상생활 전반에 영향을 미치게 되고, 결국 정신건강의학과 진료실을 찾게 합니다. 진료와 평가를 통해 그 내용을 보면, 매우 다양하고 다르게 나타날 수 있고, 비교적 가벼운 증상이나 불편함만을 보이는 경우도 있어서, ADHD로 진단받은 모든 사람들의 상황을 그렇게 심각하게만 바라볼 필요는 없습니다(또한 가벼운 ADHD 증상이라도 특별한 주의와 관리를 필요로 하는 상황도 있을 수 있습니다). 또 다른 안 좋은 경우에는, 매우 심각하고 복합적으로 문제와 증상이 진행되어, 업무, 인간관계, 재정, 건강 등 다방면에 심각한 손실과 매우 심한 부정적 영향을 끼치게 되기도 합니다.

주의할 점은 ADHD가 회의론자들의 허수아비 논법에 의해 그 영향이 축소, 과장되기 쉬운 성질이 있다는 것입니다. 그 예로, 몇몇 일상의 실수들을 나열한 후, ("집중이 잘 안되거나 핸드폰을 어디에 두었는지 잘 찾지 못한다면 여러분은 ADHD일 수 도 있습니다"라며) 모든 사람이 ADHD 환자 가능성이 있다는 식의 주장을 하는 경우처럼 말입니다. 이런 논리는 ADHD가 삶의 여러 부분에서 서로 연결되어 연속적으로 문제를 더욱 악화시키는 심화 효과를 일으킴에도 불구하고, 역으로 별 것 아닌 문제로 누구에게나 보일 수 있는 현상인데 굳이 심각하게 대처할 필요가 있느냐는 단순한 생각을 불러오게 할 수 있습니다.

이 책의 여러 부분은, 펜실베니아 대학에서 진행한 성인 ADHD 치료와 연구 프로그램(Adult ADHD Treatment and Research Program)에서 다루었던 주제들입니다. 이는 참가자들의 특정 상황에 영향을 많이 받았지만 각 장의 내용들은 독자들의 일반 상황에 맞는 전략을 세우기 위해 충분히 확장 적용이 가능하며 토의 주제를 제공하는데도 손색이 없을 것입니다. 각 주제의 내용들은, 성인 ADHD 환자들에게 필요한 필수 전략, 전술, 기초이론, 예상 효과 및 대표적인 예시와 그것에 대한 철저한 검토를 통해 만들어졌습니다. 이 전략들은 성인 ADHD 환자들을 위한 인지행동치료(CBT)의 핵심 구조이며 실증적 근거들을 갖고 있습니다. 이는 부록 D에 실려 있는 성인 ADHD의 심리학적 치료에 대해 전문적인 연구를 한 저의 동료들에 의해 이루어졌습니다.

ADHD 관련 문제들을 극복하기 위해 가장 먼저 생각해야 할 것은, 치료를 생각하게 만든 어려움들의 근원이, 실행기능이나 동기의 결여 같은 ADHD 실질 증상들이라는 것입니다. 왜냐하면 집중력 저하 같은 증상들은 다른 이유로도 충분히 발생할 수 있기 때문입니다. 그러므로 ADHD에 관해서는 더욱 포괄적이고 전체적인 관점으로 접근하는 것이 중요합니다. 다른 진단 질환의 증상들도 ADHD와 유사하게 나타날 수 있으며, 심지어 더 두드러지게 ADHD인 것처럼 드러날 수도 있습니다. 반짝인다고 다 금이 아닌 것처럼 주의력결핍이 전부 ADHD 인 것은 아닙니다.

ADHD와 관련된 논란 중 하나는, 불완전 기준과 잘못된 판정(특히 과잉진단) 문제입니다. 당연히 고민해야 할 부분이며, 이른바 "Gold standard"라고 불리는 기본 평가 절차를 통해, 진료 정확성을 높이고 과잉진단을 줄이는 것이 바람직합니다. 또한 오히려 더 문제가 되는 것은, 과소진단입니다. 왜냐하면 이 착오는 사람들이 자신의 문제를 알게 되는 것과, 적절한 치료 결정 기회를 놓칠 수 있기 때문에 더 심각한 문제일 수 있습니다.

만약 적절한 평가에 따라 성인 ADHD 진단을 받거나 개선을 요하는 증상이 드러났다면, ADHD에 의해 많은 영향을 받을 건강과 안녕의 삶을 위해, 곧바로 치료나 개선을 위한 계획을 세우는 것이 좋습니다. 많은 경험자들이 약물 처방만으로도 증상이 나아지고 생활의 여러 기능에서 충분히 효과를 볼 수 있었다고 말합니다. 하지만 ADHD의 특성과 성질을 잘 알고 있는 정신 건강 전문 의사와, 그 장, 단점에 따른 가치와 효과에 대해 충분히 상의할 필요가 있습니다.

대부분의 경우, 약물치료와 CBT를 함께 병행했을 때 더욱 효과가 좋았다고 합니다. 이 책에서 다룬 대응 전략들은 일상생활의 여러 분야에서 ADHD의 증상들을 이겨내는데 필수적인 것을 중심으로 소개하였습니다. 소개된 치료와 대응 계획들은 개별적 상황에 맞추어 조정될 수 있음을 다시 한 번 말씀드리겠습니다.

우리는 그동안의 연구와 임상 경험, 그리고 보편적인 판단을 통해, 이 치료와 대응 방법들이 매우 유용하다는 것을 알고 있습니다. 대응 전략과 전술을 개인의 일상에 훌륭히 적용해 나아가는 것은, 삶의 질을 높이고 더욱 건강한 삶을 살아가는 데 결정적인 도움이 될 것입니다.

하지만 이전에도 언급했듯이 변화란 상당히 어려운 과정입니다. 그러므로 성인 ADHD 환자들은 경험과 지식이 충분한 전문 클리닉을 찾을 때, 더욱 효과적인 도움을 많이 받게 될 것입니다. 노련한 전문가들이, 좋은 대응 전략들을 습관화시키고 변화를 방해하는 여러 요소를 극복하기 위한 적절한 방법들을 효과적으로 지도해 줄 것입니다.

저희가 성인 ADHD를 치료하며 지원하는 사람들을 바라보는, 또 하나의 관점을 말씀드리겠습니다. 지금까지는 각 주제들에 대한 대응 전략을 체계적으로 학습하여 개인의 일상에서 적용 가능한 구조를 구축하는 것에 대해 언급했었습니다. CBT는 명확한 목표를 달성하기 위해 중간에 발생할 수 있는 문제들을 체계적으로 준비하는 심리 치료 요법입니다. 구조를 개선하고 업무를 단계적으로 수행하는 능력은, 학업이나 직장 업무, 또는 21세기를 살아가는 현대인으로서 마땅히 갖추어야 할 역할들을 수행하는 데 있어, 핵심적인 매우 중요한 역할을 합니다. 또한 각각의 개별 전술들은 개인적 활동이나 가치관과 연결되어, 어떤 사람으로 살아가는가의 한 부분을 담당하게 됩니다. 그러나 ADHD를 치료하는 과정에 있어 조직화와 구조화에 대한 강조, 부족한 실행능력의 개선 , 동기 결여의 문제에 집중하다 보면, 자신이 스스로 생각해서 선택하는 것이 아닌, 누군가의 판단기준에 의한 학업의 성취, 재력, 생산성과 만을 추구하는 순응주의자 혹은 로봇과 같은 사람이 될 수도 있습니다.

저희가 추구하는 ADHD 환자들의 치료 방향은, 단순히 대응 전략의 숙련으로 사회가 요구하는 특정한 형식에 잘 맞추어 가는 사람이 되기 위함이 아닙니다. 그 보다는 자신의 삶에서 선택의 폭을 넓히고 합리적인 결정을 함으로써, 주도적인 행복을 누리며 내면의 성취감을 느끼는 것이 더욱 중요합니다. 스스로 선택한 결정을 완성하기 위해 자신의 시간과 에너지, 노력들을 쏟아 붓는 발달 과정 그 자체가, 자신의 가치를 알아 가고 스스로를 완성해가는 주춧돌이 될 것입니다.

추가적으로, 개별적인 수입과 지출을 하나하나 신경 쓰는 것은, 처음에는 그다지 성취감 넘치는 일들이 아닐 것입니다. 그러나 이처럼 작지만 중요한 일들을 전혀 신경 쓰지 않는다면 결국 재정적으로 큰 압박이 올 것이며, 정작 필요한 때 적절한 선택들을 방해하거나, 최소한 더 중요한 곳에 투자 할 수 있는 시간과 에너지를 낭비하게 될 것입니다. 반대로 재미를 추구하는 것이 과도하게 시간을 투자하는 것은 여러분에게 일시적 즐거움을 줄 수는 있지만, 미래를 위해 투자할 시간과 에너지가 소모 되고, 자아 형성과 능력 향상에 발목을 잡히는 상황이 될 것입니다. 셰익스피어는 King Henry IV, Part1에서 이렇게 말했습니다. "만약 모든 날이 휴일이라면 스포츠는 일만큼이나 지루한 것이 될 것이다."

이것이 ADHD의 딜레마입니다. 어떤 신나는 일에 빠져들다가도, 삶의 질과 미래에 대한 투자에 대해 생각하게 되면서, 곧 시들해지거나 혼란에 빠지게 됩니다. 이런 현상은 중요한 목표를 향한 기회를 얻고 경험을 쌓아 가는 과정을 방해할 수 있습니다. 그럴 때 일수록, 스스로 생각하고 결정한 행복의 길을 위해, 이 책에서 다루었던 '장기적 목표와 주도적 삶의 완성에 다가가기 위한 움직임'이라는 실행기능의 뜻을 다시 한 번 생각해 보며, 매 순간 적용해 나아가는 것이 좋겠습니다. 이 성인 ADHD 안내서가, 스스로 세운 목표와 계획들이 어떤 것이든, 그 계획을 견고히 하고 목표의 완성을 향한 여정에 많은 도움이 되길 바랍니다.

부록A

온라인 자원과 기관 부록

- Attention Deficit Disorder Association (ADDA)—www.add.org
  (Largest organization solely dedicated to ADHD issues faced by adults)
- Children and Adults with Attention Deficit Disorder (CHADD)—www.chadd.org
- National Resource Center for ADHD—www.help4adhd.org
  (CHADD-sponsored website providing information about ADHD across the lifespan)
- ADHD Aware—www.adhdaware.org
- Canadian ADHD Resource Alliance (CADDRA)—www.caddra.ca
  (Provides Canadian guidelines for the treatment of ADHD and many other resources)
- ADDISS—www.addiss.co.uk
  (British organization providing information about ADHD across the lifespan)
- Totally ADD—www.totallyadd.com
- Association on Higher Education and Disability (AHEAD)—www.ahead.org
- Learning Disabilities Association of America (LDA)—www.ldanatl.org
- ADD Resources—www.addresources.org

부록B

고객을 위한 읽기 자료

Newsletters and Magazines

The ADHD Report	www.guilford.com
ADDitude Magazine	www.additudemag.com
Attention! Magazine	www.chadd.org

Books for Adults with ADHD

- Adler, L., & Florence, M. (2006). *Scattered minds.* New York: Putnam.
- Barkley, R.A. (2010). *Taking charge of adult ADHD.* New York: Guilford.
- Brown, T.E. (2005). *Attention deficit disorder: The unfocused mind in children and adults.* New Haven, CT: Yale University Press.
- Brown, T.E. (2014). *Smart but stuck: Emotions in teens and adults with ADHD.* New York: Jossey-Bass.
- Fellman, W.R. (2006). *Finding a career that works for you* (2nd ed.). Plantation, FL: Specialty Press.
- Grossberg, B. (2005). *Making ADD work.* New York: Perigee.
- Hallowell, E.M., & Ratey, J.J. (1994). *Driven to distraction.* New York: Touchstone.
- Hallowell, E.M., & Ratey, J.J. (2005). *Delivered from distraction.* New York: Ballantine.
- Halverstadt, J.S. (1998). *A.D.D. & romance: Finding fulfillment in love, sex, & relationships.* Lanham, MD: Taylor Trade.
- Hurley, P.J., & Eme, R. (2004). *ADHD and the criminal justice system: Spinning out of control.* Charleston, SC: Book Surge.
- Kolberg, J., & Nadeau, K. (2002). *ADD-friendly ways to organize your life.* New York: Brunner-Routledge.
- Levrini, A., & Prevatt, F. (2012). *Succeeding with adult ADHD: Daily strategies to help you achieve your goals and manage your life.* Washington, DC: American Psychological Association.
- Mooney, J., & Cole, D. (2000). *Learning outside the lines: Two Ivy League students with learning disabilities and ADHD give you the tools for academic success and educational revolution.* New York: Fireside.
- Murphy, K.R., & LeVert, S. (1995). *Out of the fog: Treatment options and coping strategies for adult attention deficit disorder.* New York: Hyperion.

- Novotni, M., & Petersen, R. (1999). *What does everybody else know that I don't?: Social skills help for adults with attention deficit/hyperactivity disorder (AD/HD).* Plantation, FL: Specialty Press.
- Orlov, M. (2010). *The ADHD effect on marriage.* Plantation, FL: Specialty Press.
- Pera, G. (2008). *Is it you, me, or adult A.D.D.?* San Francisco: 1201 Alarm Press.
- Ramsay, J. R., & Rostain, A. L. (2015). *The adult ADHD tool kit: Using CBT to facilitate coping inside and out.* New York: Routledge.
- Ratey, J. J. (2008). *Spark: The revolutionary new science of exercise and the brain.* New York: Little, Brown.
- Ratey, N. (2008). *The disorganized mind: Coaching your ADHD brain to take control of your time, tasks, and talents.* New York: St. Martin's Press.
- Safren, S.A., Sprich, S., Perlman, C.A., & Otto, M.W. (2005). *Mastering your adult ADHD: A cognitive-behavioral treatment program—Client workbook.* Oxford: Oxford University Press.
- Sarkis, S.M. (2008). *Making the grade with ADD: A student's guide to succeeding in college with attention deficit disorder.* Oakland, CA: New Harbinger.
- Sarkis, S.M. (2009). *ADD and your money: A guide to personal finance for adults with attention deficit disorder.* Oakland, CA: New Harbinger.
- Surman, C., & Bilkey, T. (2013). *Fast minds: How to thrive if you have adult ADHD (or think you might).* New York: Penguin.
- Tuckman, A. (2009). *More attention, less deficit: Success strategies for adults with ADHD.* Plantation, FL: Specialty Press.
- Tuckman, A. (2012). *Understand your brain, get more done: The ADHD executive functions workbook.* Plantation, FL: Specialty Press.
- Zylowska, L. (2012). *The mindfulness prescription for adult ADHD.* Boston: Trumpeter.

부록C

전문가를 위한 읽기 자료

- Barkley, R.A. (1997). *ADHD and the nature of self-control.* New York: Guilford.
- Barkley, R.A. (2012). *Executive functions: What they are, how they work, and why they evolved.* New York: Guilford.
- Barkley, R.A. (2014). (Ed.). *Attention-deficit hyperactivity disorder: A handbook for diagnosis and treatment* (4th ed.). New York: Guilford.
- Barkley, R.A., Murphy, K.R., & Fischer, M. (2008). *ADHD in adults: What the science says.* New York: Guilford.
- Brown, T.E. (2013). *A new understanding of ADHD in children and adults: Executive function impairments.* New York: Routledge.
- Goldstein, S., Naglieri, J.A., & DeVries, M. (Eds.). (2011). *Learning and attention disorders in adolescence and adulthood: Assessment and treatment.* Hoboken, NJ: Wiley.
- Gregg, N. (2009). *Adolescents and adults with learning disabilities and ADHD: Assessment and accommodation.* New York: Guilford.
- Hinshaw, S.P., & Scheffler, R.M. (2014). *The ADHD explosion: Myths, medication, money, and today's push for performance.* New York: Oxford University Press.
- Kooij, J.J.S. (2013). *Adult ADHD: Diagnostic assessment and treatment.* London: Springer-Verlag.
- Mapou, R.L. (2009). *Adult learning disabilities and ADHD: Research informed assessment.* New York: Oxford University Press.
- Monastra, V.J. (2008). *Unlocking the potential of patients with ADHD: A model for clinical practice.* Washington, DC: American Psychological Association.
- Nigg, J.T. (2006). *What causes ADHD?: Understanding what goes wrong and why.* New York: Guilford.
- Ramsay, J.R. (2010). *Nonmedication treatments for adult ADHD: Evaluating impact on daily functioning and well-being.* Washington, DC: American Psychological Association.
- Tuckman, A. (2007). *Integrative treatment for adult ADHD: A practical, easy-to-use guide for clinicians.* Oakland, CA: New Harbinger.

CBT for Adult ADHD: Treatment Manuals

- Hesslinger, B., Philipsen, A., & Ricther, H. (2004). *Psychotherapie der ADHS im erwachsenenalter: Ein arbeitsbuch.* Göttingen: Hogrefe-Verlag.
- Ramsay, J.R., & Rostain, A.L. (2015). *Cognitive-behavioral therapy for adult ADHD: An integrative psychosocial and medical approach* (2nd ed.). New York: Routledge.

- Safren, S.A., Perlman, C.A., Sprich, S., & Otto, M.W. (2005). *Mastering your adult ADHD: A cognitive-behavioral treatment program—Therapist guide.* Oxford: Oxford University Press.
- Solanto, M.V. (2011). *Cognitive behavioral therapy for adult ADHD: Targeting executive dysfunction.* New York: Guilford.
- Young, S., & Bramham, J. (2012). *Cognitive-behavioural therapy for ADHD in adolescents and adults: A psychological guide to practice* (2nd ed.). West Sussex, England: Wiley.

부록D

성인 ADHD 클리닉

Academic Center for Excellence-Florida State University (FL)
The Adult ADHD Clinic of Central Massachusetts (MA)
Brown ADHD Clinic (CT)
Cleveland Clinic ADHD Center for Evaluation and Treatment (OH)
Duke University Medical Center ADHD Program (NC)
Fairleigh Dickinson University Adult ADHD Center (NJ)
The Hallowell Center (CA, MA, NY)
Johns Hopkins University/Adult Attention Deficit Disorder Center of Maryland (MD)
Massachusetts General Hospital (MA)
Mt. Sinai School of Medicine ADHD Center (NY)
New York University (NY)
State University of New York Upstate Medical University ADHD Program (NY)
University of California-Davis MIND Institute-ADHD Clinic (CA)
University of California-Los Angeles ADHD Clinic (CA)
University of California-San Diego Adult Attention Deficit Program (CA)
University of Connecticut Medical School-Neuropsychology Service-Adult ADHD Clinic (CT)
University of Illinois-Chicago Adult ADHD Clinic (IL)
University of Maryland ADHD Program (MD)
University of Pennsylvania Adult ADHD Treatment and Research Program (PA)
Wayne State University Medical School Adult ADHD Clinic (MI)
West Virginia University Health Sciences Center ADHD Treatment Clinic (WV)

부록E

유용한 툴과 어플

- Adult ADHD (tips for managing ADHD)
- Getting Control of ADHD (tips for managing ADHD)
- Due (reminder alerts)
- 30/30 (define time to devote to a task and then get a prompt to move on to next task)
- Epic Win (rewards for task completion)
- Evernote (keep track of ideas, lists)
- f.lux (adjust lighting of electronic devices based on your location and time of day)
- Countdown apps, that is, time-left (using timer to calculate time remaining on a task)
- Home Routines (organize daily chores)
- Time Since (to do reminders)
- Touch Goal (habit tracker)
- Xpense Tracker (finances)
- Bento (organize projects, plans, and important information)
- Clear (list management)
- Dragon dictation (voice activated word processing)
- Remember the Milk (to-do lists)
- Attention Exercise (daily exercises designed to improve attention)
- MindNode (capture good ideas so you remember them later)
- Dropbox (carry around important files so you have them when you need them)
- deskpad Office (post notes to yourself and prioritize using features)

부록F

성인 ADHD 약물

성분명 (상품명)	제형	용량	권장 용량	용법
Atomoxetine HCl*# 스트라테라 아토목신	캡슐	10, 18, 25, 40, 60, 80mg	1.4mg/kg 혹은 하루에 100mg 이하	전체를 삼키기 아침에 1번이나 2회로 나누어 복용 · 복용량을 줄이지 않고 중단할 수 있다.
비스펜	캡슐	10, 30, 50, 60mg	하루에 60mg	
Clonidone HCL 켑베이서방정	캡슐	0.1mg	0.2mg씩 1일 2회	전체를 삼키기 반응에 따라 증량. 3일에서 7일 간격으로 하루에 0.1mg 감량
Methylpenidate Hcl 콘서타*#	캡슐	18mg, 27mg, 36mg, 42mg	하루에 72mg	아침에 한 번

계속

메타데이트 CD	캡슐	10mg, 20mg, 30mg	하루에 60mg	아침 식사 전에 1일 1회 아침 식사를 하십시오. 사과 소스에 내용물을 뿌리고 구슬을 씹지 않고 삼킬 수도 있습니다.
메디키넷#	캡슐	5mg, 10mg, 20mg, 30mg, 40mg	성인은 하루에 80mg까지	
페니드, 페로스핀	정제	5mg, 10mg	하루에 60mg	아침, 점심 전에

※ 국내에 시판되는 약만 기술하였습니다.

*adult ADHD에 FDA 승인이 난 약

#국내에서 보험 처방 가능

참고문헌

American Psychiatric Association. (1968). *Diagnostic and statistical manual* (2nd ed.). Washington, DC: Author.

American Psychiatric Association. (1980). *Diagnostic and statistical manual* (3rd ed.). Washington, DC: Author.

American Psychiatric Association. (1987). *Diagnostic and statistical manual* (3rd ed., revised). Washington, DC: Author.

American Psychiatric Association. (1994). *Diagnostic and statistical manual* (4th ed.). Washington, DC: Author.

American Psychiatric Association. (2013). *Diagnostic and statistical manual of mental disorders* (5th ed.). Arlington, VA: Author.

Barkley, R.A. (2012). *Executive functions: What they are, how they work, and why they evolved.* New York: Guilford.

Barkley, R.A., Murphy, K.R., & Fischer, M. (2008). *ADHD in adults: What the science says.* New York: Guilford.

Barkley, R.A., & Peters, H. (2012). The earliest reference to ADHD in the medical literature? Melchior Adam Weikard's description in 1775 of "attention deficit" (Mangel der Aufmerksamkeit, Attentio Volubilis). *Journal of Attention Disorders, 16,* 623–630. doi: 10.1177/1087054711432309

Beck, A.T. (1976). *Cognitive therapy and the emotional disorders.* New York: Meridian.

Burns, D.D. (1989). *The feeling good handbook.* New York: Penguin.

Covey, S.R., Merrill, A.R., & Merrill, R.R. (1994). *First things first.* New York: Fireside.

Crichton, A. (1798/2008). An inquiry into the nature and origin of mental derangement: On attention and its diseases. *Journal of Attention Disorders, 12,* 200–204. doi: 10.1177/1087054708315137

de Boo, G.M., & Prins, P.J.M. (2007). Social incompetence in children with ADHD: Possible moderators and mediators in social-skills training. *Clinical Psychology Review, 27,* 78–97. doi: 10.1016/j.cpr.2006.03.006

Fayyad, J., DeGraaf, R., Kessler, R., Alonso, J., Angeermeyer, M., Demyttenaere, K., . . . Jin, R. (2007). Cross-national prevalence and correlates of adult attention-deficit hyperactivity disorder. *British Journal of Psychiatry, 190,* 402–409. doi: 10.10.1192/bjp.bp.10.034389

Forsyth, P.D., & Forsyth, G.A. (1993). *Study guide to accompany understanding children* (2nd ed.). Mountain View, CA: Mayfield.

Freeman, A., & Reinecke, M.A. (1993). *Cognitive therapy of suicidal behavior.* New York: Springer.

Gawrilow, C. (2011). Self-regulation in children with ADHD: How if–then plans improve executive functions and delay of gratification in children with ADHD. *The ADHD Report, 19*(6), 4–8.

Gladwell, M. (2008). *Outliers: The story of success.* New York: Little, Brown.

Gladwell, M. (2013). *David and Goliath: Underdogs, misfits, and the art of battling giants.* New York: Little, Brown.

Hayes, S.C. (2005). *Get out of your mind & into your life: The new acceptance & commitment therapy.* Oakland, CA: New Harbinger.

Hinshaw, S.P., & Scheffler, R.M. (2014). *The ADHD explosion: Myths, medication, money, and today's push for performance.* New York: Oxford University Press.

Kessler, R.C., Adler, L.A., Barkley, R.A., Biederman, J., Conners, C.K., Demler, O., . . . Zaslavsky, A.M. (2006). The prevalence and correlates of adult ADHD in the United States: Results from the national comorbidity survey replication. *American Journal of Psychiatry, 163,* 716–723.

Kessler, R.C., Green, J.G., Adler, L.A., Barkley, R.A., Chatterji, S., Faraone, S.V., . . . Van Brunt, D.L. (2010). Structure and diagnosis of adult attention-deficit/hyperactivity disorder: Analysis of expanded symptom criteria from the adult ADHD clinical diagnostic scale. *Archives of General Psychiatry, 67,* 1168–1178.

Knouse, L.E., Zvorsky, I., & Safren, S.A. (2013). Depression in adults with attention-deficit/hyperactivity disorder (ADHD): The mediating role of cognitive-behavioral factors. *Cognitive Therapy & Research, 37*(6), 1220–1232. doi: 10.1007/s10608-013-9569-5

Kooij, J.J.S. (2013). *Adult ADHD: Diagnostic assessment and treatment.* London: Springer-Verlag.

Krakauer, J. (1997). *Into thin air: A personal account of the Mt. Everest disaster.* New York: Villard.

Latham, P.S., & Latham, P.H. (2007). *Learning disabilities, ADHD and the law in higher education and employment.* Washington, DC: JKL Communications.

Mischel, W., Ayduk, O., Berman, M.G., Casey, B.J., Gotlib, I.H., Jonides, J., . . . Shoda, Y. (2011). 'Willpower' over the life span: Decomposing self-regulation. *Social Cognitive and Affective Neuroscience, 6,* 252–256. doi: 10.1093/scan/nsq081

Mitchell, J.T., Benson, J.W., Knouse, L.E., Kimbrel, N.A., & Anastopoulous, A.D. (2013). Are negative automatic thoughts associated with ADHD in adulthood? *Cognitive Therapy and Research, 37,* 851–859. doi: 10.1007/s10608–013–9525–4

Nigg, J.T. (2013). Attention-deficit/hyperactivity disorder and adverse health outcomes. *Clinical Psychology Review, 33,* 215–228. doi: 10.1016/j.cpr.2012.11.005

Orlov, M. (2010). *The ADHD effect on marriage.* Plantation, FL: Specialty Press.

Pera, G. (2008). *Is it you, me, or adult A.D.D.?* San Francisco: 1201 Alarm Press.

Ralston, A. (2004). *127 hours: Between a rock and a hard place.* New York: Atria.

Ramsay, J.R. (2010). *Nonmedication treatments for adult ADHD: Evaluating impact on daily functioning and well-being.* Washington, DC: American Psychological Association.

Ramsay, J.R. (2011). Cognitive behavioral therapy, invisible fences, and adult ADHD. *Attention, 18*(6), 14–17.

Ramsay, J.R. (in press). A CBT model for ADHD-challenged couples. In G. Pera & A. Robin (Eds.), *Adult ADHD-Focused Couple Therapy: A Clinical Guide.* New York: Routledge.

Ramsay, J.R., & Rostain, A.L. (2003). A cognitive therapy approach for adult attention-deficit/hyperactivity disorder. *Journal of Cognitive Psychotherapy: An International Quarterly, 17,* 319–334.

Ramsay, J.R., & Rostain, A.L. (2008). *Cognitive behavioral therapy for adult ADHD: An integrative psychosocial and medical approach.* New York: Routledge.

Ramsay, J.R., & Rostain, A.L. (2015). *Cognitive behavioral therapy for adult ADHD: An integrative psychosocial and medical approach* (2nd ed.). New York: Routledge.

Ratey, J.J. (2008). *Spark: The revolutionary new science of exercise and the brain.* New York: Little, Brown.

Robinson, F.P. (1970). *Effective study* (4th ed.). New York: Harper and Row.

Rosenfield, B., Ramsay, J.R., & Rostain, A.L. (2008). Extreme makeover: The case of a young adult man with severe attention-deficit/hyperactivity disorder. *Clinical Case Studies, 7,* 471–490. doi: 10.1177/1534650108319912

Snyder, T.D., Dillow, S.A., & Hoffman, C.M. (2007). *Digest of education statistics 2006 (NCES 2007–017: National Center for Education Statistics, Institute of Education Sciences, U.S. Department of Education.* Washington, DC: U.S. Government Printing Office.

Solanto, M.V. (2011). *Cognitive-behavioral therapy for adult ADHD: Targeting executive dysfunction.* New York: Guilford.

Steel, P. (2007). The nature of procrastination: A meta-analytic and theoretical review of quintessential self-regulatory failure. *Psychological Bulletin, 133,* 65–94. doi: 10.1037/0033–2909.133.1.65

Still, G. F. (1902/2006). Some abnormal psychical conditions in children: Excerpts from three lectures. *Journal of Attention Disorders, 10,* 126–136. doi: 10.1177/1087054706288114

Strohmeier, C., Rosenfield, B., DiTomasso, R. A., & Ramsay, J. R. (2013, November). *Adult ADHD and the relationship between self-reported frequency of cognitive distortions, anxiety, and depression.* Poster session presented at the 25th CHADD Annual International Conference in Crystal City, VA.

Torrente, F., López, P., Prado, D. A., Kichic, R., Cetkovich-Bakmas, M., Lischinsky, A., & Manes, F. (2014). Dysfunctional cognitions and their emotional, behavioral, and functional, correlates in adults with attention deficit hyperactivity disorder (ADHD): Is the cognitive-behavioral model valid? *Journal of Attention Disorders, 18,* 412–424. doi: 10.1177/1087054712443153

Vanderbilt, T. (2008). *Traffic: Why we drive the way we do (and what it says about us).* New York: Knopf.

Volkow, N. D., Wang, G. J., Newcorn, J. H., Kollins, S. H., Wigal, T. L., Telang, F., . . . Swanson, J. M. (2011). Motivation deficit in ADHD is associated with dysfunction of the dopamine reward pathway. *Molecular Psychiatry, 16,* 1147–1154. doi: 10.1038/mp.2010.97

Wood, B., Rea, M. S., Plitnick, B., & Figueiro, M. G. (2013). Light level and duration of exposure determine the impact of self-luminous tablets on melatonin suppression. *Applied Ergonomics, 44,* 237–240. doi: http://dx.doi.org/10.1016/j.apergo.2012.07.008

Young, J. E., & Klosko, J. S. (1994). *Reinventing your life: How to break free from negative life patterns and feel good again.* New York: Plume.

Zylowska, L. (2012). *The mindfulness prescription for adult ADHD.* Boston: Trumpeter.

찾아보기

한글

(가)

(나)

(다)

(라)

(마)

(바)

(사)

(아)

(자)

영문

저자 소개

러셀 램지(J. Russell Ramsay) 박사는 성인 ADHD 치료 및 연구 프로그램의 공동 창립자이자 공동 책임자이며 펜실베니아 의과대학(the University of Pennsylvania's Perelman School of Medicine)의 정신건강의학 임상심리학 부교수입니다. 그는 주의력결핍 장애 협회(Attention Deficit Disorder Association)의 전문 자문위원회의 공동 회장입니다.

안소니 로스테인(Anthony L. Rostain) 박사는 성인 ADHD 치료 및 연구 프로그램의 공동 창립자이자 공동 책임자이며 펜실베니아 의과대학 정신건강의학과 및 소아청소년과 교수이며, 정신과의 교육 담당 책임자이기도 합니다. 현재 미국 ADHD 및 관련 장애 전문 협회(American Professional Society of ADHD and Related Disorders, APSARD) 회장입니다.

공동 역자

김소희 위례연세정신건강의학과 https://ysmind.modoo.at/

김주진 유일정신건강의학과의원 https://www.yuilclinic.co.kr/

김정호 유일정신건강의학과의원 https://www.yuilclinic.co.kr/

박민숙 삼육서울병원 정신건강의학과 https://www.symcs.co.kr/

박임순 송파서울신경정신과의원

박철우 마음더하기의원 https://mindplus.modoo.at/

서태연 삼육서울병원 정신건강의학과 https://www.symcs.co.kr/

안경진 온맘정신건강의학과의원 http://onmomiclinic.com/

안현웅 천안 마음나래의원 https://mindwing.modoo.at/

이승민 이승민 정신건강의학과의원 http://minclinic.net/

이주훈 연세밝은마음정신과의원

이정석 맑은샘정신건강의학과의원

최번숙 최신경정신과의원 https://choimindclinic.modoo.at/

허윤석 분당 지상정신건강의학과의원 https://jeesangclinic.modoo.at/

홍만제 홍만제정신건강의학과의원

성인 ADHD의 대처기술 안내서

초판 1쇄 발행 2019년 12월 31일
초판 7쇄 발행 2026년 1월 12일

지은이 | J. Russell Ramsay & Anthony L. Rostain
옮긴이 | 한국성인ADHD 임상연구회
펴낸이 | 소정영

펴낸곳 | 도서출판 하나의학사
출판신고 | 1988년 4월 1일 제2022-000082호

주소 | 서울특별시 송파구 동남로 159, 302호(한흥빌딩)
전화 | 02-730-2555, 2556 **팩스** | 02-730-2557
이메일 | hanampc1@naver.com
홈페이지 | www.hanampc.co.kr

ISBN 979-11-85696-80-5 93510